THE TELOMERE EFFECT

THE TELOMERE EFFECT

THE TELOMERE EFFECT

노벨의학상이 밝힌 더 젊게 오래 사는 **텔로미어 효과**

늙지 않는 비밀

엘리자베스 블랙번·엘리사 에펠 지음 | 이한음 옮김

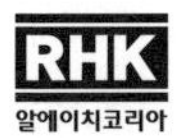
RHK
알에이치코리아

이 책에 쏟아진 찬사

엘리자베스 블랙번과 엘리사 에펠은 염색체를 구성하는 DNA의 끝에서 덮개 역할을 하는 구조인 텔로미어가 단순히 유전암호의 지시를 따르는 것이 아님을 발견해왔다. 텔로미어는 당신의 말에 귀를 기울인다. 당신이 내리는 지시를 받아들인다. 당신이 스트레스를 받을 때, 편안해할 때, 슬프거나 행복할 때 반응을 보인다. 그리하여 텔로미어는 뇌의 상태, 기분, 늙어가는 속도, 신경퇴행성 질환에 걸릴 위험에 영향을 미친다. 다시 말해, 우리는 가장 기본적인 세포 수준에서 나이 드는 방식을 바꿀 수 있다. 그러니 머리가 빠릿빠릿하게 계속 돌아가기를 원한다면, 자신의 텔로미어가 어떤 일을 하는지 알아야 하고 텔로미어와 계속 접촉해야 한다. 이 책은 그 방법을 보여준다. 게다가 지적인 흥분을 자극하면서도 아주 쉽게 이해할 수 있도록 쓰여 있다. 이 책은 고전으로 자리를 잡을 것이다. 지난 10년 동안 나온 생물학 책 중에 가장 놀랍다.

— 에릭 캔델, 노벨 생리의학상 수상자, 《기억을 찾아서》 저자

과학과 개인적인 이야기를 통해, 블랙번과 에펠은 매일 우리가 살아가는 방식이 자신의 건강과 행복뿐만 아니라, 어떻게 늙어가는지에도 심오한 영향을 미친다는 것을 보여준다. 한마디로 이 책은 더 젊게, 더 오래 살아가는 방법을 제시하는 안내서다. 한 가지 미리 알려주자면, 잠도 핵심적인 요소다. 이 책은 모든 수준에서 잘 살아가는 데 도움을 줄 것이다.

— 아리아나 허핑턴, 허핑턴포스트 미디어그룹 회장

모두의 건강을 증진시키려면 자기 삶의 실상을 제대로 알아야 한다. 블랙번과 에펠은 세포가 어떻게 늙어가며 우리 삶의 어떤 요인들이 우리를 병들게 하고 일찍 늙게 하는지 발견해왔다. 이 책은 우리 눈에는 잘 보이지 않지만, 우리 삶의 전 영역에 영향을 미치는 것들을 설명한다. 그럼으로써 우리의 의식 수준을 새로운 차원으로 승화시키고, 개인적 또 사회적으로 건강과 장수에 더 나은 선택을 할 수 있도록 돕는다. 한마디로 노화와 질병을 보는 우리의 관점을 바꾼다.

— 데이비드 케슬러, 《생이 끝나갈 때 준비해야 할 것들》 저자

자신의 마음을 사용하는 방식을 통해 세포의 건강에 직접 영향을 미치는 혁명적인 발견들을 담은 책이다. 이 웰빙의 선구자들은 연애, 우정, 부모와 자식 관계 등 인간관계가 세포 노화 속도를 늦추는 힘을 지니고 있음을 들려준다. 또한 과학적 연구로부터 나온 놀라운 발견들을 토대로 일상생활에서 실천할 수 있는 유용한 방안을 제시한다.

— 대니얼 J. 시겔, 《마음을 여는 기술》 저자

블랙번과 에펠은 노화의 생물학과 심리학 사이의 복잡한 관계를 탁월하게 조명함으로써 건강하게 나이 들어갈 수 있는 방법을 알려준다. 그들은 텔로미어 과학을 토대로 독자에게 건강수명을 늘릴 의욕을 불어넣는다. 저자들은 오래도록 건강하게 살 수 있는 방법을 쉽고도 흥미진진하게 설명한다.

— 로라 L. 카스텐슨, 스탠퍼드대학교 장수센터의 설립자이자 심리학 교수

블랙번-에펠 드림팀은 엄청나게 복잡한 과학 자료들을 모아서 전문용어가 아닌 아주 읽기 쉬운 용어로 누구에게나 도움이 될 전략으로 압축하여 제시한다. 지금 인생의 어느 단계에 와 있든 간에 당신의 건강을 증진시키는 놀라운 선물이 될 것이다.

— 리타 B. 에프로스, UCLA 데이비드 게펜 의과대학 교수

이 흥미로운 책의 저자들은 우리 혈액의 텔로미어가 일상생활의 여러 측면들에 어떻게 반응하는지를 보여준다. 이 책에서 텔로미어는 사회적 및 물리적 환경의 영향에 대한 우리의 취약성과 탄력성 논의의 중요한 접점이자 몸과 마음의 중요한 연결고리 역할을 한다. 미래에는 텔로미어 측정이 건강을 도모하는 데 도움을 줄 것이다. 즉 탐사를 기다리는 새로운 변경이 될 것이다. 이 책에서 독자는 건강수명에 혜택을 주는 많은 것들을 배우게 될 것이다.

— 브루스 맥퀸, 록펠러대학교 신경과학 교수

블랙번은 우리의 염색체를 보호하고 건강 및 수명과 놀라운 상관관계가 있는 텔로미어의 전문가다. 그녀와 에펠 박사가 발견한 내용은 개인적으로 또 사회적으로 우리 건강에 대단히 중요한 의미를 지닌다. 또한 그들이 밝혀낸 텔로미어와 스트레스의 관계는 우리의 생활 방식을 건강하게 바꾸도록 안내한다.

— 리 골드먼, 컬럼비아대학교 의료센터소장

블랙번과 에펠은 세포 노화 기구를 이해하는 일부터 화학물질 노출과 세포 건강을 위한 정신 수양법에 이르기까지 다양한 분야에서 전 세계의 연구자들과 공동 연구를 해왔다. 우리가 함께한 연구는 포괄적인 생활 방식의 변화가 텔로미어 길이를 사실상 늘이며, 따라서 세포 수준에서 노화를 역전시킬 수도 있음을 최초로 보여주었다. 이 책은 건강과 행복한 삶, 질병, 죽음을 생각하는 방식을 바꾸는 혁명적인 책이다. 저자들은 어떻게 하면 건강하게 나이 들 수 있는지를 탁월하게 설명한다. 그것이 개인적인 차원에서만이 아니라, 현재 그리고 대대손손 서로 어떻게 연결되어 있는가에 관한 이야기임을 보여준다. 더할 나위 없이 중요한 책이다.

— 딘 오니시, 예방의학연구소 창립자 겸 소장, UCSF 의과대학 임상 교수

어떤 이들은 건강의 사회적 요인을 강조한다. 또 어떤 이들은 식단과 운동 같은 행동 측면을 강조한다. 심리와 건강의 관계에 초점을 맞추는 이들도 있다. 만약 건강과 질병, 삶의 질과 수명 등 이 모든 요인을 연관 짓는 생물학을 쉽게 이해하게 해줄 일관적인 방법이 있다면? 우

리는 건강과 질병의 원인을 더 잘 이해하게 될 것이고, 상황을 개선하기 위해 무엇을 하면 좋을지도 더 잘 알게 될 것이다. 블랙번과 에펠은 이 놀라운 책에서, 텔로미어 길이가 그런 통일된 생물학적 메커니즘을 제공한다는 사실을 명쾌하고도 탁월하게 설명한다. 그들은 첨단 과학의 연구 성과를 관심 있는 일반 독자와 전문가 모두에게 지적이면서 흥미로운 방식으로 설명한다. 게다가 우리는 그들의 인본주의에 감화된다.

— 마이클 마멋, 세계의료협회 회장, 유니버시티 칼리지 런던 역학 및 공중보건학 교수

왜 어떤 이들은 건강을 누리고 어떤 이들은 질병에 쓰러질 가능성이 더 높을까? 우리는 마침내 서로 뒤얽히면서 거기에 영향을 미치는 생물학적, 행동적, 사회적 요인들을 파악하기 시작했다. 세계 최고의 연구자 두 명이 쓴 이 책은 교육적이면서 때로 부드럽게 행동, 건강, 수명의 관계를 흥미롭게 분석한다. 봄이 되면 녹아 사라지기 마련인 새해 첫날의 결심 같은 급조한 조언들 대신에, 블랙번과 에펠은 더 긴 텔로미어, 더 오래 이어지는 건강, 더 긴 수명에 중요한 역할을 할 장기적인 삶의 패턴을 설명한다. 이 탁월한 책은 모든 스트레스와 변화가 나쁜 것이라고 여기는 함정에 빠지는 대신에, 시행착오와 고난이 반드시 건강에 위협적이지만은 않다는 섬세한 깨달음을 안겨준다. 그것들은 탄력성을 증진시키는 도전 과제가 될 수 있기 때문이다. 텔로미어 연구는 우리 세포를 보호하고 튼튼하게 해주는 것이 무엇인지를 이해하는 데 도움을 준다. 또한 오래 사는 비밀을 푸는 첨단 과학이기도 하다.

— 하워드 S. 프리드먼, 캘리포니아대학교 특훈 교수

이 책은 내부적으로 외부적으로 또 개인적으로 집단적으로, 삶을 살아가는 방식이 우리의 건강과 행복, 더 나아가 수명에까지도 상당한 영향을 미친다는 과학적 발견을 정확하고도 쉽게 짚어준다. 이 책은 마음챙김이 건강한 삶을 살아가는 데 중요한 역할을 하고 있다고 설명한다. 더 나아가 가난과 사회 정의 문제도 관련이 있음을 명확히 밝히고 있다. 엄밀한 증거를 토대로 온정적이고 슬기로운 어조로, 건강과 행복을 제대로 이해할 수 있도록 돕는 이루 헤아릴 수 없는 가치를 지닌 명저다.

— 존 카밧진, 《온정신의 회복》 저자

존재하는 것만으로도 모든 것을 가치 있게 만들어주는
내 삶의 등불인 존과 벤에게 바친다.

엘리자베스 블랙번

90세에 이른 지금도 충실하고 활기찬 삶이 어떤 것인지를
실감 나게 해주시는 부모님(데이브와 루이스),
그리고 내 세포를 행복하게 만들어주는 잭과 대니에게 이 책을 바친다.

엘리사 에펠

CONTENTS

당신의 노화시계를 멈추다

122세까지 산 장 칼망Jeanne Calment은 확실한 기록을 토대로 볼 때 가장 장수한 여성이다. 그녀는 85세에 펜싱을 배우기 시작했고, 100세가 넘어서도 자전거를 타고 다녔다.[1] 100세가 되었을 때, 그녀는 생일 축하를 하는 사람들에게 감사 인사를 건네면서 자신이 살고 있는 마을인 프랑스 아를을 걸어서 일주했다.[2] 칼망의 삶은 우리 모두가 원하는 삶을 대변한다. 마지막까지 건강하게 살아가는 삶 말이다. 노화와 죽음은 삶의 피할 수 없는 측면이지만, 마지막 날까지 어떻게 살아갈 것인가는 그렇지 않다. 우리는 현재 그리고 앞으로도 더 충실하고 더 나은 삶을 살 수 있다.

텔로미어 과학이라는 새로운 분야는 이 목표에 도달하도록 도와주는 심오한 내용을 함축하고 있다. 그 연구 결과를 응용하면 만성 질환을 줄이고 건강을 증진시키는 데 도움이 될 수 있다. 작게는 우리 세포부터 크게는 우리 삶 전체에 이르기까지 말이다. 우리는 이 중요한 정보를 독자의 손에 쥐어주기 위해서 이 책을 썼다.

이 책을 통해 독자는 인간의 노화를 새로운 관점에서 보게 될 것이다. 현재 인간의 노화를 보는 한 가지 주류 견해는 우리 세포의 DNA가 점점 손상되면서 세포가 돌이킬 수 없을 만치 늙어가고 제 기능을 못하게 된다는 것이다. 하지만 어느 DNA가 손상을 입는 것일까? 왜 손상되는 것일까? 완벽한 답은 아직 나와 있지 않지만, 텔로미어가 주범임을 강하게 시사하는 단서들이 존재한다. 각 질병은 서로 전혀 다른 신체 기관과 부위에서 생기기 때문에 각자 별개인 양 보일 수 있다. 하지만 과학과 임상 양쪽에서 새로 이루어지고 있는 발견들은 하나의 새로운 개념으로 수렴되고 있다. 나이를 먹을수록 몸 전체의 텔로미어가 짧아지고, 이 기본 메커니즘이 대부분의 노화 질환을 일으키는 것이라고 말이다.

텔로미어는 조직을 재생하는 능력이 어떻게 고갈되는지를 설명해준다(세포 복제 노화라고 한다). 물론 세포는 다양한 방식으로 기능을 상실하고 일찍 죽기도 하며, 인간의 노화에 기여하는 많은 요인을 지닌다. 하지만 '텔로미어의 마모'야말로 노화 과정을 촉발하고 기여하는 근원적인 요인임이 분명하다. 더욱 놀라운 점은 우리가 그 마모를 늦추거나 더 나아가 역전시키는 것도 가능하다는 사실이다.

우리는 텔로미어를 연구하면서 밝혀낸 사실을 일반 독자가 쉽게 이해할 수 있는 이야기로 구성했다. 이전까지 이 지식은 학술지에 단편적으로 흩어져 있는 논문을 통해서만 접할 수 있었다. 이 방대한 과학 지식을 대중의 눈높이에 맞게 단순화하는 일은 엄청난 도전 과제였으며, 거기에는 책임도 따른다. 우리는 노화의 이론이나 경로를 모두 다 기술할 수가 없었고, 각 주제의 과학적 내용을 세세하게 설명한다는 것도 불가능했다. 게다가 연구 성과와 비판도 일일이 다 언급할 수가 없었다. 이러한 사항들은 원래의 연구 결과가 발표된 학술지에 상세히 나와 있으며, 관심 있는 독자라면 이 흥미진진한 연구 결과들을 찾아보길 권한다. 그중 많은 것이 이 책에 인용되어 있다. 우리는 텔로미어 생물학의 최신 연구 동향을 개괄한 논문을 엄격한 동료 심사를 거쳐서 〈사이언스Science〉에 발표한 바 있다. 읽어 보면 분자 수준에서 어떤 메커니즘이 관여하는지 감을 잡을 수 있을 것이다.[3]

과학은 단체 스포츠다. 우리는 다양한 분야의 연구자들과 폭넓게 협력하면서 연구하는 진정한 특권을 누려 왔다. 또 우리는 전 세계의 연구진들로부터 많은 것을 배웠다. 인간의 노화는 많은 조각으로 이루어진 퍼즐이다. 수십 년에 걸쳐 전체 그림에서 중요한 자리를 차지하는 새로운 정보 조각들이 하나둘 끼워져 왔다. 우리는 텔로미어를 이해한 덕분에 그 조각들이 어떻게 끼워 맞추어지는지를 얼마간 알아낼 수 있었다. 늙은 세포가 어떻게 온갖 노화 질환을 일으키는지를 말이다. 그리하여 드디어 너무나 압도적이면서 유용한 그림이 드러나기 시작했다. 우리는 그 그림이 너무나 중요하다고 느꼈기에 모두에게 알리고 싶었다.

지금 우리는 세포에서 사회에 이르기까지 다방면으로 사람의 텔로미어를 유지하고 관리하는 방법을 파악하고 있으며, 그것이 우리의 삶과 사회에 어떤 의미가 있는지도 이해하고 있다. 우리는 먼저 텔로미어 생물학의 기초적인 사항을 설명할 것이다. 이어서 텔로미어가 질병, 건강, 우리의 사고방식, 더 나아가 가족 및 공동체와 어떤 관련이 있는지를 보여줄 것이다. 또 우리가 텔로미어에 영향을 미치는 요인들을 이해하면서 조각들을 끼워 맞추어가자, 상호 연결된 망으로 가득한 세상이 드러났다. 그 내용은 이 책의 마지막 장에서 이야기할 것이다.

이 책을 쓴 또 한 가지 이유는 잠재적인 위험을 독자가 피할 수 있도록 도움을 주기 위해서다. 현재 텔로미어와 나이듦에 관심을 두는 사람이 급속히 늘고 있다. 사람들은 언론 기사 등을 통해 꽤 좋은 정보를 접하고 있지만, 오도하는 내용도 있다. 특정한 피부 크림이나 영양 보조제가 텔로미어의 길이를 늘여서 수명을 늘려준다는 식의 주장이 대표적이다. 그런 치료법이 실제로 몸에 듣는다면, 오히려 암 발생 위험을 증가시키는 등의 해로운 영향을 미칠 수 있다. 그런 잠재적인 심각한 위험을 평가하려면 더 장기적이고 더 큰 규모의 연구가 필요하다. 다행히 그런 위험이 없이도 세포의 수명을 늘리는 방법들이 알려져 있으며, 우리는 이 책에서 그중 가장 나은 것들을 소개하고자 했다.

이 책에 당장 효과를 볼 수 있는 치료법이 실려 있는 것은 아니다. 하지만 앞으로 더 건강하면서 충족된 삶을 살아가도록 해줄, 과학자들의 연구 결과를 토대로 한 구체적인 개념들을 접할 수 있다. 얼핏 들어본 개념도 있을 것이다. 그런 개념들이 어떤 배경에서 나왔는지를 깊이 이해한다면, 삶을 바라보는 관점과 하루하루 살아가는 방식이 바뀔 것이다.

마지막으로, 우리가 텔로미어 관련 제품을 팔거나 텔로미어 검사를 해주는 기업들과 금전적으로 아무런 관련이 없다는 점을 알리고 싶다. 우리는 그저 우리가 이해한 것 중에서 가장 나은 지식들을 종합하여, 혹시라도 도움이 될 수 있도록 모든 이들에게 알리고 싶을 뿐이다. 나이듦과 더 젊게 사는 법을 이해하는 데 진정한 돌파구를 연 연구 결과들이다. 이 책에 실린 연구에 기여한 모든 연구자에게 감사를 드리고 싶다.

서문의 '교훈적인 이야기'를 제외하고, 이 책에 실린 이야기들은 모두 실제 인물들의 경험에서 나온 것이다. 자신의 이야기를 우리에게 들려준 모든 분들께 깊은 감사를 드린다. 사생활을 지켜드리고자, 일부는 이름과 세부적인 사항을 바꾸기도 했다.

이 책이 독자 자신과 가족, 그리고 이 매혹적인 발견의 혜택을 볼 수 있는 모든 분들께 도움이 되기를 진심으로 바란다.

일찍 늙는 사람
늦게 늙는 사람

추운 토요일 아침 샌프란시스코. 야외 카페에서 두 여성이 뜨거운 커피를 홀짝거리며 앉아 있다. 이 시간에 두 친구는 집과 가족, 일, 그리고 결코 줄어들지 않을 것 같은 할 일 목록을 다 잊는다.

카라는 요새 너무 피곤하다고 말하는 중이다. 늘 피곤을 달고 산다. 사무실에 감기가 돌 때마다 늘 걸리고, 감기에 걸리기만 하면 꼭 고약한 코 염증으로 진행된다. 또 전 남편이 아이들을 학교에서 태워올 차례인데 까먹는 일이 벌어지거나, 그녀가 일하는 투자사의 성질 더러운 사장이 직원들 앞에서 대놓고 그녀에게 면박을 주거나 하는 일이 벌어진다. 때로 밤에 잠자리에 누우면 심장이 제멋대로 마구 쿵쾅거리기도 한다. 그 감각은 겨우 몇 초 동안 이어질 뿐이지만, 그런 일을 겪으면 걱정이 되어 계속 잠을 못 이루게 된다. 그럴 때 그녀는 스스로에게 말한다. 그냥 스트레스 때문일 거야. 심장에 문제가 생겼다고 하기에는 아직 젊잖아? 안 그래?

그녀는 한숨을 쉬면서 리사에게 말한다. "불공평해. 같은 나이인데, 내가 더 늙어 보여."

그녀의 말이 옳다. 아침 햇살에 카라는 더 초췌해 보인다. 그녀는 커피잔에 손을 뻗을 때에도, 마치 목과 어깨가 아픈 양 조심스럽게 움직인다.

반면에 리사는 활기 넘치는 모습이다. 그녀의 눈과 피부는 환하게 빛난다. 오늘 하루 쓸 에너지가 차고 넘치는 듯하다. 그녀는 기분도 늘 좋다. 사실 리사는 자기 나이를 거의 잊고 산다. 예전보다 더 현명해졌다고 느낄 때만 빼고 말이다.

카라와 리사를 나란히 놓고 보면, 리사가 실제로 더 젊다고 생각할 것이다. 그들의 피부를 들여다볼 수 있다면, 이 격차가 보이는 것보다 더 크다는 사실을 알아차릴 수 있다. 생활 연령을 보면, 둘은 같은 나이다. 하지만 생물학적으로 보면, 카라가 수십 년 더 늙었다.

리사에게 어떤 비결이 있는 것일까? 값비싼 영양 크림? 피부과에서 받은 레이저 치료? 좋은 유전자? 카라보다 힘든 일 없이 살기에?

헛짚었다. 리사도 나름대로 스트레스를 넘칠 만큼 받는다. 그녀는 2년 전에 교통사고로 남편을 잃었다. 지금은 카라와 마찬가지로 홀로 자식을 키우고 있다. 재정도 빠듯하고, 그녀가 일하는 신생 기술 회사는 분기 보고서를 낼 때마다 자본 잠식을 겨우 모면하고 있는 듯이 보인다.

그렇다면 무슨 일이 일어나고 있는 것일까? 왜 이 두 여성은 전혀 다르게 나이를 먹고 있을까?

답은 단순하다. 이는 각 여성의 세포 안에서 벌어지는 활동과 관련이 있다. 카라의 세포는 너무 일찍 늙어가고 있다. 그녀는 자기 나이보다 더 늙어 보이며, 노화와 관련된 질환 및 장애를 향해 직행하고 있다. 반면에 리사의 세포는 재생되고 있다. 그녀는 더 젊게 살고 있다.

왜 사람마다 늙어가는 속도가 다를까?

왜 누군가는 노년까지 재치 넘치고 활기차게 살아가는 반면, 훨씬 더 젊은 누군가는 아프고 지치고 흐리멍덩해질까? 이 차이를 시각적으로 표현하면 이렇다.

〈그림 1〉에서 위쪽 막대의 하얀 부분을 보자. 카라의 건강수명, 즉 질병 없이 건강하게 사는 기간이다. 하지만 50대 초가 되면 흰색이 회색으로 바뀌고, 70대가 되면 흑색이 된다. 질병수명 단계에 들어서는 것이다.

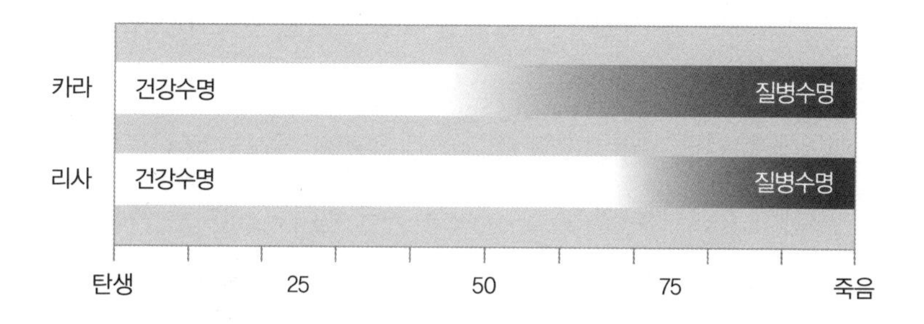

그림 1 건강수명 vs 질병수명

건강수명은 건강하게 살아가는 햇수를 말한다. 질병수명은 삶의 질을 떨어뜨리는 뚜렷한 질환을 갖고 살아가는 햇수다. 리사와 카라 둘 다 100세까지 살지도 모르지만, 인생의 후반기에 들어서면 삶의 질은 서로 전혀 달라진다.

질병수명은 노화의 질환들이 두드러지는 시기다. 심혈관 질환, 관절염, 약해진 면역계, 당뇨병, 암, 폐 질환 등에 걸린다. 피부와 머리카락도 더 늙어 보인다. 게다가 노화의 질환은 하나가 찾아왔다가 사라지고 다음 질환이 찾아오는 식으로 전개되지 않는다. 이 질병들은 한꺼번에 들이닥치는 경향이 있다. 이 현상에는 다중 이환multi-morbidity이라는 암울한 이름까지 붙어 있다. 따라서 카라는 그저 면역계만 약해진 것이 아니다. 관절도 아프고 심장병의 초기 증상도 안고 있다. 사람에 따라서는 이런 노화 질환들이 수명을 줄이기도 한다. 그런 상태로 계속 살아가는 이들도 있지만, 기운도 활력도 확연히 줄어든 삶이다. 해가 지날수록 그들은 점점 더 병, 피로, 불편함에 시달린다.

50세에 카라는 건강하기 그지없는 상태이어야 한다. 하지만 그림을 보면 이 젊은 나이에 그녀는 질병수명 단계로 진입하고 있다. 카라는 더 부루퉁하게 말할지도 모르겠다. 자신이 늙어가고 있다고 말이다.

반면에 리사의 상황은 다르다. 50세에도 리사는 아주 건강하게 지낸다. 해가 지날수록 점점 늙어가겠지만, 오래도록 건강수명을 누린다. 그녀가 자신이 지금껏 지내던 방식대로 삶을 살아가기가 버거워지는 것은 80대(노인학자가 대강 '고령old old'이라고 부르는 연령대)가 되어서부터다. 리사도 질병수명에 들어서긴 하지만, 그녀의 경우는 생산적인 긴 삶이 끝나기 겨우 몇 년 전에 시작될 뿐이다. 리사와 카라는 실제 인물이 아니지만(한 가지 요점을 설명하기 위해 꾸며낸 가상의 인물이다) 그들의 이야기는 실제 삶에서 중요한 문제들이 무엇인지를 잘 보여준다.

왜 한 사람이 건강이라는 햇볕을 쬐고 있을 때, 다른 사람은 질병수명이라는 그늘에서 고통을 겪는 것일까? 우리는 자신이 어느 쪽을 겪을지 선택할 수 있을까?

건강수명과 질병수명이라는 용어는 새로운 것이지만, 그 안에 담긴 기본 문제는 그렇지 않다. 사람들은 왜 저마다 다르게 나이를 먹을까? 사람들은 수천 년 동안 그 문제를 생각해왔다. 아마 햇수를 헤아리면서 자신과 이웃을 비교할 수 있을 때부터 그러지 않았을까?

극단적인 견해를 보자면, 어떤 이들은 노화 과정이 자연적으로 정해진 것이라고 여긴다. 우리가 어찌할 수 없는 것이라는 뜻이다. 고대 그리스인들은 운명의 여신이라는 신화를 통해 이 생각을 드러냈다. 아기가 태어나면 며칠 내에 세 노파가 아기 주변에 모인다. 운명의 여신 중 첫째는 실을 뽑아 올린다. 둘째는 그 실의 길이를 잰다. 셋째는 실을 자른다. 그 실의 길이가 아기의 수명이 된다. 운명의 여신들이 일을 마칠 때, 당신의 운명은 봉인된다.

이 개념은 오늘날까지 살아 있다. 비록 더 과학적인 근거를 갖춘 형태이긴 하지만 말이다. '본성nature' 논리의 최신판에 따르면, 우리의 건강은 대체로 유전자에 좌우된다. 요람 주위에서 서성대는 운명의 여신은 없을지 몰라도, 유전암호가 우리가 태어나기도 전에 심장병과 암에 걸릴 위험성과 전반적인 수명을 결정한다는 것이다.

어떤 이들은 스스로 알아차리지 못한 채, 본성이 노화의 모든 것을 결정한다고 믿기도 한다. 그들에게 카라가 친구보다 훨씬 더 빨리 늙어가는 이유를 설명하라고 하면, 이런 식으로 말할지 모른다.

"카라의 부모도 아마 심장 질환과 관절염을 앓고 있을 거야."

"모두 DNA 때문이지."

"불운한 유전자를 지니고 있어."

물론 모든 이들이 '유전자가 우리의 운명이다'라는 믿음만을 고수하는 것은 아니다. 많은 이들은 건강의 질이 우리가 어떤 삶을 사느냐에 따라 달라진다는 점을 알아차렸다. 우리는 이 견해가 현대에 나온 것이라고 여기지만, 사실은 아주 오래전부터 있어 왔다. 한 고대 중국 전설에는 조국의 국경을 넘어 위험천만한 여행을 떠나야 하는 어느 장군의 이야기가 나온다. 장군은 국경에서 붙잡혀 죽게 될 것이라는 두려움에 노심초사했다. 그러다가 어느 날 아침에 일어나니, 멋진 검은 머리가 새하얗게 세어 있었다. 하룻밤 사이에 늙어버린 것이다. 2,500년 전에 이미 중국 문명은 스트레스 같은 요인이 조기 노화를 촉발할 수 있음을 알았던 것이다. (그 이야기는 행복하게 끝난다. 백발이 된 장군을 아무도 알아보지 못해서 그는 들키지 않고 국경을 넘을 수 있었다. 늙는 것도 나름의 이점이 있다.)

지금은 본성보다 양육이 더 중요하다고 여기는 사람들이 많이 있다. 진정으로 중요한 것은 무엇을 지니고 태어났느냐가 아니라, 건강한 습관이라는 것이다. 그들은 카라의 조기 노화를 어떤 식으로 이야기할까?

"카라는 탄수화물을 너무 많이 먹어."

"나이를 먹을수록, 자기 얼굴에 책임을 져야 해."

"카라는 운동을 더 해야 해."

"어떤 해결하지 못한 깊은 심리적 문제에 계속해서 시달리고 있을지도 몰라."

카라의 노화 촉진을 설명하는 양쪽 입장을 다시 살펴보자. 본성 쪽

견해는 숙명론처럼 들린다. 좋든 싫든 간에, 우리는 자신의 염색체에 암호로 담긴 운명을 지닌 채 태어난다는 것이다. 양육 쪽 견해는 조기 노화를 회피할 수 있다고 믿는다는 점에서 더 희망적이다. 하지만 양육 이론의 견해는 심판하는 것처럼 들릴 수 있다. 카라가 빠르게 늙어가고 있다면, 그들은 그 이유가 전적으로 그녀 탓이라고 말한다.

어느 쪽이 옳을까? 본성일까, 양육일까? 유전자일까 환경일까? 실제로는 둘 다 중요하며, 가장 중요한 것은 둘의 상호작용이다. 리사와 카라의 노화 속도 차이는 실제로 유전자, 사회관계와 환경, 생활 방식, 운명의 장난, 특히 그 운명의 장난에 대응하는 방식 사이의 복잡한 상호작용에서 나온다. 우리는 특정한 유전자 집합을 지니고 태어나지만, 그 유전자들이 발현되는 양상은 우리가 살아가는 방식에 영향을 받을 수 있다. 생활 방식에 따라 특정한 유전자들이 켜지거나 꺼질 수도 있다. 비만 연구자 조지 브레이George Bray는 이렇게 말한다. "유전자가 장전된 총알이라면, 방아쇠를 당기는 것은 환경이다."[1] 그의 말은 늘어나는 체중뿐 아니라, 건강의 대다수 측면들에 적용된다.

우리는 건강을 전혀 다른 관점에서 생각할 수 있음을 보여주려 한다. 건강을 세포 수준까지 살펴보면서, 때 이른 세포 노화가 무엇을 뜻하고 그것이 몸에 어떤 심각한 피해를 입히는지를 보여주고자 한다. 또한 그 노화를 어떻게 하면 피할 수 있는지, 더 나아가 역전시킬 수 있는지도 보여줄 것이다. 우리는 더 깊이 들어가서 세포의 유전적 핵심인 염색체까지 살펴볼 것이다. 바로 거기에 '텔로미어telomere'가 있다. 텔로미어는 염색체 끝에 붙어 있는 비암호화(단백질을 만드는 등의 유전암호를 지니지 않은 영역-옮긴이) DNA 조각으로서 특정한 염기 서열이 반복되어 나타난다는 점이 특징이다. 텔로미어는 세포 분열이 일어날 때마다 짧아진다. 그래서 텔로미어가 얼마나 빨리 닳아 없어지는지를 보면, 세포가 얼마나 빨리 노화되는지 그리고 언제 죽을지를 파악하는 데 도움이 된다.

우리 연구실과 전 세계 다른 연구실에서는 실제로 염색체의 끝이 길어질 수 있다는 놀라운 발견을 했다. 그리고 그 결과 노화가 촉진되거나 느려질 수 있고, 어떤 측면에서는 되돌릴 수도 있는 역동적인 과정임이 드러났다. 인류는 오랫동안 나이듦이 노쇠와 붕괴로 향하는 일방적인 비탈면이라고 생각했지만, 이제 그렇게 볼 필요가 없다. 우리 모두는 점점 나이를 먹어가겠지만, 어떻게 늙을지는 세포의 건강에 크게 좌우된다.

우리 저자 중 블랙번은 분자생물학자이고, 에펠은 건강심리학자다. 블랙번은 과학자가 된 이래로 계속 텔로미어 연구에 몰두했고, 그녀의 연구를 토대로 전혀 새로운 학문 분야가 탄생했다. 에펠은 심리적 스트레스를 평생 연구 과제로 삼아 왔다. 그녀는 스트레스가 행동, 심리, 건강에 미치는 해로운 영향을 연구해 왔고, 그런 영향을 되돌릴 방법도 조사해 왔다. 우리는 16년 전에 공동 연구를 했는데, 그 연구가 계기가 되어 사람의 마음과 몸 사이의 관계를 살펴보는 전혀 새로운 방식이 출현하게 되었다. 우리를 비롯한 과학계는 텔로미어가 유전암호가 내린 명령을 그냥 따르는 것이 아니라는 사실을 밝혀냈을 때 무척 놀랐다.

우리의 텔로미어는 우리 자신에게도 귀를 기울인다는 것이 드러났다. 텔로미어는 우리가 내리는 지시도 받아들인다. 우리가 살아가는

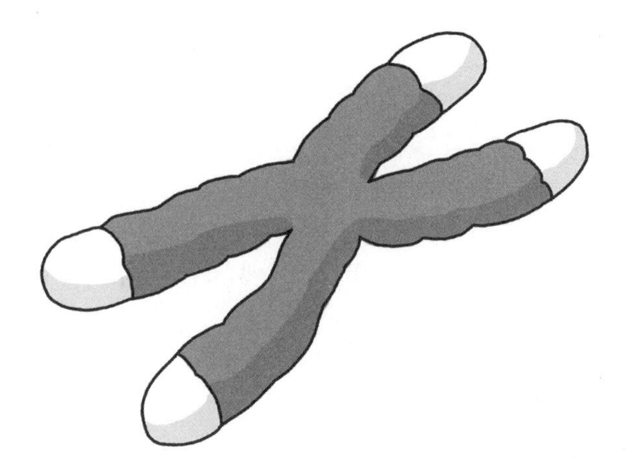

그림 2 염색체 끝에 있는 텔로미어

모든 염색체의 끝에는 단백질 보호 덮개로 감싸인 DNA로 이루어진 말단 영역이 있다. 이 염색체 그림에서 더 옅은 색으로 칠해진 영역이 텔로미어다. 그림에서는 텔로미어를 과장해서 그렸지만, 실제 텔로미어는 우리 세포에 든 총 DNA 중 1만 분의 1도 안 된다. 작긴 하지만 염색체의 대단히 중요한 부분이다.

방식 자체는 사실상 텔로미어에게 세포 노화 과정을 촉진하라고 말하는 것과 같은 효과를 일으킬 수 있다. 그런 한편으로 정반대 효과도 일으킬 수 있다. 우리가 먹는 음식, 정서적 문제에 대처하는 방식, 운동량, 유년기에 스트레스에 노출되었는지 여부, 심지어 동네의 안전 수준과 이웃들과의 신뢰도 관계가 있다. 이 모든 요인들은 텔로미어에 영향을 미치는 듯하며, 세포 수준에서의 때 이른 노화를 막을 수도 있다. 한마디로 건강한 세포의 재생을 촉진하는 행동을 하는 것이 건강수명을 늘리는 비결이다.

건강한 세포의 재생이 필요한 이유

1961년 생물학자 레너드 헤이플릭Leonard Hayflick은 정상적인 인간 세포가 유한한 횟수만큼 분열한 뒤 죽는다는 사실을 발견했다. 세포는 자신의 사본을 만듦으로써 증식한다(체세포 분열이라고 한다). 헤이플릭이 얇고 투명한 배지가 깔린 플라스크에 사람의 세포를 넣으면, 처음에 세포들은 급속히 복제되면서 불어나곤 했다. 세포가 불어날 때면, 헤이플릭은 불어나는 세포들을 담기 위해 더욱더 많은 플라스크를 가져와야 했다. 세포들이 너무나 빨리 불어나는 바람에, 모든 세포를 옮겨 담기가 불가능할 정도였다. 헤이플릭은 만일 다 옮겨 담았다면, 자신과 연구원이 "배양 병들에 밀려서 연구실뿐 아니라 연구동에서 쫓겨났을 것"이라고 떠올린다.

헤이플릭은 세포 분열이 빠르게 일어나는 이 단계를 '왕성한 성장luxuriant growth' 단계라고 불렀다. 그런데 얼마 후, 헤이플릭의 연구실에서 증식을 하던 세포들이 하던 일을 멈췄다. 마치 지쳤다는 듯이 말이다. 가장 오래 존속한 세포는 세포 분열을 50번쯤 했다. 대부분의 세포는 분열 횟수가 거기에 훨씬 못 미쳤다. 이윽고 이 지친 세포들은 그가 '노화senescence'라고 한 단계에 이르렀다. 아직 살아 있기는 하지만, 분열을 영구히 멈춘 상태가 되었다. 이 세포들은 더 이상 분열을 할 수 없는 자연적인 한계인 '헤이플릭 한계Hayflick limit'에 도달한 것이다. 그리고 이때 한계 수준까지 짧아진 텔로미어가 멈춤 스위치로 작용한다.

이 헤이플릭 한계가 모든 세포에 적용될까? 그렇지 않다. 우리는 몸 곳곳에서 재생하는 세포들을 본다. 면역세포, 뼈세포, 창자와 허파와 간의 세포, 피부와 털의 세포, 췌장세포, 심혈관계의 벽 안쪽에 늘어선 세포가 그렇다. 우리 몸을 건강하게 유지하려면 그런 세포들이 계속 분열해야 한다. 재생하는 세포는 세 종류로 나눌 수 있다. 면역세포처럼 정상적인 유형의 분열할 수 있는 세포, 그보다 더 오랫동안 분열을 지속할 수 있는 전구세포, 건강하기만 하면 무한정 분열을 할 수 있는 줄기세포다.

헤이플릭 연구실의 배양 접시에 들어 있던 세포들과 달리, 모든 세포가 반드시 헤이플릭 한계에 도달하는 것은 아니다. 1장에서 설명하겠지만, 세포에는 텔로머라아제telomerase가 들어 있기 때문이다. 줄기세포는 건강하기만 하다면, 텔로머라아제를 계속 충분히 지니고 있어서 우리 평생에 걸쳐 분열을 계속할 수 있다. 그러한 세포 보충, 왕성한 성장이 바로 리사의 피부가 생기 있는 이유다. 그녀의 관절이 매끄럽게 움직이는 이유다. 해안 만에서 불어오는 차가운 공기를 깊이 들이마실 수 있는 이유다. 새로 만들어지는 세포들은 그녀 몸의 중요한 조직과 기관을 끊임없이 재생하고 있다. 세포 재생은 그녀가 계속 젊다는 느낌을 갖도록 돕는다.

언어학적으로 영어의 '노화한senescent'이라는 단어는 '노쇠한senile'이라는 단어와 어원이 같다. 어느 면에서 늙은 세포들은 바로 그런 상태, 노쇠한 상태다. 그런 세포가 분열을 멈추는 것은 어느 면에서 보면 분명히 바람직하다. 분열을 계속하다가는 암이 생길 수 있다. 하지만 분열을 멈춘 노쇠한 세포라고 무해한 것은 아니다. 그런 세포는 혼란스럽고 지친 상태다. 세포 내 신호들이 서로 혼란을 일으키기도 하고,

다른 세포에 제대로 신호를 보내지도 못한다. 지금까지 늘 하던 일을 제대로 할 수가 없고, 병들어 있다. 적어도 그들은 왕성한 성장을 하는 시기를 넘겼다. 바로 그 점은 우리의 건강에 심각한 영향을 미친다. 우리 몸에서 노화한 세포가 너무 많아지면, 몸의 조직들이 늙기 시작한다. 예를 들어 혈관의 벽에 노화한 세포가 너무 많아지면, 동맥이 뻣뻣해지고 심장 마비에 걸릴 가능성이 더 높아진다. 혈액 속에서 감염에 맞서 싸우는 면역세포가 노화하여 근처에 바이러스가 있다는 사실을 우리 몸에게 알리지 못하게 될 때, 우리는 독감이나 폐렴에 걸리기가 더 쉬워진다. 노화한 세포에서는 통증이나 만성 질환에 더 취약하게 만드는 염증 유발 물질이 새어나오기도 한다. 결국 많은 노화한 세포들은 미리 정해진 프로그램에 따라 죽게 될 것이다. 그러면서 질병수명 단계가 시작된다.

사람의 몸 속에 있는 수많은 건강한 세포들은 텔로미어(그리고 단백질 같은 세포의 다른 중요한 기본 구성단위들)가 제 기능을 하는 한, 계속 분열을 하고 또 할 수 있다. 그 단계가 지나면 세포는 늙는다. 경이로운 줄기세포에도 노화가 일어날 수 있다. 그러면서 세포 분열이 제한되는 것이 70대나 80대에 들어서면 자연스럽게 건강수명을 잃는 듯이 보이는 한 가지 이유다. 물론 훨씬 더 오래까지 건강하게 사는 이들도 많다. 우리 중 일부와 우리 자식들 중 상당수는 80~100세까지도 양호한 건강수명을 유지하는 것이 가능하다.[2] 현재 전 세계에는 100세를 넘은 사람이 약 30만 명이며, 그 수는 빠르게 증가하고 있다. 90대까지 사는 사람의 수는 더욱 빠르게 늘고 있다. 이 추세가 이어진다면, 현재 영국에서 태어나는 아이 중 3분의 1 이상은 수명이 100세를 넘을 것이다.[3] 그런데 그 기간 중 질병수명의 그늘이 드리워지는 햇수는 얼마나 될까? 세포 재생 과정을 더 깊이 이해한다면, 우리는 노년까지도 매끄럽게 움직이는 관절, 더 편안하게 호흡하는 허파, 감염에 격렬하게 맞서는 면역세포, 4심실로 계속 활기차게 피를 뿜어내는 심장, 명석하게 돌아가는 뇌를 지닐 수 있을 것이다.

하지만 세포가 본래 해야 하는 분열을 제대로 하지 않을 때도 있다. 때로는 더 일찍 분열을 중단하고서 조기에 늙는, 즉 노화 단계에 진입하기도 한다. 카라 같은 이들에게 일어나는 일이 바로 조기 세포 노화다. 그들의 건강수명 그래프는 일찍 검게 변한다. 실제 생활 연령은 우리가 언제 질병에 걸릴지를 결정하는 주된 요인인데, 더 깊이 들어가

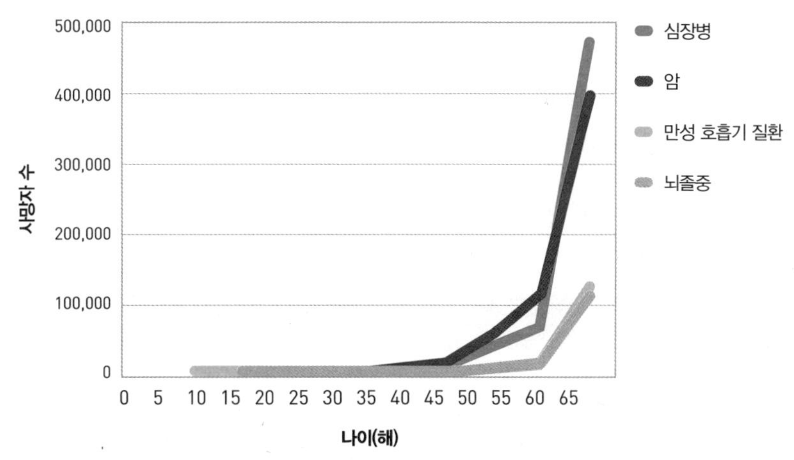

그림 3 노화와 질병

나이는 만성 질환의 최대 결정 요인이다. 이 그래프는 가장 큰 사망 원인인 4대 질병(심장병, 암, 호흡기 질환, 뇌졸중 같은 뇌혈관 질환)에 따른 사망률을 65세 이후까지 연령별로 보여준다. 만성 질환에 따른 사망률은 40세 이후에 증가하기 시작하여 60세 이후에 급격히 높아진다.

• 출처 : 미국 보건복지부 질병통제예방센터, "10대 사망 및 상해 원인", http://www.cdc.gov/injury/wisqars/leadingCauses.html.

면 그 안에 생물학적 노화가 관여함을 알 수 있다.

이 장의 첫머리에서 우리는 이런 질문을 했다. 사람들은 왜 서로 다르게 나이를 먹을까? 한 가지 이유는 세포가 늙기 때문이다. 이제 그 질문은 이렇게 바뀌었다. 세포가 조기에 늙는 이유는 무엇일까?

이 질문의 답을 알기 위해, 신발 끈을 생각해보자.

더 젊고 더 오래, 텔로미어 효과

신발 끈 끝에 보호용 플라스틱이 붙어 있다는 것을 아는가? 이 플라스틱을 영어로는 애글릿aglet이라고 한다. 신발 끈의 올이 풀리지 않도록 붙인 것이다. 우리 세포 안에 있는 유전 정보를 지닌 구조물인 염색체가 신발 끈이라고 상상하자. 그러면 텔로미어는 이 애글릿에 해당한다. 텔로미어의 길이는 DNA 염기쌍의 수로 측정할 수 있다. 텔로미어는 염색체 끝에 달린 짧은 보호 덮개로 유전물질이 해어지지 않게 막는다. 노화의 애글릿이다. 하지만 텔로미어는 시간이 흐를수록 짧아지는 경향이 있다. 사람의 텔로미어는 대개 이런 양상을 보인다.

나이	텔로미어 길이(염기쌍)
신생아	10,000개
35세	7,500개
65세	4,800개

신발 끈의 끝이 너무 많이 닳으면, 그 끈은 쓸 수가 없게 된다. 아예

내버리는 편이 더 낫다. 세포에도 비슷한 일이 일어난다. 텔로미어가 너무 짧아지면, 세포는 아예 분열을 멈춘다. 텔로미어가 세포 노화를 일으킬 수 있는 유일한 요인은 아니다. 정상 세포는 다른 스트레스들도 받는데, 우리는 아직 그 요인을 다 이해하지 못하고 있다. 하지만 짧은 텔로미어는 인간의 세포가 늙는 주된 이유이며, 헤이플릭 한계를 결정하는 요인이기도 하다.

우리 유전자는 태어날 때의 길이가 얼마인가, 그리고 얼마나 빨리 닳는가 하는 양쪽 측면에서 텔로미어에 영향을 미친다. 하지만 놀라운 사실은 텔로미어가 얼마나 짧을지 길지(얼마나 튼튼할지)에 우리가 어느 정도 개입할 수 있다는 것이다. 우리를 비롯하여 전 세계 연구자들이 내놓은 연구 결과가 바로 그것이다.

예를 들면 이렇다.

- 어떤 이들은 힘겨운 상황에 처하면 몹시 겁부터 내는 반응을 보인다. 그런 반응은 더 짧은 텔로미어와 관계가 있다. 하지만 우리는 상황을 더 긍정적인 방향에서 바라보도록 시각을 교정할 수 있다.
- 명상과 기공 등 몇몇 심신 단련법은 스트레스를 줄이고 텔로미어를 보충하는 효소인 텔로머라아제의 양을 늘리는 효과가 있는 것으로 드러났다.
- 심혈관을 튼튼하게 하는 운동은 텔로미어에도 아주 좋다. 우리는 텔로미어의 유지 관리 능력을 향상시킨다고 드러난 두 단순한 운동법을 소개하고자 한다. 이 운동법은 몸 상태에 맞게 얼마든지 조절할 수 있다.

- 텔로미어는 핫도그 같은 가공육을 싫어하며, 가공되지 않은 신선한 식품은 텔로미어에 좋다.
- 이웃끼리 서로를 잘 모르고 신뢰하지 않는 등 사회적 응집력이 낮은 동네는 텔로미어에 안 좋다. 이는 소득 수준과는 무관하다.
- 유년기에 불행한 사건을 몇 번 겪은 아이는 텔로미어가 더 짧다. 방치하는 환경(루마니아의 악명 높은 고아원 같은)에서 아이를 빼내기만 해도 그 손상을 일부 되돌릴 수 있다.
- 난자와 정자에 있는 부모 염색체의 텔로미어는 태아에 직접 전달된다. 이 말은 힘든 생활로 텔로미어가 짧아진 부모는 그 짧은 텔로미어를 자식에게 전달할 수도 있다는 뜻이다! 당신이 그럴 수도 있다는 생각에 겁먹지 말라. 텔로미어는 짧아지기도 하지만, 늘어날 수도 있다. 자신의 텔로미어를 안정시킬 조치를 얼마든지 취할 수 있다. 이 소식은 우리가 살아가면서 하는 선택이 세포 수준에서 다음 세대에 긍정적인 영향을 미칠 수 있다는 의미이기도 하다.

더 건강한 삶을 살기 위해서는 엄청나게 많은 일은 해야 한다고, 미리 겁먹을지도 모른다. 하지만 자신의 행동과 텔로미어의 연관성을 깨닫고 이해하면, 망설이던 태도를 바꿀 수 있을 것이다. 내(블랙번)가 연구실을 향해 걷고 있으면, 사람들이 종종 내 앞에 와서 이렇게 말하곤 한다. "선생님, 나는 이제 자전거로 출퇴근해요. 내 텔로미어를 길게 유지하려고 애쓰고 있어요!", "당분이 든 청량음료를 끊었어요. 청량음료가 내 텔로미어에 어떤 짓을 할지 생각하면 끔찍해서요."

우리 연구 결과가 텔로미어를 잘 관리하면 100세 넘게 산다거나,

94세에도 마라톤을 뛸 수 있다거나, 주름살 없이 살아간다는 뜻일까? 그렇지 않다. 모든 세포는 늙기 마련이며, 우리는 결국 죽는다. 하지만 우리가 차를 타고 고속도로를 달리고 있다고 해보자. 차들이 쌩쌩 달리는 차선도 있고, 거북이 차선도 있고, 그 중간 차선도 있다. 우리는 빠른 속도로 질병수명을 향해 질주하는 빠른 차선을 달릴 수도 있다. 또는 화창한 날씨, 음악, 옆자리에 탄 친구와 수다를 즐기면서 더 느린 차선으로 갈 수도 있다. 물론 그럴 때 건강한 삶을 즐기는 것이기도 하다.

설령 당신이 현재 조기 세포 노화를 향해 고속 질주하고 있다고 하더라도, 당신은 차선을 바꿀 수 있다. 우리는 어떻게 하면 그럴 수 있는지를 알아볼 것이다. 이 책의 1부에서는 조기 세포 노화의 위험성을 자세히 설명할 것이다. 그리고 건강한 텔로미어가 어떻게 이 적에 맞서는 비밀 무기가 될 수 있는지도 살펴본다. 또 우리 염색체의 끝이 해어지지 않도록 하는 보호 덮개에 영향을 주는 효소인 텔로머라아제의 발견 이야기도 들려줄 것이다.

뒤쪽에서는 텔로미어 과학을 적용하여 세포를 지키는 방법을 설명한다. 먼저 어떻게 하면 마음의 습관을 바꿀 수 있는지를 이야기하고, 이어서 신체 습관을 바꾸는 방법을 설명한다. 텔로미어에 가장 좋은 운동, 음식, 수면 습관 같은 것들이다. 그런 다음 이야기를 더 확장하여 사회적 및 물리적 환경이 텔로미어를 건강하게 유지하는 데 어떻게 기여하는지를 살펴본다. 또 '텔로미어 재생 실험실'을 따로 마련하여 조기 세포 노화를 예방하는 데 도움을 줄 방안들을 제시하고, 그 배경이 되는 과학을 설명한다.

텔로미어를 늘림으로써, 우리는 더 오래도록 더 나은 삶을 살 기회를 최대화할 수 있다. 바로 그것이 우리가 이 책을 쓴 이유다. 텔로미어를 연구하면서 우리는 카라와 같은 사람들을 많이 만났다. 텔로미어가 너무 빨리 닳아서 활력을 느껴야 할 나이에 질병수명 단계에 들어서는 이들이 너무나 많다. 이 운명을 피할 수 있다고 말하는, 권위 있는 학술지에 실리고 세계 최고의 연구소와 대학교에서 검증한 탁월한 연구 결과들이 많이 있다. 우리는 이런 연구 결과가 찔끔찔끔 뉴스에 실린 다음 잡지와 건강 웹사이트에 퍼질 때까지 기다릴 수도 있었지만, 그러기까지는 여러 해가 걸리고 내용도 단편적으로 전달된다. 게다가 안타깝게도 그 과정에서 정보가 종종 왜곡되곤 한다. 우리는 현재 우리가 아는 것을 공유하고 싶다. 그리하여 불필요한 조기 세포

텔로미어로 행복도를 알 수 있다?

텔로미어는 좋은 운동과 수면 같은 회복을 자극하는 좋은 영향과 해로운 스트레스나 영양 결핍, 나쁜 사건 같은 안 좋은 영향 등 우리가 살아가면서 받는 많은 영향을 통합하는 지표다. 조류, 어류, 생쥐도 스트레스와 텔로미어 사이에 관계가 있음을 보여준다. 그래서 텔로미어 길이가 동물의 평생에 걸친 경험을 종합하는 척도 역할을 하는 '축적된 행복의 성배'일 수 있다는 주장이 있다.[4] 다른 동물들에게서든 사람에게서든 간에 사실 평생에 걸쳐 쌓인 경험을 대변할 단일한 생물학적 지표 같은 것은 없겠지만, 텔로미어가 현재 우리가 아는 가장 유용한 지표라는 점은 분명하다.

노화의 결과에 사람들이 그만 시달리기를 바란다.

사람들이 건강을 잃을 때, 우리는 고귀한 인적 자원을 잃는다. 건강이 나빠지면 원하는 삶을 살아갈 정신적 및 신체적 능력도 떨어지곤 한다. 30대, 40대, 50대, 60대 이상까지 더 건강하게 살아갈 때, 사람들은 자신의 삶을 더 즐기고 자신의 재능을 더 베풀게 될 것이다. 자기 시간을 더 의미 있게 쓰고자 할 것이다. 다음 세대를 기르고 가르치거나, 남들을 돕거나, 사회 문제를 해결하거나, 예술가가 되거나, 과학적 또는 기술적 발견을 하거나, 여행을 하고 경험을 공유하거나, 사업체를 키우거나, 현명한 지도자가 되는 식으로 말이다.

이 책을 읽으면서, 독자는 세포를 건강하게 유지하는 방법에 관해 꽤 많은 것을 배우게 될 것이다. 우리는 건강수명을 늘리는 방법이 대단히 쉽다는 사실에 독자가 기뻐하기를 바란다. 또 스스로 이런 질문을 하기를 바란다. '나는 건강하게 지낼 이 멋진 시간을 어떻게 보낼까?' 이 책에 실린 조언들을 조금이라도 따른다면, 그 답을 얻을 만큼 많은 시간, 에너지, 활력을 지니게 될 것이다.

지금 당장 재생을 시작하자

우리는 지금 바로 자신의 텔로미어, 그리고 자기 세포의 재생을 시작할 수 있다. 지금 하고 있는 일에 집중을 잘하는 사람이 산만한 사람보다 텔로미어가 더 길다는 연구 결과가 있다.[5] 또 마음챙김이나 명상 훈련을 하는 수업을 들어도 텔로미어 유지 관리 능력이 향상된다는 연구 결과도 나와 있다.[6]

정신 집중은 우리가 함양할 수 있는 기술이다. 모든 것은 실천에 달려 있다. 당신은 여기 있는 신발 끈 그림이 이 책 전체의 상징임을 알게 될 것이다. 이 그림을 볼 때마다 또는 끈이 있거나 없는 자신의 신발을 볼 때마다 그것을 단서로 삼아 잠시 자신이 무슨 생각을 하고 있는지 자문해도

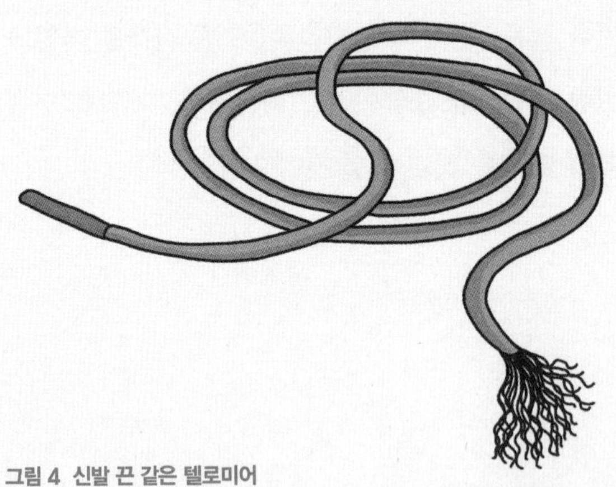

그림 4 신발 끈 같은 텔로미어

신발 끈의 끝은 텔로미어에 비유할 수 있다. 끈 끝에 붙은 보호 덮개가 길수록, 올이 풀릴 가능성이 더 적다. 염색체 관점에서 볼 때, 텔로미어가 더 길수록 세포에 경고가 뜨거나 염색체가 융합될 가능성이 더 적다. 융합되면 염색체는 불안정해지고 DNA가 끊기곤 하며, 그 결과 세포에 재앙이 일어난다.

좋다. 지금 자신의 생각이 어디에 가 있는지? 해묵은 문제를 걱정하거나 다시 떠올리고 있다면, 지금 하고 있는 일에 집중하라고 스스로에게 차분히 상기시켜라. 지금 아무 일도 하지 않고 있다면, '있음' 자체에 집중할 수도 있다.

단순히 자신의 호흡에 초점을 맞춰보라. 숨을 들이마시고 내쉬는 단순한 행동에 모든 의식을 집중하자. 자신의 마음을 내면(자신의 감각, 리듬 있는 호흡)이나 바깥(주변에서 보이거나 들리는 것)에 집중하고 있으면 마음이 회복된다. 호흡이나 현재의 경험에 집중하는 이 능력은 몸의 세포에 아주 좋다고 밝혀져 있다.

이 책 전체에서 긴 애글릿이 달린 신발 끈 상징을 보게 될 것이다. 이 상징을 현재 하고 있는 일에 마음을 다시 집중할 계기로 삼자. 심호흡을 하면서, 호흡의 활력이 자신의 텔로미어를 복원시킨다고 생각하자.

THE
TELOM
EFFEC

1

노화의 열쇠, 텔로미어

ERE

01

내 세포 나이는 몇 살일까?

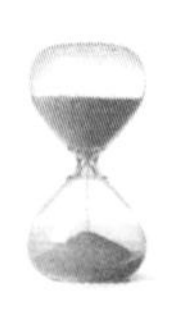

스스로에게 이렇게 물어보자.

1. 나는 얼마나 늙어 보일까?

□ 내 나이보다 젊어 보인다.

□ 내 나이쯤으로 보인다.

□ 내 나이보다 늙어 보인다.

2. 내 신체 건강은 어느 정도일까?

□ 내 나이에 속한 대부분의 사람들보다 더 건강하다.

□ 내 나이에 속한 대부분의 사람들과 같은 수준이다.

□ 내 나이에 속한 대부분의 사람들보다 덜 건강하다.

3. 나는 얼마나 늙었다고 느끼는가?

□ 내 나이보다 젊다고 느낀다.

□ 내 나이쯤이라고 느낀다.

□ 내 나이보다 늙었다고 느낀다.

이 세 질문은 단순하지만, 답은 당신의 건강과 노화에 관한 중요한 추세를 드러낼 수 있다. 자기 나이보다 늙어 보이는 사람들은 실제로 더 짧은 텔로미어와 관련이 있는 일찍 세어가는 머리카락이나 피부 손상을 겪을 수 있다. 건강 약화는 많은 이유로 일어날 수 있지만, 질병수명 단계에 일찍 진입한다면 그것을 세포가 늙어간다는 징후로 봐야 할 때가 종종 있다. 또한 생활 연령보다 늙었다고 느끼는 사람들이 나이보다 더 젊다고 느끼는 사람들보다 일찍 병에 걸리는 경향이 있다는 연구 결과가 있다.

사람들이 늙어가는 것이 두렵다고 말할 때, 대개 그 말은 질병수명이 오래 이어지는 것이 두렵다는 의미다. 그들은 계단을 오르기가 힘들어지고, 심장 절개 수술 뒤 회복이 잘 안 되고, 산소 호흡기를 달고 다녀야 할까봐 두렵다. 뼈가 부러지고, 등이 굽고, 기억과 정신이 끔찍하게 오락가락하게 될까봐 두렵다. 또 이 모든 것들이 가져올 결과도 두렵다. 건강한 사회적 관계를 맺을 기회를 잃고 대신에 남들에게 의존하여 살아가게 될까봐 두렵다. 하지만 사실 나이듦이 그렇게 심리적 충격을 안겨주어야 할 이유는 없다.

변 사과들까지 썩게 한다는 것이다. 썩은 사과는 몸에 있는 늙고 노쇠한 세포와 같다.

그 이유를 설명하기에 앞서, 몸이 건강을 유지하려면 끊임없이 자신을 재생해야 하는 세포들로 가득해야 한다는 사실로 다시 돌아가 보자. 증식 세포라고 하는 이 재생하는 세포는 몸의 다음과 같은 곳에 산다.

- 면역계
- 창자
- 뼈
- 허파
- 간
- 피부
- 모낭(털집)
- 췌장
- 심혈관계의 내벽
- 심장의 민무늬근 세포
- 해마(뇌의 학습과 기억 중추)를 포함한 뇌

이런 중요한 신체 조직들이 건강하려면, 세포가 계속 재생되어야 한다. 우리 몸은 어떤 세포가 언제 재생이 필요한지를 판단하는 정교한 조절 체계를 갖추고 있다. 한 신체 조직이 여러 해 동안 똑같아 보일지 모르지만, 딱 맞는 수의 새로운 세포들로 적절한 속도로 끊임없이 대체되고 있는 것이다. 하지만 일부 세포는 분열할 수 있는 횟수에 한계가 있다는 점도 기억하자. 세포가 더 이상 재생할 수 없을 때, 세포를 공급받던 신체 조직은 늙고 기능이 약화되기 시작할 것이다.

우리 조직에 있는 세포들은 줄기세포에서 기원하며, 줄기세포는 분화하여 다양한 종류의 세포가 될 경이로운 능력을 지니고 있다. 몸에는 줄기세포가 살아가는 곳들이 있다. 줄기세포들이 필요해질 때까지 푹 쉬면서 보호를 받는 일종의 VIP 라운지다. 이 공간은 대개 줄기세포가 대체할 조직의 안이나 주변에 있다. 피부의 줄기세포는 모낭 밑에 살며, 심장의 줄기세포 중 일부는 우심실에 살고, 근육 줄기세포는 근섬유 깊숙한 곳에 산다. 몸에 아무런 문제가 없다면, 줄기세포는 자기 집에 머물러 있다.

그러다가 조직을 보충할 필요가 생기면 줄기세포는 활동에 나선다. 분열하여 증식 세포(전구세포라고도 한다)를 만들며, 이 자손 세포들 중 일부는 필요한 종류의 세포로 분화한다. 병에 걸려서 면역세포(백혈구)가 더 필요해지면, 골수에 숨어 있던 혈액 줄기세포가 막 분열하여 혈관으로 들어갈 것이다. 우리의 창자 내벽은 정상적인 소화 과정에서 끊임없이 닳아 없어지며, 피부도 계속 떨어져 나간다. 줄기세포는 이런 신체 조직을 계속 보충한다. 달리기를 하다가 장딴지 근육이 찢어지면, 근육 줄기세포 중 일부가 분열할 것이다. 각 줄기세포는 새로운 두 개의 세포가 된다. 이 세포 중 하나는 원래의 줄기세포를 대신하여 자기 집에 편히 남아 있다. 다른 하나는 근육세포가 되어 손상된 조직의 보충을 도울 수 있다. 재생할 수 있는 줄기세포를 많이 공급하는 것이 건강을 유지하고 병과 상처로부터 회복되는 열쇠다.

하지만 세포의 텔로미어가 너무 짧아지면, 텔로미어는 분열 주기와 복제를 중단하라는 신호를 보낸다. 세포는 분열을 멈춘다. 더 이상 스스로를 재생할 수 없다. 그 세포는 늙어간다. 노쇠해진다. 그 세포가 줄기세포라면, 영구 은퇴를 하며 자신을 필요로 할 때에도 더 이상 아늑한 집을 떠나지 않을 것이다. 노쇠해진 다른 세포들은 본래 해야 하는 일들을 더 이상 하지 못한 채, 그냥 가만히 있다. 그들의 내부 발전소인 미토콘드리아도 일을 제대로 못하게 되고, 일종의 에너지 위기가 닥친다.

늙은 세포의 DNA는 세포의 다른 부위와 의사소통을 잘 못하며, 그 세포는 정리정돈을 제대로 할 수가 없다. 늙은 세포의 안은 점점 난장판이 되어가고, 무엇보다도 제 기능을 못하는 단백질들이 엉겨서 덩어리가 생기고 리포푸신lipofuscin(지방 갈색소)이라는 갈색의 쓰레기 봉지가 떠다닌다. 리포푸신은 눈의 황반 변성과 일부 신경 질환을 일으킬 수 있다. 더욱 안 좋은 점은 노쇠한 세포가 염증 유발 물질이라는 형태로 거짓 경보를 내보낸다는 것이다. 그 경보는 몸의 다른 부위들로 전해진다.

우리 몸의 세포 종류에 상관없이 노화의 기본 과정은 동일하다. 간세포든 피부세포든 모낭세포든 혈관 벽의 세포든 마찬가지다. 하지만 세포의 종류와 있는 부위에 따라서 그 과정에 어느 정도 변형이 가해진다. 골수에 있는 노쇠한 세포는 혈액 및 면역 줄기세포들이 본래 해야 하는 분열을 못하게 막거나 특정한 혈액 세포를 불균형적으로 지나치게 많이 만들도록 자극한다. 췌장의 노쇠한 세포는 인슐린 생산을 조절하는 신호를 제대로 '듣지' 못할 수도 있다. 뇌의 노쇠한 세포는 신경세포를 죽이는 물질을 분비할 수도 있다. 지금까지 연구된 세포들은 대부분 노화의 기본 과정이 비슷하지만, 세포에서 그 노화 과정이 표현되는 방식에 따라 몸에 다양한 손상을 일으킬 수 있다.

노화는 세포의 '점진적인 기능 장애 및 환경 자극과 손상에 적절히 대처하는 능력의 감소'라고 정의할 수 있다. 늙은 세포는 신체적인 것이든 심리적인 것이든 간에, 스트레스에 더 이상 제대로 대처할 수가 없다.[1] 이 과정은 하나의 연속체를 이루고 있으며, 종종 암암리에 서서히 진행되면서 노화의 질병들로 이어지곤 한다. 그리고 그런 질병들은 추적하면 더 짧아진 텔로미어와 늙어가는 세포에까지 이어지기도 한다. 노화와 텔로미어를 좀 더 이해하기 위해, 이 장의 첫머리에 제시한 세 질문으로 돌아가기로 하자.

- 나는 얼마나 늙어 보일까?
- 내 신체 건강은 어느 정도일까?
- 나는 얼마나 늙었다고 느끼는가?

나는 얼마나 늙어 보일까?

나이가 들면 반점과 검버섯이 늘어난다. 머리가 센다. 뼈 밀도가 줄어들면서 어깨가 굽고 구부정해진다. 이런 변화는 모든 사람에게 일어난다. 하지만 최근에 고등학교 동문회에 갔다면, 당신은 이런 변화가 동시에 또는 같은 방식으로 일어나는 것이 아니라는 증거를 보았을 것이다.

노쇠한 세포를 제거하면 조기 노화를 되돌릴 수 있다?

한 연구진은 유전자를 변형하여 정상적인 세포보다 일찍 노화가 일어나도록 하는 세포를 많이 지닌 생쥐를 만든 다음 지켜보았다. 생쥐는 일찍 노화가 시작되었다. 지방 주머니가 사라지면서 쭈글쭈글해졌고, 근육이 위축되었다. 심장도 약해졌다. 백내장도 생겼다. 심장마비로 일찍 죽는 개체도 나타났다. 연구진은 이 생쥐들의 노쇠한 세포들을 제거해 보았다. 이 유전 기술은 아직 실험 단계여서 인간에게는 적용할 수 없다. 노쇠한 세포들을 제거하자 조기 노화의 증후군 가운데 많은 것이 사라졌다. 백내장이 사라졌고 쇠약해진 근육도 회복되었고, 지방 주머니도 다시 생기면서 주름이 줄어들었다. 그리고 건강수명도 더 늘었다.[2] 노쇠한 세포가 노화 과정을 제어하는 것이다!

고등학교 졸업 10주년 모임에 가면, 아직 모든 이들이 20대이고, 몇몇 비싼 옷을 입은 이들도 있고, 좀 오래되어 보이는 정장을 입은 이들도 있을 것이다. 직장에서 승승장구하거나, 새로 회사를 차렸거나, 자녀 양육에 힘쓰는 이들도 있을 것이고, 최근에 겪은 비통한 일을 생각하면서 술을 들이켜는 이들도 있을 것이다. 공평하지 않아 보일지 모른다. 하지만 노화의 신체적 징후라는 측면에서 보면 공평하다. 부유하든 가난하든, 성공가도를 달리든 고군분투하고 있든, 행복하든 슬프든 간에, 모인 이들은 거의 20대 외모를 간직하고 있을 것이다. 머리카락도 건강하고, 피부도 깨끗하고, 10년 전 졸업할 때보다 키가

2~5센티미터쯤 더 자란 사람도 몇 명 있다. 모두 눈부신 젊음의 전성기에 와 있다.

하지만 5년이나 10년 뒤 다시 동창회에 가면, 다른 광경이 펼쳐진다. 몇몇 동창은 늙어 보인다. 귀밑머리가 좀 세고 이마가 더 벗겨져 있다. 피부는 탁하고 여기저기 반점이 나 있다. 눈가에는 잔주름이 더 깊이 새겨 있을지도 모른다. 배가 나오고 등도 좀 굽은 듯 보일 수 있다. 그들은 일찍 시작된 신체 노화를 겪고 있다.

반면에 더 느린 노화 궤도에 올라탄 축복을 누리고 있는 동창들도 있다. 동창회가 20주년, 30주년, 40주년, 50주년, 60주년으로 갈수록, 이 운 좋은 동창들의 머리카락, 얼굴, 몸도 변해 가고 있음이 뚜렷이 보인다. 하지만 그들의 변화는 느리고 서서히, 우아하게 일어난다. 앞으로 알게 되겠지만, 텔로미어는 외모가 얼마나 일찍 늙어 보일지, 그리고 당신이 '곱게 늙은' 사람에 속하게 될지에 적어도 일부나마 관여를 한다.

피부 노화

피부의 바깥층, 즉 표피는 끊임없이 스스로를 보충하는 증식하는 세포들로 이루어진다. 이 피부세포 중 일부(각질형성세포)는 텔로머라아제를 만든다. 그래서 텔로미어가 닳아 해져서 노쇠한 세포로 변하지는 않지만, 대부분은 시간이 흐를수록 보충하는 능력이 서서히 줄어든다.[3] 눈에 보이는 이 세포층 밑에는 진피가 있다. 건강하고 탄력 있는 표피의 토대를 형성하는 피부세포(피부 섬유모세포)층이다. 이곳의 세포들은 콜라겐, 엘라스틴, 성장 촉진 인자 등을 생산한다.

나이를 먹을수록, 이 섬유모세포는 콜라겐과 엘라스틴을 덜 분비하고, 그 결과 겉에 드러난 피부층이 늙고 처져 보이게 된다. 피부층을 통해 겉으로 드러나는 이 효과 때문에 외모가 더 늙어 보이게 된다. 나이 든 피부는 더 얇아지는데, 지방덩이와 히알루론산hyaluronic acid(피부와 관절의 천연 보습제 역할을 한다)이 사라지기 때문이다. 그 결과 환경 요인들이 더 쉽게 침투하게 된다.[4] 늙은 멜라닌세포는 피부에 반점을 만드는 한편으로 피부를 핼쑥하게도 만든다. 그래서 늙은 피부는 우리에게 익숙한 얼룩덜룩하고 희멀겋고 축 늘어지고 주름진 모습을 띠게 된다. 주된 이유는 늙어가는 섬유모세포가 더 이상 피부세포를 지탱하지 못하기 때문이다.

나이 든 사람의 피부세포는 분열하는 능력을 잃곤 한다. 나이가 들어도 여전히 분열을 계속하는 피부세포를 지닌 사람도 있다. 그런 이들의 피부세포를 조사했더니, 산화 스트레스를 더 잘 견디고 텔로미어가 더 길다는 것이 드러났다.[5] 짧은 텔로미어가 반드시 피부 노화를 일으키는 것은 아니지만, 거기에 어떤 역할을 한다는 것은 분명하다. 특히 햇빛 때문에 피부가 노화할 때(광노화라고 한다) 그렇다. 태양의 자외선에 노출되면 텔로미어가 손상될 수 있다.[6] 하이델베르크에 있는 독일 암연구센터의 텔로미어 피부 연구자 페트라 부캄프Petra Boukamp 연구진은 태양에 노출되는 부위(목)와 노출되지 않는 부위(엉덩이)의 피부를 비교했다. 목의 표피 세포는 햇빛 때문에 텔로미어가 일부 마모된 반면, 노출되지 않은 엉덩이의 피부세포는 노화와 관련된 텔로미어 마모가 거의 일어나지 않았다. 햇빛을 받지 않도록 보호하면 피부세포는 오랜 기간 노화를 견딜 수 있다.

뼈 소실

뼈 조직은 평생에 걸쳐 재편을 거치며, 뼈를 만드는 세포(뼈모세포)와 뼈를 없애는 세포(뼈파괴세포) 사이의 균형이 유지될 때 뼈 밀도는 건강한 수준을 유지한다. 뼈모세포가 계속 분열하면서 세포를 보충하려면 텔로미어가 건강해야 한다. 텔로미어가 짧아지면, 뼈모세포는 늙게 되고 뼈파괴세포의 활동을 따라갈 수 없다. 그러면 균형이 깨지고, 뼈파괴세포는 우리 뼈를 야금야금 먹어치운다.[7] 게다가 텔로미어가 닳아 해진 뒤, 늙은 뼈세포는 염증을 일으킨다. 텔로미어가 유달리 짧은 실험용 생쥐 혈통은 뼈가 일찍 소실되고 골다공증에 시달린다.[8] 텔로미어가 유달리 짧아지는 유전 장애를 안고 태어난 사람들도 그렇다.

세어가는 머리카락

어떤 의미에서 우리 모두는 물들인 머리털을 지니고 태어난다. 각 머리털은 각각의 모낭 안에서 자라기 시작하며, 케라틴으로 이루어져 있다. 케라틴은 하얀 털을 만든다. 그런데 모낭 안에는 이 털에 색소를 주입하는 특수한 세포가 있다. 피부에 색깔을 입히는 것과 같은 세포인 멜라닌세포다. 이 천연 머리 염색 세포가 없으면, 머리털은 색깔을 잃는다. 모낭에 있는 줄기세포는 멜라닌세포를 만든다. 이 줄기세포의 텔로미어가 닳아 해지면, 멜라닌세포를 보충하는 속도가 머리털 성장 속도를 따라가지 못하게 되고, 그래서 흰 머리가 난다. 이윽고 모든 멜라닌세포가 죽으면, 백발이 된다. 멜라닌세포는 화학물질 스트레스 인자와 자외선에도 민감하다. 학술지 〈셀Cell〉에는 생쥐에게 엑스선을 쬐었더니 멜라닌세포가 손상되어 털이 회색으로 변했다는 연구 결과가 실리기도 했다.[9] 텔로미어가 극도로 짧아지는 유전자 돌연변이를 지닌 생쥐도 더 일찍 털이 세는데, 텔로머라아제를 보충하니 회색 털이 다시 검게 변했다.[10]

정상적으로 머리가 세어가는 것은 어떨까? 아프리카계 미국인과 아시아인은 머리가 가장 덜 세는 편이고, 가장 잘 세는 쪽은 금발이다.[11] 사람들 중 절반은 적어도 40대 후반에 머리가 세기 시작하며, 60대 초가 되면 약 90퍼센트는 머리가 세어간다. 일찍 머리가 세어가는 사람들도 대부분은 지극히 정상이다. 이른 나이인 30대에 머리가 회색이나 흰색으로 변하는 극소수의 사람들은 텔로미어가 짧아지는 유전자 돌연변이를 지니고 있을 수도 있다.

당신의 외모가 말해주는 것

아마 당신은 이렇게 생각할지 모른다. "일찍 새치가 몇 가닥 나긴 했지만 별 신경 안 써요. 눈가에 난 검버섯 두 개가 뭐 그리 큰일이라고 이러는 겁니까? 질문이 잘못된 거 아닌가요? 건강보다는 젊어 보이는 외모가 중요하다는 겁니까?" 이런 질문들은 중요하다. 반박할 여지는 전혀 없다. 중요한 것은 건강이니까. 하지만 나이 들어 보이는 외모가 내면의 건강을 어느 정도 보여주는 것은 아닐까? 한 연구진은 특수 훈련을 받은 평가자들에게 사진만으로 개인의 나이를 추정해 달라고 요청했다.[12] 조사하니, 평균적으로 더 나이 들어 보이는 이들이 텔로미어가 더 짧았다. 텔로미어가 피부 노화와 백발에 관여하는 듯하다는 점을 생각하면, 그리 놀라운 일도 아니다.

나이가 들어 보이는 외모는 신체 건강이 안 좋다는 징후들과 작지만 우려할 만한 방식으로 관련을 맺고 있다. 나이 들어 보이는 사람은 더 쇠약하고, 기억력 검사 점수가 더 낮고, 공복 혈당과 코르티솔 수치가 더 높고, 심혈관 질환의 조기 징후를 보이는 경향이 있다.[13] 좋은 소식은 그런 관련성이 아주 미미하다는 것이다. 우리 몸 안에서 일어나는 일이 가장 중요하긴 하지만, 나이보다 더 늙어(초췌해) 보이는 외모는 주목할 가치가 있는 징후다. 텔로미어를 더 보호할 필요가 있음을 말해주는 지표일 수도 있다.

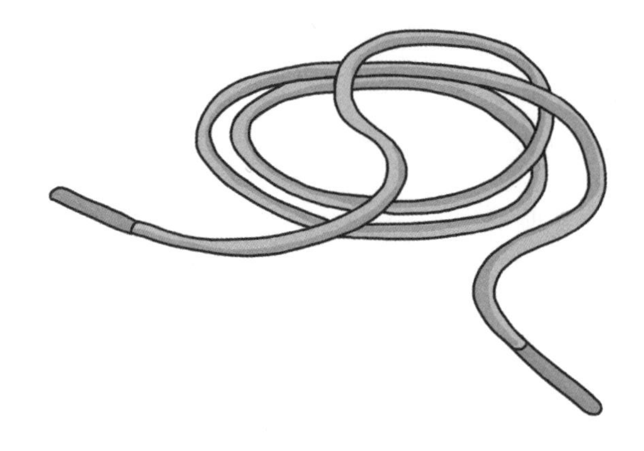

그림 4-1 이 그림을 볼 때 뭐가 떠오르는지? 38쪽에 그림 4를 보라

내 신체 건강은 어느 정도일까?

다음 질문을 생각해보면, 짧은 텔로미어가 세포와 건강에 진정으로 해를 끼칠 능력이 있다는 것을 알 수 있다. 자신의 신체 건강이 어떻다고 보는가?

다시 고등학교 동창회를 생각해보자. 20주년이나 30주년 모임에 가면, 노화의 흔한 질환들을 겪기 시작한 동창을 많이 볼 것이다. 하지만 그들은 아직 40세나 50세쯤 되었을 뿐이다. 아직 늙을 나이가 아니다. 그렇다면 그들의 몸은 왜 늙은 양 행동하는 것일까? 왜 젊은 나이에 질병수명 단계에 들어가는 것일까?

염증성 노화

동창회에 참석한 모든 동창의 세포를 들여다보면서 텔로미어 길이를 측정할 수 있다면 흥미롭지 않을까? 그럴 수 있다면, 평균적으로 텔로미어의 길이가 짧은 사람이 더 병약하거나, 얼굴에 당뇨병, 심혈관 질환, 약해진 면역계, 폐 질환 같은 건강 문제로 시달린 흔적이 있음을 알게 될 것이다. 또 만성 염증에 시달리고 있다는 사실도 알아차릴 것이다. 염증은 나이가 들수록 심해지며, 노화 질환의 한 원인이라는 사실이 밝혀져 있다. 이 사실이 대단히 중요해서 과학자들은 이름까지 붙였다. 염증성 노화inflamm-aging다. 나이를 먹으면서 낮은 수준의 염증이 지속적으로 누적될 수 있음을 가리킨다. 이런 일이 일어나는 이유는 많다. 단백질 손상 등 여러 가지인데, 텔로미어 손상도 하나의 이유다.

세포의 유전자가 손상되거나 텔로미어의 길이가 너무 짧아지면, 그 세포는 자신의 소중한 DNA가 위험에 처해 있음을 알아차린다. 그러면 다른 세포에 가서 도움을 요청할 분자를 내보낼 수 있도록, 세포는 스스로를 재프로그래밍 한다. 뭉뚱그려서 노화 관련 분비 표현형SASP, senescence-associated secretory phenotype이라고 하는 이 분자들은 유용한 역할을 할 수 있다. 어떤 세포가 상처를 입어서 노쇠해지면, 수선 기능을 지닌 주변의 면역세포를 비롯한 세포들에게 신호를 보내어 치료 과정을 진행할 파견대를 요청할 수 있기 때문이다.

그런데 바로 이 과정에서 일이 끔찍하게 잘못될 수 있다. 텔로미어가 DNA 손상에 비정상적으로 반응할 때가 그렇다. 텔로미어가 자신을 보호하는 데에만 너무 몰두한 나머지, 세포가 도움을 요청했는데도 도와주지 않으려 하는 현상이다. 보호막을 걷는 것이 두려워서 남의 불행을 보면서도 완강하게 지원을 거부하는 사람과 같다. 짧아진 텔로미어는 도움을 요청하는 신호를 계속 보내면서도 손상을 치료할 행동을 세포가 취하지 못하게 막으면서 몇 개월 동안 늙은 세포 안에 죽치고 있을 수 있다. 이 끈덕지지만 헛된 신호 전달은 황폐한 결과를 빚어낼 수 있다. 이제 그 세포는 통에 든 썩은 사과와 같아지는데 주변의 모든 조직에 영향을 미치기 시작한다. SASP에는 염증을 유발하는 사이토카인cytokine 같은 화학물질들이 수반되며, 이 물질들은 시간이 흐르면서 몸 전체로 퍼져서 전신 염증 반응을 일으킨다. SASP를 발견한 벅 노화 연구소Buck Institute of Aging의 주디스 캄피시Judith Campisi는 그런 세포들이 암이 증식하기에 좋은 환경을 조성함을 보여주었다.

지난 약 10년 사이에 과학자들은 만성 염증(SASP나 다른 원인에 따른)이 많은 질병을 일으키는 중요한 요인임을 인식하게 되었다. 단기적인 급성 염증은 손상된 세포를 치료하지만, 장기적인 염증은 신체 조직의 정상적인 기능을 방해한다. 예를 들어, 만성 염증은 췌장의 세포들에 기능 이상을 일으켜서 인슐린 생산을 적절히 조절하지 못하게

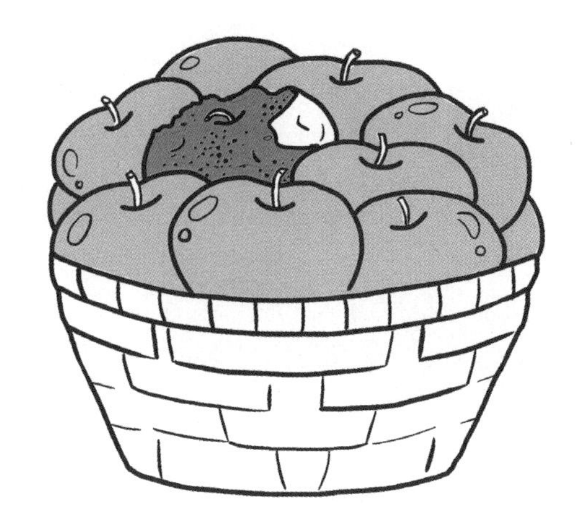

그림 5 사과 통 속의 썩은 사과 한 알

사과가 가득 든 통을 생각해보자. 이 통의 건강은 각 사과에 달려 있다. 썩은 사과 한 알은 다른 사과들을 썩게 만드는 기체를 내뿜는다. 그와 비슷하게 노쇠한 세포는 주변 세포들에 신호를 보내어, 염증을 촉발하고 세포가 썩는다고 볼 수 있는 현상을 촉진한다.

함으로써 당뇨병이 생길 조건을 형성할 수 있다. 또 동맥을 막는 경화판을 형성하여 혈관 벽이 터지게 할 수도 있다. 면역 반응이 저절로 일어나도록 할 수도 있다. 그러면 면역계가 자기 조직을 공격한다.

이것들은 염증의 파괴적인 힘을 보여주는 가장 비참한 사례들 중 몇 가지에 불과하다. 이 행렬은 장송곡의 박자에 맞추어 죽 이어진다. 만성 염증은 심장병, 뇌 질환, 잇몸병, 크론병, 셀리악병(작은창자에 생기는 알레르기 질환-옮긴이), 류머티즘성 관절염, 천식, 간염, 암 등의 한 요인이기도 하다. 그것이 바로 과학자들이 염증성 노화를 이야기하는 이유다. 진짜로 그렇기 때문이다.

염증성 노화를 늦추고 싶다면, 가능한 한 오래 건강수명을 유지하

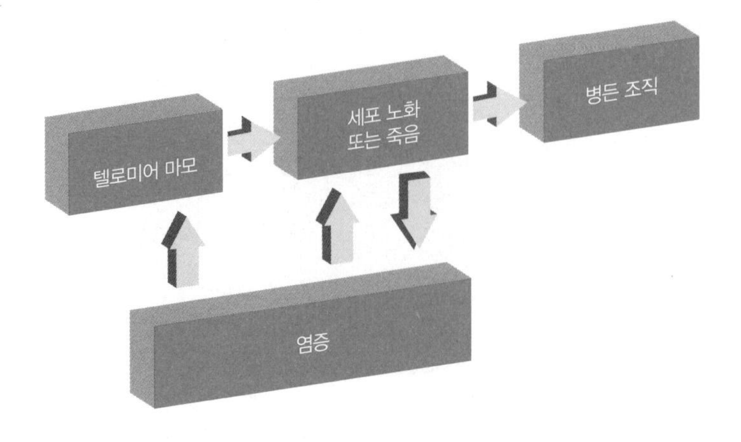

그림 6 짧은 텔로미어에서 질병으로 이어지는 경로

질병으로 이어지는 초기 경로 중 하나는 텔로미어의 마모다. 짧아진 텔로미어는 노쇠한 세포로 이어지고, 그 세포는 계속 남아 있거나 우리가 운이 좋다면 일찍 제거된다. 노화를 일으킬 수 있는 요인들이 많긴 하지만, 사람에게서는 텔로미어 손상이 흔한 요인이다. 수십 년에 걸쳐 노쇠해진 세포들이 쌓여서 임계 질량에 이르면, 병든 조직의 토대가 된다. 염증은 텔로미어 마모와 세포 노화의 한 원인이며, 그렇게 노쇠한 세포는 더욱 염증을 일으킨다.

기를 원한다면, 만성 염증을 예방해야 한다. 텔로미어 보호는 바로 염증 억제의 큰 부분을 차지한다. 텔로미어가 아주 짧은 세포는 계속 염증 신호를 내보내기 때문에, 텔로미어의 길이를 건강한 상태로 유지할 필요가 있다.

심장병

크든 작든 동맥에는 내피라는 세포층이 있다. 심혈관계를 건강하게 유지하고 싶다면, 내피의 세포들이 스스로를 보충하여 내층을 보호하고 면역세포가 동맥벽 안으로 들어오지 못하게 막아야 한다.

하지만 백혈구의 텔로미어가 짧은 사람은 심혈관 질환에 걸릴 위험이 높다. (대개 백혈구의 텔로미어가 짧은 사람은 내피 같은 다른 조직의 텔로미어도 짧다.) 유전적으로 텔로미어가 더 짧은 사람은 심혈관 질환에 걸리기 더 쉽다.[14] 자신의 혈구 텔로미어의 길이가 집단의 하위 3분의 1에 속한다면, 당신은 앞으로 심혈관 질환에 걸릴 가능성이 40퍼센트 더 높다는 뜻이다.[15] 이유는? 우리는 모든 경로를 다 알지는 못하지만, 혈관의 노화가 그중 하나임은 안다. 짧아진 텔로미어가 세포에 일찍 늙으라고 말할 때, 내피는 재생할 수가 없게 되고, 튼튼하고 매끄러운 혈관 내층을 유지할 수 없게 된다. 혈관은 더 약해지고 질병에 더 취약해진다. 동맥 경화판이 생긴 혈관 조직을 조사하면, 실제로 텔로미어가 짧다는 것이 드러난다.

게다가 혈액세포의 짧은 텔로미어는 염증을 촉발할 수 있고, 그러면 심혈관 질환이 생길 무대가 마련된다. 염증성 세포는 동맥벽에 달라붙어서 콜레스테롤을 끌어모아 경화판을 형성하거나 기존 경화판을 불안정하게 만든다. 경화판이 터지면, 그 경화판 위에 피떡이 형성되면서 동맥을 막을 수도 있다. 그 동맥이 심장동맥이라면, 심장에 혈액이 공급되지 못해서 심장마비가 일어난다.

폐 질환

천식, 만성폐쇄폐병COPD, chronic obstructive pulmonary disease, 폐섬유증(폐 조직에 이상이 생겨서 호흡 곤란을 겪는 아주 심각한 불치병)에 걸린 사람은 건강한 사람보다 면역세포와 폐세포의 텔로미어가 더 짧다. 특히 폐섬유증은 텔로미어를 건강하게 유지하지 못해서 생기는 것이 분명하다. 텔로미어의 유지 관리를 하는 유전자에 희귀한 돌연변이를 지닌 불운한 사람들이 폐섬유증을 앓는다는 사실이 그 증거다. 이 사실 말고도, 몇 가지 결정적인 증거가 존재한다. 그런 증거들은 미흡한 텔로미어 유지 관리가 COPD, 천식, 폐 감염병, 허파 기능 감퇴에 기여하는 기본적인 공통 요인임을 강력하게 시사한다. 그리고 이 말은 텔로미어 유지 관리 유전자에 희귀한 돌연변이가 일어난 사람들만이 아니라 모든 사람에게 적용된다. 텔로미어의 유지 관리가 제대로 되지 않으면, 허파 줄기세포와 허파의 혈관이 노화되고, 필요한 만큼 폐 조직을 제대로 보충할 수 없게 된다. 면역세포의 노화는 폐에 더욱 부담을 안겨줄 염증 유발 환경을 조성하며, 그 결과 폐는 더욱더 기능을 상실한다.

나는 얼마나 늙었다고 느끼는가?

고등학교 동창회장으로 다시 가보자. 이번에는 40주년이다. 동창들은 이제 거의 60세가 되어 있다. 몇몇 동창에게 인지력이 쇠퇴한다는 징후가 처음으로 나타나기 시작한다. 정확히 뭐가 달라졌다고 콕 찍어서 말하기는 어렵지만, 좀 흐리멍덩하고, 좀 멍하고, 주의력이 좀 떨어지고, 인간관계의 일상적인 단서들을 좀 놓치는 듯하다는 사실을 당신은 눈치 챌 것이다. 당신의 이름을 떠올리는 데 좀 더 오래 걸릴 수도 있다. 이 정신적 능력 상실이야말로 우리가 정말로 늙었구나 하는 느낌을 준다.

인지 저하와 알츠하이머병

이제는 일찍 인지 기능이 떨어지기 시작한 사람들이 텔로미어가 더 짧다고 말해도 놀라지 않을 것이다. 이 관계는 나이를 먹어가도 지속될 수 있다. 건강한 70세 노인들을 대상으로 한 조사에서 텔로미어가 더 짧은 이들이 해가 지날수록 전반적인 인지 기능이 더 쇠퇴할 것이라고 예측했는데, 들어맞았다는 연구 결과가 있다.[16] 청년층에서는 텔로미어와 인지 기능 사이에 아무런 상관관계가 보이지 않았지만, 그 뒤로 약 10년에 걸쳐 텔로미어의 길이가 더 짧아진 이들이 인지 기능도 더 저하되었음을 보여준 연구도 있다.[17] 연구자들은 텔로미어의 길이와 명석한 사고력 사이에 있을 법한 상관관계에 흥미를 갖고 있다. 텔로미어의 길이로 치매나 알츠하이머병을 예측할 수 있을까?

이 질문에 답하는 데 도움을 줄 인상적인 대규모 연구가 텍사스에서 이루어졌다.[18] 연구진은 댈러스 카운티에서 어른 2만 명의 뇌를 영상 촬영했다. 이 연구에서는 나이뿐 아니라 흡연, 성별, 유전자 상태, APOE-엡실론 4(흔히 그냥 APOE라고 함) 같은 뇌에 영향을 미치는 다른 요인들도 고려했다. APOE의 한 정상적인 변이 형태는 알츠하이머병 위험을 증가시킨다. 예상대로, 거의 모두 나이가 들수록 뇌 기능이 약화되는 징후들을 보였다.

연구진은 감정과 기억에 관여하는 뇌 부위들을 더 자세히 조사했다. 한 예로, 해마는 기억을 형성하고 정리하고 저장하는 데 관여한다. 또 그 기억을 정서 및 감각과 연관 짓는 일에도 기여한다. 당신이 새로 산 지우개 냄새를 맡으면 초등학교에 입학한 날이 떠오르는 것은 해마 덕분이다. 초등학생 때의 일을 기억할 수 있는 것도 해마 덕분이다. 놀랍게도 텍사스 연구진은 백혈구의 텔로미어(몸 전체의 텔로미어 길이를 들여다보는 창 역할을 하는)가 짧은 사람들이 더 긴 사람들보다 해마가 더 작다는 사실을 발견했다. 해마는 재생을 필요로 하는 세포들로 이루어져 있다. 그리고 좋은 기억력을 갖고 싶다면, 몸이 해마의 세포들을 보충할 수 있어야 한다.

텔로미어가 짧은 사람들은 해마만 더 작은 것이 아니다. 편도체를 비롯한 뇌의 변연계와 관자엽, 마루엽도 작다. 이 영역들은 해마와 함께 기억, 감정, 스트레스를 조절하는 데 기여한다. 알츠하이머병에 걸렸을 때 위축되는 영역이기도 하다. 댈러스 연구는 대체로 백혈구의 짧은 텔로미어가 뇌가 늙었음을 가리키는 지표임을 시사한다. 해마에만 일어나는 것이든 몸 전체에서 일어나는 것이든 간에 세포 노화가 치매로 이어지는 중요한 경로의 토대일 수도 있다. 알츠하이머병 조기 발생 위험이 높은 APOE 유전자 변이체를 지닌 사람들에게는 텔로미어를 건강하게 유지하는 것이 특히 중요할 수 있다. 이 유전자 변이체를 지니면서 텔로미어가 짧으면, 같은 유전자 변이체를 지니지만 텔로미어가 긴 사람보다 일찍 사망할 위험이 9배 더 높다는 연구 결과도 있다.[19]

짧은 텔로미어는 알츠하이머병의 직접적인 원인이 될 수도 있다. 텔로미어의 길이를 줄일 수 있는 흔한 유전적 변이들이 있다(TERT와 OBFC1라는 유전자의 변이). 놀랍게도, 한쪽 유전자에만 이 흔한 변이가 있어도 알츠하이머병에 걸릴 가능성이 통계적으로 더 높다고 나왔다.[20] 이 효과는 크지는 않지만, 인과관계가 있음을 보여준다. 텔로미어는 다른 무언가의 표지나 부수 현상이라기보다는 뇌 노화를 일으키는 원인이라는 것이다. 신경 퇴행 질환에 걸릴 위험을 더 높임으로써 말이다. TERT와 OBFC1는 직접적으로 텔로미어를 유지하는 기능을 하며, 이 과정은 잘 이해되어 있다. 증거는 계속 쌓여가고 있다. 뇌를 명석한 상태로 유지하고 싶다면, 텔로미어를 생각하라. 독자가 직접 뇌 노화 연구에 참여할 기회도 있는데, 다음 주석을 참조하시라.[21]

느낌 나이를 더 젊게

40주년 동창회에 가서 연단에 올라 60세인 동창들에게 자신이 60세라고 느끼는 사람은 손을 들어보라고 하면 대다수(75퍼센트)가 나이보다 더 젊게 느낀다고 말할 것이다. 한 해 두 해가 지나면서 운전면허증의 출생일이 우리가 점점 늙어가고 있음을 말해준다고 해도, 많은 이들은 여전히 자신이 젊다고 느낀다.[22] 노화에 대한 이 반응은 지극히 적응적이다. 더 젊은 '느낌 나이felt age'는 더 나은 삶의 만족, 개인적 성장, 인맥과 관련이 있다.[23]

더 젊다는 느낌은 더 젊어지고 싶다는 소망과는 다르다. 더 젊은 나이로 돌아가고 싶어 하는 사람들(이를테면, 다시 30세로 돌아갔으면 하는 50대의 남성)은 자신의 삶에 더 불만을 품고 더 불행한 경향이 있다. 젊음을 소망하고 갈망하는 태도는 사실 나이를 먹으면서 우리가 수긍해야 하는 주된 발달 과제를 정면으로 부정하는 행동이다. 바로 자신을 있는 그대로 받아들이라는 과제다. 설령 현재 정신적 및 신체적 건강을 유지하기 위해 애쓰고 있는 상황이라고 해도 말이다.

나이듦에 부정적인 견해를 갖고 있다면, 그 생각을 뒤집기 위해 의식적으로 노력하는 것도 좋다. 다음은 레비의 나이듦 이미지 척도Image

건강한 노년을 원한다면 편견을 버려라

노인을 생각할 때는 조심하기를. 전형적인 안 좋은 노년의 모습을 내면화하고 받아들이는 사람은 나이가 들어서 자신도 그렇게 진부한 모습을 보이게 될지도 모른다. 더 건강한 모습을 보이기 위해 노력할 수도 있는데 말이다. 고정관념 체화stereotype embodiment라는 이 현상은 예일대학교의 사회심리학자 베카 레비Becca Levy가 밝혀냈다. 설령 현재 건강 상태를 고려한다고 해도, 나이듦에 부정적인 생각을 가진 사람들은 더 긍정적인 견해를 지닌 사람들과 다르게 행동한다.[24] 그들은 병에 걸릴지 여부를 자신이 통제할 여지가 더 적다고 믿으며, 처방받은 약을 꾸준히 먹는 등 건강을 유지하기 위한 행동에 그다지 열의가 없다. 그들은 심장마비로 사망할 확률이 2배 이상 높고, 수십 년이 흐르는 동안 기억력이 더 급격히 쇠퇴한다. 다치거나 병들었을 때, 회복도 더 느리다.[25] 또 노년의 진부한 모습을 고스란히 떠올리게 하는 노인들이 인지 검사에서 마치 치매에 걸린 양 아주 낮은 점수를 받았다는 연구 결과도 있다.[26]

of Aging Scale에서 빌려온 고정관념의 목록이다.[27] 이 긍정적인 특징 중 몇 가지를 체화함으로써 노년에 활기차게 살아가는 자신의 모습을 그려볼 수도 있다. 노년의 자기 모습이 부정적으로 비친다면, 나이듦의 긍정적인 측면을 떠올려라.

내가 생각하는 나이듦의 이미지는?	
언짢음	낙천적임
의존적임	유능함
굼뜸	활기참
의지가 약함	자신감이 넘침
외로워함	살아가려는 의지가 강함
흐리멍덩함	지혜로움
옛날을 그리워함	복합적인 감정을 지님
남을 믿지 못함	친밀한 인간관계를 맺음
남을 흉봄	애정 어린 태도를 지님

나이가 들 때 정서적 삶은 어떻게 달라질까?

젊은이들은 노인들이 까다롭게 굴고 쉽게 성깔을 부린다고 여기지만, 스탠퍼드대학교의 노화 연구자 로라 카스텐슨Laura Carstensen은 나이를 먹을수록 일상적인 정서 경험이 실제로는 증진된다는 것을 보여준다. 대개 나이 든 사람은 일상생활에서 부정적인 감정보다 긍정적인 감정을 더 경험한다. 이 경험이 전적으로 '행복한' 것은 아니다. 오히려 나이를 먹을수록 우리의 감정은 더 풍부해지고 더 복잡해진다. 통쾌한 상황에서 기쁨을 느끼면서 동시에 눈에서 눈물을 흘리거나, 화가 나면서 동시에 뿌듯함을 느끼는 것처럼 긍정적인 감정과 부정적인 감정을 동시에 경험하는 일이 더 늘어난다.[28] 우리는 이 능력을 '정서적 복잡성emotional complexity'이라고 부른다. 이러한 복합적인 감정 상태는 젊은 사람들이 보이는 감정의 급격한 기복을 피하는 데 도움을 주며, 또 자신이 느끼는 것을 더 통제하려는 노력도 돕는다. 복합적인 감정은 순수하게 긍정적이거나 순수하게 부정적인 감정보다 다스리기가 더 쉽다. 따라서 정서적인 측면에서 보면, 삶을 더 긍정적으로 느낀다. 감정과 늘어난 복잡성을 더 잘 통제한다는 것은 일상 경험이 더 풍성해진다는 의미다. 정서적 복잡성이 더 높은 사람은 건강수명도 더 길다.[29]

노인학 연구자들은 우리가 나이를 먹어도 친밀한 관계와 섹스에 관심은 유지한다는 것을 안다. 우리 사회관계의 범위가 점점 좁아지는 것은 맞지만 이유는 대개 스스로 그쪽을 선택하기 때문이다. 세월이 흐를수록 우리는 가장 의미 있는 관계를 중심으로 사회 활동의 범위를 맞추며, 더 껄끄러운 관계는 솎아낸다. 그럼으로써 스트레스를 덜 받고 긍정적인 기분을 더 느끼면서 살아가게 된다. 자신에게 더 바람직한 것에 우선순위를 부여하고 가장 중요한 것에 시간을 투자한다. 아마 그것이 바로 노년의 지혜를 표현하는 한 방식일지도 모른다.

더 낫고, 더 건강하고, 더 활기찬 노년을 상상하려는 노력은 보상을 받을 것이다. 레비는 나이 든 이들에게 나이듦의 혜택을 상기시킨 다음, 스트레스를 주는 과제를 수행하도록 했다. 그러자 대조군보다 스트레스에 덜 심하게 반응하는 것으로 드러났다(심장 박동수와 혈압이 더 낮았다).[30] 즉 옛말이 옳다는 것이다. "나이듦은 몸이 아니라 마음의 문제다. 별 신경 쓰지 않으면, 별것 아니다."

이 세 질문에 당신의 답이 자기 나이보다 더 늙어 보이고 더 늙은 기분을 느낀다고 나온다면, 아마 그것은 당신의 텔로미어가 정상보다 더 빨리 닳고 있기 때문일 것이다. 그 짧아진 텔로미어는 당신의 세포에 노화 과정을 촉진할 때가 되었다는 신호를 보낼 수도 있다. 우려되는 시나리오이지만, 용기를 내시라. 가장 중요한 것은 조기 노화와 맞서 싸울 수 있는 방법이 많다는 점이다. 세포 수준에서 말이다.

그러나 조기 노화를 진정으로 이해하지 않고서는 그 적과 맞서 싸워서 이길 수 없다.

1부에서는 그 전투를 벌이기 전에 알아야 할 것들을 설명한다. 먼저 1장에서는 조기 세포 노화 때 어떤 일이 일어나는지 알아본다. 늙어가는 세포를 자세히 들여다보고, 그런 세포가 왜 우리 몸과 뇌에 그토록 손상을 일으키는지를 알아볼 것이다. 또 가장 무시무시하고 기력을 앗아가는 질병들 중 상당수가 왜 짧은 텔로미어, 즉 세포 노화와 연관이 있는지도 알게 될 것이다. 2장과 3장에서는 텔로미어와 흥미로운 효소인 텔로머라아제가 어떻게 세포를 건강하게 유지하는 일을 할 수 있는지 또 어떻게 일찍 질병수명 단계에 들어서도록 촉진하는지를 알아본다.

조기 노화 세포와 건강한 세포의 차이

사람의 몸을 사과가 가득 든 통이라고 생각해보자. 건강한 세포는 윤기 나는 신선한 사과와 같다. 하지만 그 통에 썩은 사과가 하나 들어 있다면 어떻게 될까? 그 사과도 먹을 수 없겠지만, 더 안 좋은 점은 주

나이듦에 관한 두 경로

잠시 생각을 가다듬자. 자신의 텔로미어가 너무 빨리 짧아져서 세포가 일찍 늙기 시작한다면, 자신의 미래가 어떻게 될지 상상해보자. 조기 노화를 생생한 현실로 느끼게 하기 위한 일종의 사고 훈련이다. 자신이 40대, 50대, 60대, 70대에 겪고 싶지 않은 유형의 나이듦을 생각해보자. 이런 끔찍한 시나리오들은 어떨까?

- "총기가 사라졌어요. 내가 말할 때면, 젊은 친구들이 딴청을 피워요. 내 말이 두서가 없고 산만해서요."
- "늘 호흡기 질환에 시달려요. 병이란 병은 다 걸리는 듯해요."
- "호흡이 늘 가빠요."
- "다리에 감각이 없어져요."
- "발이 후들거리곤 해요. 고꾸라질까 겁이 나요."
- "너무 피곤해서 아무것도 하기 싫어요. 온종일 앉아서 텔레비전만 봐요."
- "아이들이 수군거리는 소리가 들려요. '누가 엄마를 모실 차례지?' 하고요."
- "여행을 하고 싶은 데 갈 수가 없어요. 의사가 가까이에 있어야 안심이 되거든요."

이런 이야기들은 질병수명이 일찍 찾아온 삶의 여러 측면을 드러낸다. 피하고 싶은 삶이다. 여러분의 부모나 조부모 세대의 사람들은 으레 누구든 수십 년 동안 잘 지내다가 병마에 시달리거나 다 포기하고 지내는 시기가 온다는 옛말을 믿고 살았을 것이다. 사람들이 60세나 70세가 되면 이제 삶이 다했다고 암묵적으로 선언한다는 것을 우리 모두 안다. 그들은 편한 운동복 차림으로 안락의자에 푹 기댄 채 텔레비전만 보다가 질병에 굴복하고 만다.

이제 다른 미래를 상상해보자. 텔로미어가 길고 건강하면서 재생하는 세포를 지닌 삶이다. 그 수십 년 동안 건강하게 살아간다면 어떨까? 본보기로 삼을 만한 인물이 있을까?

나이듦이 그렇게 부정적인 방식으로 그려지곤 하기 때문에, 대다수는 아예 생각조차 안 하려고 한다. 자신의 부모나 조부모가 일찍 병들었거나 어떤 나이에 이르자 그저 모든 것을 포기한 삶을 살았다면, 노년을 건강하고 활기차게 살아간다는 상상조차 하기가 어려울 수 있다. 하지만 어떻게 늙고 싶은지 긍정적인 모습을 명확하게 그려낼 수 있다면, 갑자기 나이가 들어서 하고 싶은 목표를 지니게 된다. 그리고 자신의 텔로미어와 세포를 건강하게 유지하려는 강력한 이유도 지닌다. 나이듦을 긍정적인 방향으로 생각한다면, 그렇지 않은 사람보다 7.5년을 더 오래 살 확률이 높다는 연구 결과가 적어도 한 편 나와 있다![31]

우리가 즐겨 예로 드는 끊임없이 회춘하는 활기찬 삶을 사는 인물들이 있는데, 내(블랙번) 친구인 마리잔Marie-Jeanne이다. 파리에 사는 유쾌한 분자생물학자인 마리잔은 현재 약 80세다. 머리는 하얗게 셌고 얼굴에 주름이 가득하고, 등도 약간 굽었지만, 얼굴에 생기와 지성이 넘친다. 최근에 나는 마리잔과 오후를 함께 보냈다. 우리는 점심을 먹고 프티 팔레 미술관에 갔다. 전시물을 모두 다 보겠다는 자세로 계속 계단을 오르내렸다. 이어서 걸어서 라틴 지구를 샅샅이 훑고 서점들도 돌아다녔다. 6시간 뒤에도 마리잔은 전혀 지친 기색이 없이 활기차 보였다. 반면에 나는 지쳐 떨어지기 직전이었다. 나는 이만 돌아가는 것이 어떠냐고 넌지시 물었다. 하지만 마리잔이 한 군데 더 들르자고 하여 결국 발이 너무 아파서 더 이상 못 걷겠다고 실토해야 했다. 이전에 다리가 퉁퉁 부은 채로 집에 돌아가자마자 지쳐 쓰러졌던 일도 떠올랐다.

마리잔은 건강한 나이듦을 정의하는 항목들 중 상당수를 우리에게 보여준다.

- 수십 년째 하고 있지만, 여전히 자신의 일에 흥미를 느끼고 있다. 공식적으로는 퇴직할 나이가 지났지만, 여전히 연구소에 있는 자기 연구실로 출근한다.
- 온갖 사람들과 사교 활동을 한다. 더 젊은 동료들과 매달 저녁식사를 겸한 토론 모임을 주최한다(여러 언어로 이야기가 오간다).
- 그녀는 승강기가 없는 5층 아파트 꼭대기 층에 산다. 가끔 더 젊은 친구들은 그녀의 집에서 열리는 저녁 모임에 참석하려다가 포기하곤 한다. 5층까지 걸어 올라가는 것이 다리 아프고 지친다는 이유에서다. 하지만 마리잔은 오랜 세월을 능숙하게 그 계단을 오르내려 왔다.
- 그녀는 새로 열리는 미술관 전시회에 가는 등 새로운 경험을 하는 데 늘 관심이 많다.

여러분도 나름의 역할 모델이 있거나 나이를 먹으면서 하고 싶은 목표가 있을 것이다. 우리가 들은 것들 중 몇 가지를 소개한다.

- "나이를 더 먹으면 영화배우 주디 덴치Judi Dench처럼 되고 싶어요. 영화 '007 시리즈'에서 제임스 본드의 상관 M을 연기하는 모습처럼요. 회의실에서 가장 명석한 인물이자 총 지휘를 하는 멋진 백발의 여성이지요."
- "나는 인생의 '제3막'이라는 개념이 마음에 들어요. 제1막에서는 오로지 이것저것 배우기만 했지요. 제2막에서는 가르치는 일을 하면서 나이를 먹어가는 시기였고요. 제3막에서는 비영리 단체에서 아기를 가진 십대 청소년이 계속 학교에 다니도록 돕는 일을 할 계획이에요."
- "할아버지는 70대에 우리 아이들을 데리고 크로스컨트리 스키를 타러 갔고, 눈 속에서 모닥불을 피우는 법을 보여주셨어요. 내 손주들에게도 똑같이 하고 싶어요."
- "세월이 흘러서 아이들이 다 자라 집을 떠나는 모습을 상상하곤 해요. 아이들이 그리워지겠지만, 시간은 더 남겠죠. 학과장을 맡으라는 제안을 드디어 받아들일 수 있고요."
- "여전히 지적 호기심을 간직하고, 저술이나 봉사 활동을 적극적으로 하고 있다면 행복하겠지요. 이 아름다운 행성과 사람들에게 내가 받은 혜택을 되돌려주고 싶어요."

우리 세포는 나이를 먹어갈 것이다. 하지만 때 이르게 나이가 들 필요는 없다. 우리 대다수가 진정으로 원하는 것은 세포의 노화를 최대한 끝까지 미루면서 오래 흡족한 삶을 사는 것이 아닐까?

지금까지 조기 노화 세포가 어떻게 우리에게 해를 끼칠 수 있는지를 살펴보았다. 다음 장에서는 텔로미어가 정확히 무엇이고, 어떻게 우리에게 오래도록 건강한 삶을 줄 수 있다는 것인지를 살펴보기로 하자.

02

긴 텔로미어의 힘

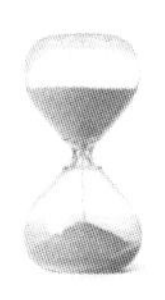

1987년. 12세인 로빈 휘러스Robin Huiras는 운동장에 서서 1마일 달리기 경주 출발 신호가 울리기를 기다리고 있다. 찬 기운이 감도는 미네소타주의 아침은 달리기에 좋은 날씨다. 로빈은 날씬하고 건강하다. 달리기 실력을 평가받는 것 자체는 그다지 마음에 안 들었지만, 잘 해낼 터다.

그런데 아니었다. 체육 교사가 신호총을 쏘자마자 반의 다른 여자 아이들이 로빈보다 더 앞서 달린다. 로빈은 따라잡으려 애쓰지만, 적갈색 경주로를 따라 아이들은 점점 더 멀어져 간다. 로빈은 결코 게으르지 않다. 로빈은 갖은 노력을 다하지만, 시간이 지날수록 점점 더 뒤처진다. 마지막 한 바퀴를 돌 때 로빈은 반에서 가장 느린 한 명이 되고, 마치 도중에 포기하고 그냥 천천히 걸어서 결승선을 통과하는 듯이 보인다. 경주가 끝난 지 한참 뒤까지도 로빈은 헉헉거리면서 가쁘게 숨을 쉬고 있다.

다음해에 13세가 되자, 로빈의 갈색 머리에 회색을 띤 가닥이 하나 나타난다. 이어서 하나둘 점점 늘더니, 결국에는 40~50대의 여성에게서 흔히 나타나는 옅은 반백 상태가 된다. 피부도 변한다. 정상 활동을 하는 날에도 팔다리에 짙게 멍든 자국이 생기곤 한다. 로빈은 아직 십대에 불과한데도 기력이 딸리고, 머리가 세고, 피부가 허약한 상태다. 마치 때 이르게 늙고 있는 듯하다.

실제로 바로 그런 일이 일어나고 있었다. 로빈은 희귀한 텔로미어 장애를 안고 있다. 텔로미어의 길이가 극도로 짧은 유전적 장애로, 그 결과 세포가 일찍 늙는다. 조기 노화가 일어나기 한참 전에, 급격하게 노화가 가속되는 일을 겪을 수도 있다. 그 점은 피부에서 드러난다. 한 예로 피부 색깔을 만드는 세포인 멜라닌세포가 피부의 색조를 균일하게 유지하는 능력을 잃는다. 그 결과 젊은 나이인데도 피부에 반점과 얼룩이 생기고, 머리카락도 회색이나 흰색으로 변한다. 손발톱도 늙어 보인다. 빠르게 분열하던 손발톱의 세포들이 사라지면서 손발톱은 이랑이 생기고 갈라진다. 뼈도 나이가 든다. 뼈모세포, 즉 뼈를 튼튼하고 강하게 유지하는 데 필요한 세포는 재생을 중단할 수 있다. 동일한 텔로미어 장애를 지닌 로빈의 부친은 뼈가 너무 많이 소실되고 근육 통증이 심해서 양쪽 고관절을 두 번 인공 관절로 교체했고, 결국 43세라는 이른 나이에 세상을 떠났다.

하지만 늙은 모습, 더 나아가 뼈 소실도 텔로미어 장애의 좀 가벼운 영향에 속한다. 흉터투성이 허파, 유달리 적은 혈구 수, 약한 면역계, 골수 장애. 소화 불량, 몇몇 암 등 더욱 심각한 증상들이 나타날 수도 있다. 텔로미어 장애를 지닌 사람은 비록 정확한 증상들과 평균 수명이 저마다 다르긴 하지만, 제 수명대로 살지 못하는 경향이 있다. 현재 텔로미어 장애 환자 중 최고령자는 60대다.

로빈처럼 심각한 유형의 선천적인 텔로미어 장애를 지닌 이들은 훨씬 더 흔한 증상들의 극단적인 형태를 보여준다. 이런 증상들을 '텔로미어 증후군'이라고 한다. 우리는 어느 유전자가 우연히 잘못될 때 이런 선천적인 심각한 형태의 장애가 일어나며, 이 유전자들이 세포에서 어떤 일을 하는지 알고 있다. (지금까지 그런 유전자가 11개 밝혀졌다.) 다행히 이런 극단적인 선천성 텔로미어 증후군은 드물다. 1백만 명에 약 1명꼴이다.

다행히도 로빈은 마침내 의학 발전의 혜택을 볼 수 있었다. 그녀는 줄기세포 이식을 받았다(기증자로부터 혈액을 만드는 줄기세포를 이식받았다). 이식이 성공했음을 보여주는 징표 중 하나는 혈소판 수다. 로빈이 본래 지닌 혈액 줄기세포는 사실상 텔로미어를 수선하지도 새로운 세포를 만들 수도 없었기 때문에, 그녀의 혈소판 수는 우려할 만큼 떨어져 있는 3,000~4,000개 수준이었다. (혈구 수가 적었던 것도 그녀가 1마일 달리기에서 친구들을 따라갈 수 없었던 한 이유였다.) 이식이 이루어진 지 6개월 뒤, 로빈의 혈소판 수는 거의 20만 개로 정상적인 수준에 더 가까워졌다. 현재 로빈은 30대이며, 텔로미어 장애 환자들을 돕는 단체를 운영하고 있다. 그녀는 같은 나이의 사람들보다 입가와 눈가에 주름이 더 많다. 머리도 거의 회색으로 변했고, 때로 관절과 근육에 심한 통증을 느낀다. 하지만 통증을 억제하는 데 도움이 되는 운동을 계속 하고 있으며, 이식 덕분에 기력이 꽤 회복된 상태다.

선천성 중증 텔로미어 증후군은 우리 모두에게 강력한 메시지를 전한다. 로빈의 세포 안에서 벌어지는 일이 우리 세포에서도 일어나고 있기 때문이다. 그저 그녀에게서 좀 더 빨리 일어나고 있을 뿐이다. 우리 모두에게서 텔로미어는 나이를 먹음에 따라 짧아진다. 그리고 조기 세포 노화는 기본적으로 건강한 사람들에게도 일어날 수 있다. 더 속도가 느리긴 하지만 말이다. 우리 모두는 어느 정도까지는 노화의 텔로미어 증후군에 취약하다고 볼 수 있다. 비록 로빈과 그의 부친보다는 훨씬 덜하지만. 선천성 텔로미어 증후군 환자는 조기 노화 과정을 중단시킬 힘이 없다. 그들의 몸에서 그 과정이 압도적일 만치 빠른 속도로 일어나기 때문이다. 반면에 우리 대다수는 더 운이 좋은 편이다. 우리는 조기 세포 노화를 통제할 힘이 훨씬 더 강하다. 놀라울 만치 자신의 텔로미어를 얼마간 진정으로 통제할 수 있기 때문이다.

그 통제력은 지식에서 시작된다. 텔로미어가 무엇이며, 텔로미어의 길이가 일상생활 습관 및 건강과 어떻게 대응하는가에 관한 지식이다. 텔로미어가 우리 몸에서 하는 역할을 이해하려면 무엇을 해야 할까? 의외의 곳으로 시선을 돌려야 한다. 바로 연못 더껑이pond scum이다.

텔로미어가 보내는 메시지

테트라히메나*Tetrahymena*는 먹이나 짝을 찾아서 민물을 활기차게 돌아다니는 단세포 생물이다. (테트라히메나는 7가지 성별이 있다. 다음에 호숫가에서 물을 튀길 때면 그 신기한 사실을 떠올려보라.) 테트라히메나는 연못 더껑이를 형성한다. 하지만 현미경으로 자세히 들여다보면 통통한 몸에 털 같은 것들이 붙어 있는데, 만화에 나오는 보풀투성이 생물 같다. 계속 들여다보고 있으면, 〈세서미 스트리트〉에서 '마나마나Mahna Mahna'라는 전염성 있는 노래를 웅얼거리는 털투성이 인형 빕 비파도타Bip Bippadotta가 떠오를지도 모르겠다.

테트라히메나의 세포에는 중앙 사령부인 세포핵이 들어 있다. 그 세포핵 깊숙한 곳에 분자생물학자에게 주는 선물이 들어 있다. 막대 형태의 아주 짧고 똑같이 생긴 작은 염색체 2만 개가 그렇다. 그 선물 덕분에 테트라히메나의 텔로미어, 즉 염색체 끝에 달린 덮개를 비교적 쉽게 연구할 수 있다. 1975년 내(블랙번)가 커다란 유리병들에 테트라히메나 수백만 마리를 배양하고 있던 예일대의 한 연구실에 서 있던 것도 바로 그 선물 때문이다. 나는 텔로미어를 충분히 많이 모아서 그것이 유전적 수준에서 무엇으로 이루어져 있는지를 이해하고 싶었다.

수십 년 전부터 과학자들은 텔로미어가 염색체를 보호한다는(연못 더껑이에서뿐만 아니라 사람에게서도) 이론을 내세워 왔지만, 텔로미어가 정확히 무엇이고 어떻게 작용하는지를 정확히 밝혀내지 못했다. 나는 텔로미어에 있는 DNA의 구조를 알아낼 수 있다면, 그 기능을 더 잘 알 수 있을 것이라고 생각했다. 나는 생물학을 이해하고 싶다는 욕망에 이끌렸다. 당시에는 텔로미어가 나이듦과 건강의 생물학적 토대 중 하나가 되리라는 것을 아무도 몰랐다.

본질적으로 주방 세제와 소금의 혼합물에 해당하는 것을 써서, 나는 테트라히메나의 DNA를 그 주변 물질로부터, 즉 세포로부터 추출할 수 있었다. 그 DNA를 영국 케임브리지에서 박사과정을 보내면서 배운 화학적 및 생화학적 방법들을 조합하여 분석했다. 연구실 암실의 흐릿하고 따뜻한 붉은 안전등 아래에서 나는 목표물을 찾아냈다. 암실은 조용했다. 구식 현상 통으로 물이 졸졸 흐르는 소리만 들렸다. 나는 물이 똑똑 떨어지는 엑스선 필름을 꺼내어 안전등에 비추었다. 눈앞에 보이는 것이 뭔지 알아차리는 순간 온몸에 짜릿한 전율이 일었다. 염색체 끝에 단순하게 반복되는 DNA 서열이 붙어 있었다. 동일한 서열이 반복하여 계속 나타났다. 텔로미어 DNA의 구조를 발견한 것이다. 그 뒤로 몇 달에 걸쳐, 그 DNA를 더 자세히 파고들자, 한

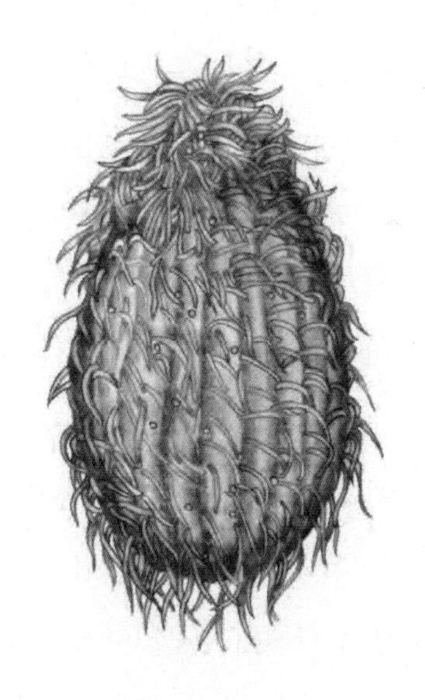

그림 7 테트라히메나

블랙번은 이 생물을 연구하여 텔로미어의 DNA 구조를 해독하고 텔로머라아제를 발견했다. 즉 텔로미어, 텔로머라아제, 세포의 수명에 관한 소중한 정보를 처음으로 제공한 생물이다. 나중에 사람에게서도 같은 정보를 찾아냈다.

가지 뜻밖의 사실이 드러났다. 놀랍게도 이 작은 염색체들은 겉보기와 달리 똑같지가 않았다. 염색체에 따라 텔로미어에 반복 횟수가 더 많은 것도 있었고, 더 적은 것도 있었다.

이렇게 기이할 만치 다양하면서 연속적이고 반복되는 방식으로 행동하는 DNA는 달리 없었다. 연못 더껑이의 텔로미어는 한 가지 메시지를 보내고 있었다. 이 염색체 끝에 무언가 특별한 것이 있다고 말이다. 이후 그 무언가는 사람 세포의 건강에 대단히 중요하다는 사실이 드러난다. 끝에 달린 이 서열 길이의 차이는 왜 누군가가 남보다 더 오래 더 건강하게 살아가는지를 설명해줄 요인 중 하나임이 드러나게 된다.

물이 똑똑 떨어지는 엑스선 필름을 통해서 텔로미어가 DNA의 반복 패턴으로 이루어져 있음이 분명해졌다. 우리의 DNA는 A, T, C, G 네 문자로 나타내는 단 4개의 기본 구성단위(뉴클레오타이드)로 이루어진 가닥 두 개가 비틀리면서 꼬여 있는 모양이다. 초등학교 체험학습 때 박물관 복도를 짝과 손을 꼭 잡고 다녀야 했던 일을 기억하는지? DNA의 문자들도 그런 방식으로 작동한다. A는 언제나 T, C는 언제나 G와 짝을 짓는다. DNA 한쪽 가닥의 문자들은 다른 쪽 가닥의 문자들과 죽 짝을 짓는다. 양쪽 가닥의 문자들은 '염기쌍'을 이루며, 이 염기쌍이 바로 텔로미어의 길이를 잴 때 측정하는 단위다.

나중에 알게 되겠지만, 사람의 텔로미어는 한쪽 가닥의 TTAGGG 서열이 다른 쪽 가닥의 AATCCC와 짝을 지어서 이중 나선 형태로 비틀리면서 반복되는 형태다.

수천 회 반복되어 있는 이 텔로미어의 염기쌍은 길이를 측정하는

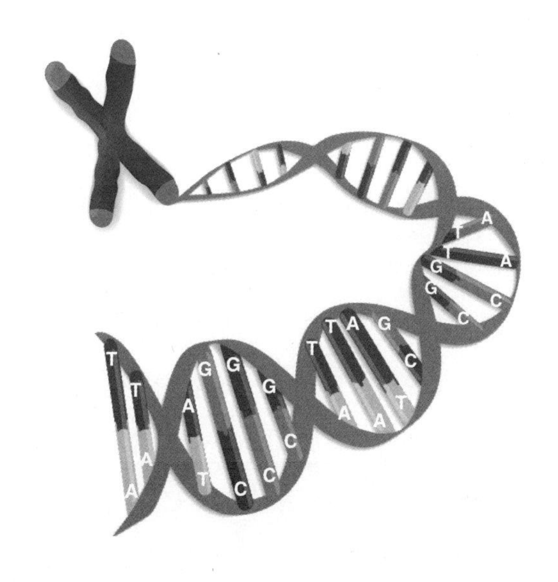

그림 8 텔로미어 가닥을 확대한 모습

염색체 끝에는 텔로미어가 있다. 이 텔로미어는 한쪽 가닥의 TTAGGG가 다른 쪽 가닥의 AATCCC와 결합된 염기쌍들이 반복되어 있는 구조다. 이 서열이 더 많아질수록, 텔로미어는 더 길어진다. 그림에서는 텔로미어의 DNA만 그렸지만, 실제로는 이렇게 벌거벗은 모습이 아니다. 보호하는 단백질로 감싸여 있다.

데 쓰인다. (이 책의 그래프 중 일부에서는 염기쌍 대신에 t/s라는 비율이 쓰이는데, 텔로미어의 길이를 측정하는 또 한 가지 방법일 뿐이다.) 이 반복 서열은 텔로미어와 다른 DNA의 차이점을 잘 보여준다. 유전자도 DNA로 이루어져 있고, 염색체에 들어 있다. (우리 세포에는 염색체가 23쌍, 즉 46개가 들어 있다.) 이 유전자 DNA는 우리 몸의 청사진, 사용 설명서다. 그 쌍쌍이 연결된 문자들은 복잡한 '문장'을 만들고, 이 문장은 우리 몸을 구성하는 단백질을 만들라는 명령을 내린다. 유전자 DNA는 우리의 심장이 얼마나 빨리 뛸지, 눈이 갈색일지 파란색일지, 장거리 달리기 선수가 되기에 알맞은 긴 팔다리를 지닐지 여부를 결정하는 데 도움을 줄 수 있다. 반면에 텔로미어의 DNA는 다르다. 무엇보다도 텔로미어는 유전자 안에 있지 않다. 모든 유전자의 바깥에, 유전자들이 들어 있는 염색체의 맨 끝에 자리한다. 또 유전자 DNA와 달리, 텔로미어는 청사진이나 유전암호처럼 행동하지 않는다. 완충물에 더 가깝고, 세포 분열 때 염색체를 보호한다. 쿼터백을 에워싸서 상대방 선수들이 달려들 때 가장 강한 충격을 흡수하는 덩치 좋은 미식축구 선수들처럼, 텔로미어도 팀을 위해 일한다.

이 보호는 중요하다. 세포는 분열하여 재생할 때, 유전적 명령문(유전자)이라는 소중한 염색체 화물을 안전하게 운반해야 한다. 이 명령문이 있어야, 아이의 몸은 튼튼하고 크게 자라야 한다는 것을 알 수 있다. 우리 세포는 우리를 우리답게 하는 형질들을 만드는 법을 알 수 있다. 하지만 염색체와 그 안의 유전물질은 세포 분열이 일어날 때 위험에 처할 수 있다. 보호 조치가 없다면, 염색체와 그 안의 유전물질은 쉽게 해어질 수 있다. 염색체는 끊기거나 서로 융합되거나 돌연변이를 일으킬 수 있다. 우리 세포의 유전적 명령문이 이렇게 엉망이 되면, 재앙이 일어난다. 돌연변이는 세포의 기능 이상, 죽음, 더 나아가 발암성 세포의 증식을 불러올 수 있다. 그렇게 되면 우리는 그리 오래 살지 못할 것이다.

염색체의 끝을 봉인하는 텔로미어는 이런 생각하기조차 싫은 사건들이 일어나지 않도록 막아준다. 텔로미어 DNA의 반복되는 서열이 우리에게 전하는 메시지가 바로 그것이다. 잭 쇼스택Jack Szostak과 나(블랙번)는 1980년대 초에 이 기능을 발견했다. 내가 분리한 테트라히메나의 텔로미어 서열을 잭이 효모 세포에 집어넣는 실험을 통해서였다. 테트라히메나 텔로미어는 자신의 염기쌍 일부를 기증함으로써 세

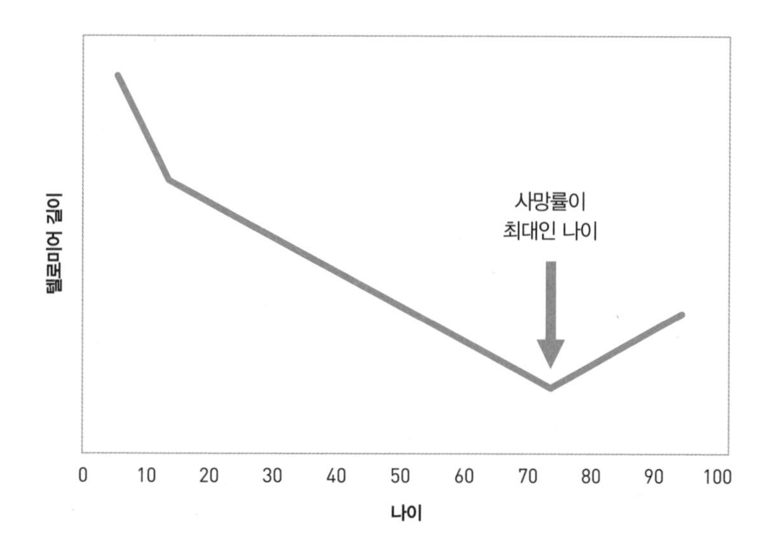

그림 9 나이를 먹을수록 짧아지는 텔로미어

평균적으로 텔로미어의 길이는 나이가 들면서 짧아진다. 유년기 초에 가장 빠르게 줄어든 뒤, 평균적으로 더 느린 속도로 꾸준히 짧아진다. 흥미롭게도 많은 연구에서는 70세를 훨씬 넘은 이들에게서는 텔로미어가 더 짧아지지 않는다는 결과가 나온다. 이는 '생존 편향' 때문이라고 여겨진다. 그 나이까지 생존한 이들이 텔로미어가 더 긴 경향을 보인다는 의미다. 아마 그들의 텔로미어는 태어날 때부터 더 길었을 것이다.

포 분열 때 효모의 염색체를 보호했다.

세포가 분열할 때마다 '암호 DNA'(유전자를 이루는 서열)는 정확하게 복제된다. 그래야 세포가 안전하고 온전히 유지될 수 있다. 불행히도 분열할 때마다 각 염색체의 양쪽 끝에 붙은 텔로미어 서열은 염기쌍을 조금씩 잃는다. 우리가 나이를 먹을수록 텔로미어는 짧아지는 경향이 있다. 우리 세포의 분열 횟수가 점점 늘어나기 때문이다. 하지만 이 추세는 단순한 직선이 아니다. 〈그림 9〉를 보라.

10만 명의 침을 채취하여 텔로미어 길이를 조사한 유전자, 환경, 건강에 관한 카이저 퍼머넌트 연구 프로그램Kaiser Permanente Research Program on Genes, Environment, and Health이 있다. 결과를 보면, 20대부터 나이가 들수록 평균적으로 텔로미어가 점점 짧아지다가, 약 75세에 최저 수준에 도달했다.[1] 한 가지 흥미로운 점은 75세를 넘어서면 텔로미어 길이가 그대로 유지되거나 오히려 더 늘어나는 듯이 보인다는 것이다. 하지만 아마 실제로 늘어난다는 의미는 아닐 것이다. 이 연령이 되면 텔로미어가 더 짧은 사람들이 이미 세상을 떠났기에 그렇게 보이는 것이다(이것을 생존 편향survival bia이라고 한다. 이 때문에 어떤 노화 연구에서든 가장 나이든 이들이 건강한 생존자처럼 보이게 된다). 80~90대까지 사는 이들은 텔로미어가 더 길었다.

사망 시기를 예측할 수 있다?

텔로미어는 나이가 들수록 짧아진다. 텔로미어가 정말로 우리가 얼마나 오래 살지, 또는 얼마나 일찍 질병수명 단계에 들어갈지를 결정하는 데 기여할까?

과학은 그렇다고 말한다. 모든 연구가 짧은 텔로미어로 사망을 예측할 수 있다고 말하는 것은 아니다. 언제 죽을지를 예측하는 데 쓰일 기여 요인은 많이 있기 때문이다. 하지만 지금까지 이루어진 연구들 중 약 절반은 텔로미어로 사망 시기를 예측할 수 있다고 말한다. 가장 큰 규모의 연구에서도 그렇게 나왔다. 2015년 코펜하겐에서 64,000명이 넘는 사람들을 대상으로 한 연구 결과가 나왔는데, 텔로미어가 짧을수록 더 일찍 사망함을 보여준다.[2] 텔로미어가 짧을수록, 암이나 심혈관 질환으로 사망할 위험이 더 높고, 전반적으로 더 일찍 사망함으로써 총 사망률all-cause mortality도 높다. 〈그림 10〉에는 텔로미어 길이

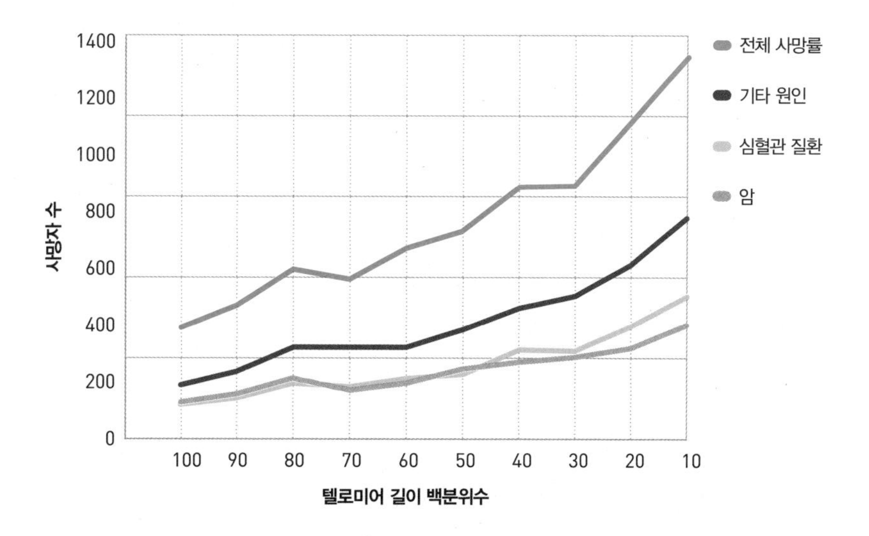

그림 10 텔로미어와 사망

텔로미어의 길이는 총 사망률과 다양한 질병에 따른 사망률을 예견한다. 텔로미어가 가장 긴 사람들(백분위수 90)은 암 사망률, 심장병 사망률, 총 사망률이 가장 낮다.

• 출처 : Rode et al., 2015.[3]

가 10단계의 백분위수로 표시되어 있다. 텔로미어 길이가 백분위수 90인(즉 텔로미어가 가장 긴) 사람들이 가장 왼쪽에 놓인다. 80인 사람들은 바로 그 옆에 놓이며, 백분위수가 가장 낮은 사람들이 가장 오른쪽에 있다. 보면 반응이 단계적인 양상을 띤다. 텔로미어가 가장 긴 이들이 가장 건강하고, 짧을수록 병에 걸리고 사망할 확률이 더 높다.

앞서 말한 카이저 퍼머넌트 연구에 자원한 10만 명은 그 기관이 펼치는 의료 보장 사업의 회원이기도 했다. 텔로미어 길이를 잰 지 3년 뒤에 모든 원인에 따른 사망률을 합친 총 사망률을 보니, 텔로미어가 짧은 이들이 더 일찍 사망할 확률이 높게 나왔다.[4] 나이, 성별, 인종과 민족, 교육 수준, 흡연, 신체 활동, 음주, 체질량 지수 등 건강과 수명에 차이를 낳을 가능성이 있는 모든 요인들을 고려한 뒤의 결과였다. 연구진은 왜 이렇게 많은 변수들을 고려했을까? 짧아진 텔로미어가 아니라, 이론상 이 요인들 중 어느 하나, 아니 전부가 사망률 증가에 기여할 수 있기 때문이다. 한 예로, 흡연 양상과 총 사망률 사이에는 명확한 상관관계가 있다. 또 흡연량과 텔로미어 축소 사이에 상관관계가 있다는 연구 결과도 많다. 하지만 이 모든 가능한 요인들을 감안한 뒤에도, 텔로미어 길이와 총 사망률 사이에는 여전히 관계가 있음이 드러났다. 사실 텔로미어의 길이 감소가 전반적인 사망 위험을 높이는 진정한 요인임이 드러난다.

텔로미어 길이 감소가 노화의 주된 질병들과도 관련이 있다는 연구 결과도 계속 나오고 있다. 많은 대규모 연구들은 텔로미어가 짧을수록 당뇨병, 심혈관 질환, 폐 질환, 면역 기능 이상, 특정한 유형의 암 같은 만성 질환들에 걸릴 위험이 더 높다고, 즉 나이를 먹으면서 이런 질병 중 하나에 걸린다는 것을 보여주었다.[5] 연구 자료들을 대규모로 종합 검토한(메타 분석이라고 한다) 결과들도 이런 관계들 중 상당수가 실제로 있음을 확인해준다. 그래서 우리는 이 관계가 정확하고 신뢰할 수 있는 것임을 확신한다. 이 연구 결과들을 뒤집어서 보면, 낙관적인 이면이 드러난다. 미국의 건강한 노인들을 살펴본 '건강 ABC Health ABC 연구'에 따르면, 전체 인구 중 백혈구의 텔로미어가 더 긴 사람들이 큰 병 없이 더 오래 건강한 삶을 산다고 한다. 즉 건강수명이 더 길었다.[6]

건강의 흐름을 바꾸다

텔로미어의 길이가 아주 짧아지는 희귀한 선천성 유전 장애를 지닌 로빈 휘러스 같은 이들은 텔로미어가 지닌 힘을 잘 보여준다. 로빈의 사례처럼, 그 힘은 세포 노화 과정을 가속시키는 암울하고 지독한 방향으로 작용한다. 하지만 희소식도 있다. 우리가 텔로미어의 특성에 관해 꽤 많은 것을 밝혀냈다는 사실이다. 한 예로, 로빈과 그 가족이 기증한 혈액과 조직 표본에 힘입어서, 연구자들은 그녀에게 장애를 일으킨 유전자 돌연변이 중 하나를 찾아내는 데 성공했다. 이런 지식은 진단법과 치료법을 개선하고, 완치를 향해 나아가는 첫 단계가 된다.

우리는 텔로미어에 관한 지식을 이용하여 건강의 흐름을 바꿀 수 있다. 자신의 건강, 한 공동체에 속한 이들의 건강, 후손들의 건강을 말이다. 뒤에서 살펴볼 이유들 덕분에, 텔로미어는 변할 수 있다. 우리는 텔로미어가 더 일찍 짧아질지, 아니면 오래 건강하게 유지될지 여부에 영향을 미칠 힘을 지니고 있다. 이 말이 무슨 뜻인지를 알아보려면, 블랙번의 연구실로 돌아가보자. 테트라히메나의 텔로미어가 예기치 않은 기이한 행동을 하기 시작한 곳이다.

03

늙지 않는 세포의 비밀

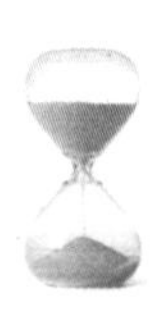

텔로미어의 DNA가 찍혀 있는 엑스선 필름을 본 지 얼마 뒤, 나(블랙번)는 버클리에 있는 캘리포니아대학교에 자리를 얻었다. 그곳에서 1978년에 내 연구실을 차리고 텔로미어 연구를 계속했다. 그러면서 한 가지 놀라운 사실을 알아차리기 시작했다. 나는 털 인형 같은 연못 더께인 테트라히메나를 여전히 기르고 있었는데, 어느덧 DNA의 길이만 보고도 텔로미어의 길이를 구별할 정도가 되었다. 그런데 이상하게도 어떤 상황에서는 테트라히메나의 텔로미어가 길어지곤 했다.

나는 텔로미어가 변한다면 짧아지지 결코 길어지지 않을 것이라고 예상했기에, 몹시 충격을 받았다. 세포 분열이 일어날 때마다, 텔로미어의 DNA 서열이 더 줄어들 것이라고 예상했다. 그런데 테트라히메나가 마치 새로 DNA를 만들고 있는 듯이 보였다. 생각도 못한 일이었다. DNA는 변하지 않는다고 여겨진다. 태어날 때 지닌 DNA를 죽을 때까지 갖고 있으며, DNA가 일종의 생화학적 복사를 통해서만 만들어진다는 말을 들어보았을 것이다. 나는 확인하고 또 확인해 보았지만, 불가능하다고 여기던 그 일은 실제로 일어나고 있었다. 더 나아가 우리는 효모 세포에서도 같은 일이 일어나는 것을 보았다. (여기서 '우리'는 내 연구실에 있는 대학원생 재니스 샴페이Janice Shampay도 포함한다. 샴페이는 하버드 연구자 잭 쇼스택과 내가 함께 구상한 실험들을 하고 있었다.) 이어서 다른 연구자들도 테트라히메나와 비슷한 작은 생물들에게서도 그런 변화가 일어남을 시사하는 연구 결과를 내놓기 시작했다. 그 생물들은 사실 텔로미어의 끝에서 새로운 DNA를 생산하고 있었다. 텔로미어를 늘이고 있었다.

DNA의 다른 어떤 부위도 이런 식으로는 행동하지 않는다. 수십 년 동안 유전학자들은 염색체 DNA가 기존 DNA로부터 복제되어 나올 수만 있다고 믿었다. 전에 없던 곳에서 DNA가 새로 생겨날 수는 없다는 것이 상식이었다. 이런 기이한 행동을 발견한 나는 아무도 본 적이 없는 일이 벌어지고 있음을 깨달았다. 과학자에게 가장 큰 흥분을 불러일으키는 발견이었다. 기이한 발견으로 탐사할 미지의 새로운 도로가 있음이 드러나는 순간에 전율이 일기 마련이다. 하지만 텔로미어의 이 행동은 단지 세상의 어느 구석에 있는 새로운 도로가 아니었다. 어느 누구도 있는 줄 몰랐던 새로운 구역 전체가 눈앞에 펼쳐졌다.

텔로미어 축소의 해결책

나는 텔로미어의 이 기이한 행동, 성장하는 능력을 곰곰이 생각했다. 세포 안에서 텔로미어에 DNA를 덧붙일 만한 효소를 찾고 싶었다. 텔로미어가 염기쌍을 일부 잃었을 때 보충하는 효소가 있지 않을까? 나는 팔을 걷어붙이고 테트라히메나 세포 추출물을 더 많이 만들어야 할 때가 왔다고 판단했다. 왜 테트라히메나일까? 텔로미어를 많이 제공하는 좋은 공급원이기 때문이다. 나는 그런 효소가 존재한다면, 테트라히메나가 텔로미어를 만들 수 있는 효소도 많이 지니고 있을 것이라고 추론했다.

1983년 대학원생인 캐럴 그라이더Carol Greider가 새로 연구실에 들어와서 이 연구에 합류했다. 우리는 어떤 실험을 할지 설계한 뒤, 점점 다듬어 갔다. 1984년 크리스마스에 캐럴은 오토라디오그래프autoradiograph(물체가 지닌 방사선을 통해 저절로 필름에 물체의 형태와 구조가 찍히도록 하는 기법-옮긴이)라는 엑스선 필름을 현상했다. 필름에 새 효소가 활동하고 있음을 보여주는 패턴이 처음으로 뚜렷이 드러났다. 집으로 돌아간 캐럴은 흥분하여 거실에서 마구 춤을 추었다. 다음날 그녀는 내 눈앞에 엑스선 필름을 꺼냈다. 어떤 반응을 보일지 예상하면서 기쁨을 억누른 표정이었다. 우리는 서로를 바라보았다. 필름이 무엇을 의미하는지 서로 잘 알고 있었다. 텔로미어가 지금까지 알려지지 않은 효소를 끌어들여서 DNA를 덧붙일 수 있다는 뜻이었다. 우리는 이 효소에 '텔로머라아제'라는 이름을 붙였다. 텔로머라아제는 자체 생화학 서열에 따라 새 텔로미어를 붙인다.

하지만 과학은 흥분해서 한 차례 유레카를 외치는 것으로 끝나지 않는다. 확인을 거쳐야 했다. 몇 주면 될 것이라고 예상하던 후속 실험은 고역스럽게 몇 달이 되도록 계속 이어졌다. 짜릿했던 기쁨은 어느덧 사라지고 의구심이 점점 밀려들었다. 우리는 1984년에 첫 흥분을 일으킨 현상이 잘못 나온 것일 가능성들을 하나하나 단계적으로 제외시켜 나갔다. 그런 과정을 거친 끝에 마침내 텔로머라아제의 진면목이 드러났다. 텔로머라아제는 세포 분열 때 사라지는 DNA를 복원하는 일을 하는 효소였다. 텔로미어를 만들고 보충하는 효소였다.

텔로머라아제의 작동 방식을 살펴보자. 이 효소는 단백질과 RNA로 이루어져 있다. RNA는 DNA의 사본이라고 보면 된다. 이 사본에는 텔로미어 DNA 서열의 주형이 들어 있다. 텔로머라아제는 RNA의 이 서열을 내장된 생화학적 안내자로 삼아서 정확한 DNA 서열을 새로 만든다. 이 서열이 정확해야만 텔로미어 DNA를 감싸는 텔로미어 보호 단백질과 딱 들어맞는 모양의 DNA 뼈대가 된다. 이 내장된 RNA 주형 서열과 DNA 염기쌍 짝짓기 체계를 통해 텔로머라아제는 염색체 끝에 새로운 DNA를 덧붙인다. 그럼으로써 텔로미어 DNA의 기본 구성단위들이 올바른 순서로 덧붙여진다. 이 방법으로 텔로머라아제는 염색체 끝에 새로운 끝을 만들어서 닳아 사라진 끝을 대체한다.

이로써 텔로미어 성장이라는 수수께끼는 해결되었다. 텔로머라아제는 텔로미어 DNA를 덧붙여서 텔로미어를 보충한다. 세포가 분열할 때마다 텔로미어는 점점 짧아지다가, 어느 시점이 되면 세포 분열을 중단하라는 경보가 울린다. 하지만 텔로머라아제는 세포 분열이 일어날 때마다 이 짧아진 텔로미어 끝에 DNA를 덧붙여서 염색체를 원상 복원시킨다. 이 말은 염색체 자체가 보호되고, 새 세포로 정확한 사본이 들어간다는 의미다. 그런 세포는 계속 자기 자신을 재생할 수 있다. 텔로머라아제는 세포 분열에 따르는 텔로미어의 감소를 늦추거나, 막거나, 더 나아가 되돌릴 수도 있다. 어떤 의미에서 텔로미어는 텔로머라아제를 통해 재생될 수 있다. 우리는 연못 더껑이에서 세포 분열의 헤이플릭 한계를 피할 방법을 찾아낸 것이다.

텔로머라아제는 불로장생약?

이런 발견들이 이루어진 다음, 과학계와 전 세계의 언론 양쪽에서 희망에 찬 추측들이 쏟아졌다. 텔로머라아제의 공급량을 늘릴 수 있다면 어떻게 될까? 테트라히메나처럼 세포를 영구히 재생할 수 있다면? (이는 인간이 연못 더껑이를 몹시 닮고 싶어 한 최초의 사례로 기록될지도 모르겠다.)

사람들은 텔로머라아제를 분리 추출하면 불로장생약으로 쓸 수 있지 않을까 생각했다. 이 희망 섞인 시나리오에 따르면, 우리는 이따금 동네 텔로머라아제 상점에 가서 그 효소 주사를 한 대 맞으면 된다. 그러면 알려진 인간의 최대 수명이 끝나는 날까지, 혹은 그보다 더 오랫동안 건강한 삶을 살게 된다는 것이다.

이런 꿈이 터무니없게 보일지 몰라도, 그렇지 않을 수도 있다. 텔로미어와 텔로머라아제는 세포 노화의 중요한 생물학적 토대를 이룬다. 텔로머라아제와 세포 노화의 관계가 처음으로 드러난 것도 테트라히메나에서였다. 당시 내 버클리 연구실에 있던 대학원생 궈리앙 유Guo-

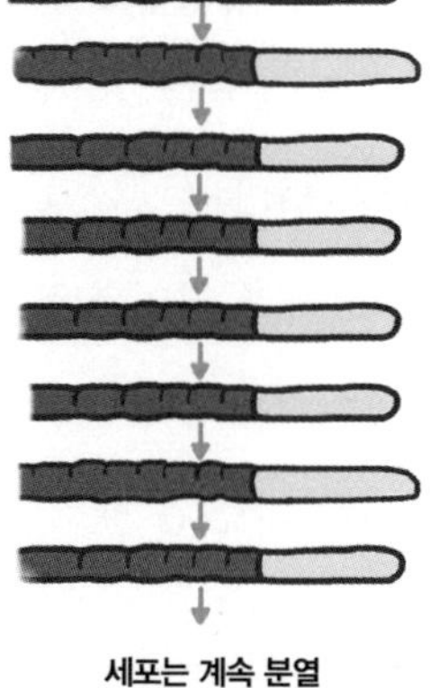

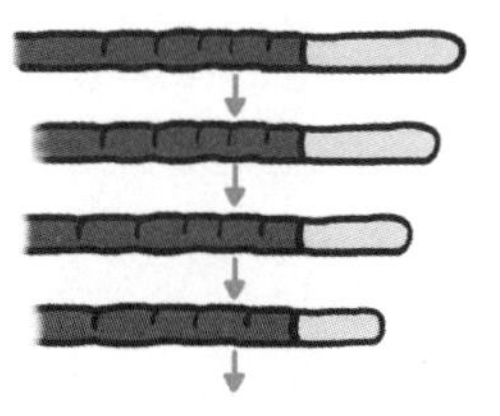

그림 11 텔로머라아제의 작용 결과

DNA를 복제하는 효소가 텔로미어의 끝에서는 작동하지 못하기 때문에 텔로미어 DNA는 점점 짧아진다(불완전 DNA 복제). 텔로머라아제는 텔로미어를 늘림으로써, 가차 없이 이루어지는 텔로미어 DNA의 이 마모 현상을 상쇄시킨다. 텔로머라아제가 풍부하면, 텔로미어가 유지되고 세포는 분열을 계속할 수 있다. 텔로머라아제가 부족해지면(유전적 요인, 생활방식, 그 밖의 원인 때문에), 텔로미어는 급속히 짧아지고 세포는 분열을 멈춘다. 곧바로 노쇠가 뒤따른다. AAAS(미국과학진흥협회)의 허락 하에 인용[Blackburn, E., E. Epel, and J. Lin., "Human Telomere Biology: A Contributory and Interactive Factor in Aging, Disease Risks, and Protection," Science (New York) 350, no. 6265 (December 4, 2015): 1193-98].

Liang Yu는 단순하지만 매우 정밀한 솜씨를 요하는 실험을 했다. 그는 테트라히메나 세포의 정상 텔로머라아제를 활성을 잃은 형태로 대체했다. 양분을 적절히 공급하기만 하면, 정상적인 테트라히메나 세포는 실험실에서 영구히 산다. 에너자이저 버니Energizer Bunny(에너자이저 전지 광고에 나오는 캐릭터-옮긴이)처럼 테트라히메나도 대개 세포 분열을 끝없이 하고 또 한다. 하지만 활성을 잃은 텔로머라아제를 지닌 세포는 테트라히메나 세포가 분열할 때마다 텔로미어가 점점 더 짧아져 갔다. 이윽고 텔로미어가 너무 짧아져서 염색체에 든 유전자를 보호하지 못할 지경에 이르자, 세포는 분열을 멈추었다. 여기서 다시 신발끈을 떠올려보라. 신발 끝의 끝이 닳아서 끈(모든 중요한 유전물질을 담고 있는)이 해어져 있는 것과 같다. 활성을 잃은 텔로머라아제를 지닌 테트라히메나 세포는 죽음을 맞이하는 존재가 된다.

그러자 세계의 여러 연구실에서 세균을 제외한 거의 모든 세포에서 동일한 현상을 발견했다(세균의 염색체는 양끝이 있는 선형이 아니라 원형이라서 보호할 끝자락이 없다). 더 긴 텔로미어와 더 많은 텔로머라아제는 조기 세포 노화를 지연시켰고, 더 짧은 텔로미어와 부족한 텔로머라아제는 노화를 촉진했다. 텔로머라아제와 건강의 관계는 임상의 인테르젯 도컬Inderjeet Dokal이 영국 및 미국의 동료들과 함께 텔로머라아제 수치가 절반에 불과한 유전자 돌연변이를 지닌 사람들이 선천성 중증 텔로미어 증후군을 보인다는 점을 발견하면서 확실해졌다.[1] 로빈 휘러스의 병도 같은 범주에 속한다. 텔로머라아제가 부족하면, 텔로미어는 금방 짧아지며, 몸은 일찍 질병에 굴복한다.

테트라히메나 세포는 텔로미어를 끊임없이 재건할 수 있도록 텔로머라아제를 충분히 지니고 있다. 그래서 테트라히메나는 스스로를 항구적으로 재생하고 세포 노화를 영원히 피할 수 있다. 하지만 대체로 우리 인간은 그럴 수 있을 만치 텔로머라아제가 충분치 않다. 우리는 텔로머라아제 쪽으로 보면 몹시 인색하다. 우리 세포는 마구 지속적으로 텔로미어를 늘릴 정도의 텔로머라아제를 만들려 하지 않는다. 텔로미어를 재건할 수 있을 만큼 텔로머라아제를 생산하긴 하지만 어느 시점까지만 그렇다. 나이를 먹음에 따라, 대다수의 세포에서는 텔로머라아제의 활동이 약해지고, 텔로미어는 점점 짧아진다.

텔로머라아제와 암의 역설

여기에서 인위적으로 텔로머라아제를 늘리는 방법을 써서 인간의 수명을 연장할 수 있지 않을까 하는 궁금증이 떠오르는 것은 당연하다. 인터넷에는 텔로머라아제를 늘린다고 주장하는 영양 보조제 광고가 가득하다. 텔로머라아제와 텔로미어는 끔찍한 질병을 피하고 더 젊게 느끼게 해줄 경이로운 특성을 지니고 있다. 하지만 마법의 생명 연장 물질은 아니다. 우리가 알고 있는 인간의 정상적인 수명 이상으로 우리의 수명을 늘려주지는 않는다. 사실 텔로머라아제의 양을 늘리는 인위적인 방법을 써서 수명을 연장하려 시도한다면, 스스로를 위험에 빠뜨리게 된다.

이유는 텔로머라아제에게 어두운 이면이 있기 때문이다. 지킬 박사와 하이드를 생각해보라. 둘은 같은 사람이지만, 낮이냐 밤이냐에 따라 전혀 다른 성격을 지닌 한쪽이 전면에 등장한다. 건강을 유지하려면 지킬 박사 쪽 텔로머라아제가 필요하지만, 잘못된 시간에 잘못된 세포에서 너무 많이 생산된다면, 텔로머라아제는 하이드의 인격을 둘러쓰고서 암의 징표인 통제 불능의 세포 증식을 촉진한다. 암은 기본적으로 분열을 멈추지 않는 세포다. '미쳐 날뛰는 세포 재생'이라고 정의되곤 한다.

우리는 인위적으로 텔로머라아제를 세포에 가득 집어넣어서 암이 되는 길로 세포를 떠밀고 싶지 않다. 텔로머라아제 보조제 업계가 대규모 또 장기적인 임상 시험을 통해 더 철저히 안전성을 검증받지 않는 한, 우리는 텔로머라아제를 증가시킨다고 주장하는 그 어떤 알약,

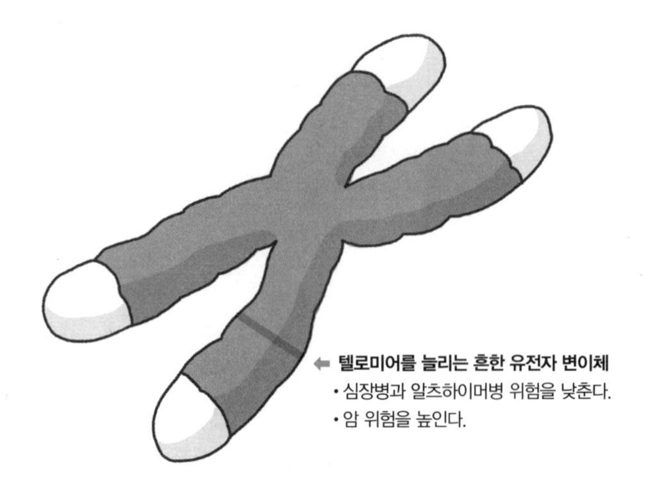

텔로미어를 늘리는 흔한 유전자 변이체
• 심장병과 알츠하이머병 위험을 낮춘다.
• 암 위험을 높인다.

그림 12 텔로미어 관련 유전자와 질병

텔로미어 유지 유전자는 흔한 질병들로부터 우리를 보호해줄 수 있지만, 몇몇 암에 걸릴 위험에 빠뜨릴 수도 있다. 텔로머라아제와 텔로미어 단백질을 더 많이 만드는 유전자 변이체를 지닌다는 것은 텔로미어가 더 길어진다는 의미다. 텔로미어를 더 길게 하는 이 자연적인 유전적 방식은 심장병과 알츠하이머병 등 대다수 노화 질환의 위험을 낮추긴 하지만, 텔로머라아제가 많다는 것은 발암성을 지닌 세포가 억제되지 않고 계속 분열할 수 있다는 의미이기도 하다. 그러면 특정한 유형의 암(뇌암, 흑색종, 폐암)에 걸릴 위험이 더 커진다. 많다고 반드시 더 좋은 것은 아니다!

크림, 주사제도 피하는 것이 현명하다고 본다. 어떤 암에 잘 걸릴지는 사람마다 다르긴 하지만, 인위적인 텔로머라아제 증가는 여러 종류의 암(흑색종이나 뇌암이나 폐암 등) 중 어느 것에 걸릴 위험을 증가시킬 수 있다. 이 점을 알고 나면, 우리 세포가 텔로머라아제의 고삐를 꽉 틀어쥐고 있는 것도 놀랍지 않다.

이런 무시무시하게 들리는 발견들을 생각하면, 우리 두 사람이 왜 텔로머라아제를 증진시키는 활동들을 하라고 말하는지 의아할지도 모르겠다. 답은 우리가 이 책에서 당신의 건강을 위해 제시하는 생활 방식이 인공 물질(식물에서 추출했다는 이른바 천연 물질도 마찬가지다. 식물이 자연의 가장 강인한 화학적 전사임을 명심하자. 식물은 굶주린 동물과 떼지어 밀려드는 병원체를 물리치기 위해 강력한 화학물질로 무장하며 진화한 것이다)에 몸이 으레 일으키는 생리 반응과는 큰 차이가 있다는 것이다. 우리가 이 책에서 내놓는 텔로머라아제 활성을 증진시키기 위한 제안들은 온건하고 자연스러운 것들이다. 또 텔로머라아제의 양을 안전한 수준으로 증가시킨다. 이런 전략들을 쓸 때는 암 위험 증가를 걱정할 필요가 없다. 텔로머라아제를 해를 끼칠 수준이나 방식으로 증가시키는 것이 아니기 때문이다.

역설적으로 우리는 암을 물리치려면 텔로미어를 건강하게 유지할 필요가 있다. 일부 암은 가용 텔로머라아제가 너무 적어서 텔로미어가 너무 짧아질 때 발생할 가능성이 더 높아진다. 백혈병 같은 혈액암, 흑색종 이외의 피부암, 췌장암 같은 몇몇 위장관암이 그렇다. 텔로머라아제 유전자가 비활성인 돌연변이를 갖고 태어난 이들이 이러한 암에 걸릴 위험이 훨씬 더 높다는 사실은 이를 입증한다. 이러한 암은 보호하는 텔로미어가 사라져서 유전자가 손상을 입기 쉬워지기 때문에 발생한다. 변형된 유전자는 이윽고 암으로 이어질 수 있다. 게다가 텔로머라아제가 너무 적어지면 면역세포의 텔로미어가 약해진다. 면역계는 대개 '이질적인' 물질이라고 인지한 것이 몸에 있는지를 늘 날카롭게 주시하고 있으며, 세균과 바이러스처럼 외부에서 온 병원성 침입자뿐 아니라 해로운 암도 거기에 포함된다. 텔로미어가 완충제 역할을 할 만큼 길지 않으면, 면역계 세포들은 결국 노쇠할 것이다.

이 면역세포 중에는 몸의 구석구석에 퍼져 있는 감시 카메라 역할을 하는 것들도 있다. 그런 세포들이 노쇠하면, 렌즈에 김이 서린 것처럼 행동함으로써, '이질적인' 암세포를 못 보게 된다. 또한 이질적인 물질을 감지하면 대개 면역세포들이 벌떼처럼 몰려들어 처리를 하는데, 그런 활동이 일어나지 않게 된다. 텔로미어가 약해진 결과, 몸의 면역 방어 체계는 암(또는 병원체)과 맞서 싸울 능력을 잃을 가능성이 커진다.

핵심은 텔로머라아제가 텔로미어에 미치는 활동을 잘 조절하는 데 있다. 알맞은 시간에 알맞은 세포에서 활동하도록 말이다. 그래야만 텔로미어와 우리 자신이 건강을 유지할 수 있기 때문이다. 몸은 어떻게 그렇게 할지 알고 있으며, 우리는 재생 전략으로 가득한 생활양식으로 몸을 도울 수 있다.

텔로머라아제와 새로운 암 치료법

텔로머라아제 유전자의 정상적인 변이체 활동 때문이라고 해도, 텔로머라아제가 너무 많아지면, 몇몇 암에 걸릴 위험이 높아질 수 있다. 그리고 일단 악성으로 변하면, 대다수의 암은 텔로머라아제의 과다 활동으로 더 불어난다. 하지만 텔로머라아제의 '어두운 이면'이 반드시 어두운 것만은 아닐 수 있다. 연구자들은 인간의 악성 암 중 약 80~90퍼센트에서 텔로머라아제가 과다 활동을 한다는 것을 알아냈다. 정상 세포보다 10~100배까지 양이 증가하는데, 언젠가는 이 지식이 암과 싸울 강력한 무기가 될지도 모른다. 암이 그렇게 마구 증식하기 위해 텔로머라아제가 필요하다면, 아마 우리는 암세포의 텔로머라아제 활동만 차단함으로써 암을 치료할 수 있을 것이다. 연구자들은 이 개념을 연구하고 있다.

스스로 텔로미어를 바꿀 수 있을까?

새천년에 들어설 무렵, 과학자들은 이미 텔로미어와 텔로머라아제가 세포 재생의 토대라는 생각에 익숙해진 상태였다. 하지만 텔로머라아제가 절반으로 줄어드는 것만으로 그런 강력한 효과들이 나타날 수 있다는 충격적인 발견이 계기가 되어서, 과학자들은 우리 텔로미어가 긴지 짧은지, 닳은 텔로미어를 보충할 텔로머라아제를 충분히 지니고 있는지를 결정하는 유전자의 관점에서 텔로미어 증후군을 살펴보기 시작했다.

나(에펠)는 바로 그 무렵에 샌프란시스코에 있는 캘리포니아대학교에서 건강심리학 박사후 연구원 과정을 시작했다. 지금은 퇴직한 오셔통합의학센터Osher Center for Integrative Medicine의 소장이자 스트레스와 대응의 연구 분야를 개척한 수전 포크먼Susan Folkman이 나를 초청했다. 나는 만성 질환을 앓는 자녀를 둔 어머니들을 면담하는 일에 합류했다. 엄청난 심리적 스트레스에 시달리는 사람들이었다.

나는 아이를 돌보는 이 어머니들에게 깊이 공감했다. 그들은 자신의 나이보다 훨씬 더 지치고 늙어 보였다. 그 무렵에 블랙번도 캘리포니아대학교의 샌프란시스코 교정으로 옮겨 와 있었고, 나는 그녀의 생물학적 노화 연구를 알고 있었다. 나는 블랙번에게 가서 우리가 조사하는 어머니들에 관해 말했다. "내가 연구비를 따낼 수 있다면, 이 어머니들의 텔로미어와 텔로머라아제를 검사할 수 있을까요? 스트레스가 텔로미어를 줄이고 조기 세포 노화를 가져올 수 있는지 조사하는 것이 가치가 있을까요?"

당시의 대다수 분자생물학자들처럼, 나(블랙번)도 어느 한 산꼭대기에서 텔로미어를 내려다보고 있었다. 나는 텔로미어의 유지 관리를 텔로미어를 통제하는 유전자들이 만드는 세포 분자들의 관점에서 생각하고 있었다. 하지만 에펠이 병든 아이를 돌보는 어머니들을 연구하면 어떻겠냐고 물었을 때, 갑자기 나는 텔로미어를 전혀 새로운 관점에서, 전혀 다른 산꼭대기에서 보는 듯 느껴졌다. 나는 과학자이자 어머니로서 반응했다. "텔로미어의 유전학을 제대로 이해하는 데에만 10년이 더 걸릴 겁니다." 나는 좀 의구심을 드러내면서 그렇게 중얼거렸다. 하지만 그 여성들이 엄청난 스트레스를 받고 있다는 것도 쉽게 상상할 수 있었다. 우리는 지치고 스트레스에 시달리는 사람들을 고생에 찌들었다고 말한다. 만성 질환을 앓는 아이의 어머니는 그렇게 찌든 여성이다. 그들의 텔로미어도 그렇게 찌들었을까? "좋아요." 나는 동의했다. "연구합시다. 그 검사를 도와줄 과학자를 구할 수 있다면요." 그러자 박사후 과정 연구원인 주 린Jue Lin이 손을 들었다. 그녀는 건강한 사람 세포의 텔로머라아제를 세심하고 꼼꼼하게 측정할 방법을 개선하는 일을 한 바 있었다. 그렇게 해서 연구가 시작되었다.

우리는 만성 질환을 앓는 아이를 돌보는 어머니들을 뽑았다. 외부 '문제'로 결과가 왜곡될 수도 있으므로, 자신의 건강에 큰 문제가 있는 어머니는 제외시켰다. 그리고 비슷한 과정을 거쳐서 건강한 아이를 둔 어머니들을 뽑아서 대조군으로 삼았다. 이렇게 세심하게 뽑고 평가하는 데에만 몇 년이 걸렸다.

우리는 각 여성에게서 피를 뽑아서 백혈구의 텔로미어 길이를 쟀다. 이때 유타대학교의 리처드 코손Richard Cawthon에게 도움을 받았다. 그가 백혈구의 텔로미어 길이를 더 쉽게 재는 새로운 방법을 막 고안했기 때문이다(중합효소 연쇄 반응이라는 방법을 써서).

2004년의 어느 날, 측정 결과가 나왔다. 프린터가 수치 분석 결과를 찍어낼 때 나(에펠)는 연구실에 앉아 있었다. 산포도를 들여다보는 순간 나는 깜짝 놀랐다. 자료들이 하나의 패턴을 보이고 있었다. 우리가 있을 것이라고 생각했던 그 기울기가 바로 거기에 찍혀 있었다. 스트레스를 더 받을수록 텔로미어가 더 짧고 텔로머라아제 수치가 더 낮음을 보여주는 그래프였다.

나는 즉시 리즈에게 전화를 걸었다. "결과가 나왔어요. 우리가 생각했던 것보다 더 놀라워요."

우리가 품은 의문은 이것이었다. 살아가는 방식이 텔로미어와 텔로머라아제를 바꿀 수 있을까? 이제 우리는 답을 얻었다.

그렇다.

그렇다, 가장 심하게 스트레스를 받고 있다고 생각하는 어머니들은 텔로머라아제 수치가 가장 낮았다.

그렇다, 가장 심하게 스트레스를 받고 있다고 생각하는 어머니들은 텔로미어 길이가 가장 짧았다.

그렇다, 가장 오랫동안 아이를 돌봐왔던 어머니들은 텔로미어 길이가 더 짧았다.

'그렇다'라는 이 세 대답은 우리의 연구 결과가 단지 우연의 일치나 통계 오류가 아님을 의미했다. 또 우리의 인생 경험, 그리고 그런 사건들에 대처하는 방식이 텔로미어 길이를 바꿀 수 있다는 것도 의미했다. 다시 말해, 우리는 가장 기초적인 세포 수준에서 나이를 먹는 방식을 바꿀 수 있다.

노화를 가속하거나 늦추거나 역전시킬 수 있을지 여부는 수세기 동안 의학계의 논쟁거리였다. 간병인 어머니들을 대상으로 한 이 최초의 연구 이래로 우리는 전혀 새로운 사실들을 알게 되었다. 우리는 자신의 행동을 통해 텔로미어의 조기 노화를 막을 수 있다는 것을 알게 되었고, 그리하여 새로운 분야가 탄생했다. 더 나아가 우리는 텔로미어가 닳고 해지고 하면서 일어나는 세포 노화 과정을 어느 정도 역전시킬 수도 있을지 모른다. 그 후로 여러 해 동안 이루어진 연구들은 우리의 첫 연구 결과가 옳음을 확인했고, 다양한 삶의 요인들이 우리 텔로미어에 영향을 미칠 수 있음을 보여주었다. 이 첫 발견 결과를 크

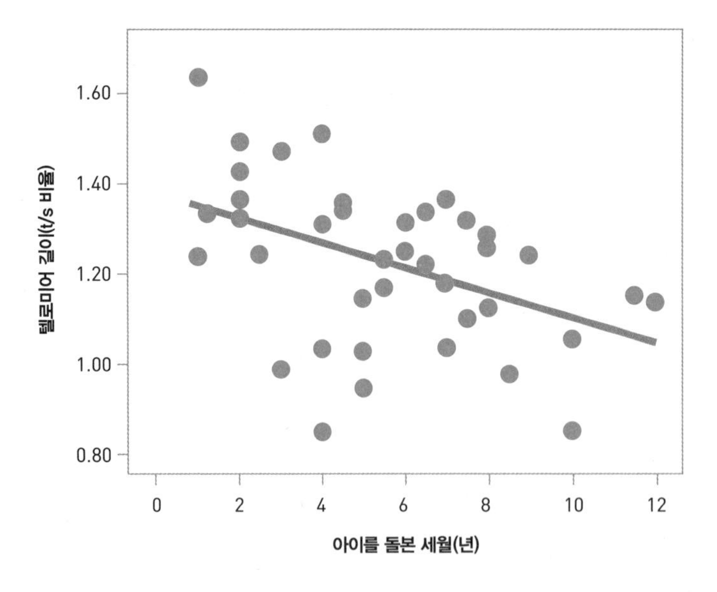

그림 13 텔로미어 길이와 만성 스트레스

아이가 장애 진단을 받은 뒤 더 많은 햇수가 흘렀을수록(따라서 만성 스트레스에 노출된 햇수가 더 길수록), 텔로미어는 더 짧다.[2]

게 확장시킨 많은 후속 연구 결과들을 이 책에서 접할 수 있다.

다음 장부터는 어떻게 하면 텔로머라아제를 늘리고 텔로미어를 보호할 수 있는지를 살펴볼 것이다. 우리의 권고는 연구 결과들에 토대를 둔다. 텔로미어를 측정한 연구도 있고, 텔로머라아제 활성을 측정한 연구도 있고, 양쪽을 다 측정한 연구도 있다. 우리와 함께 이 최초의 산꼭대기 경관 이후로 어떤 탐사가 이루어졌는지 따라가보자. 이 연구를 북극성으로 삼아서 자신의 마음을 이용하는 방식, 자신의 몸을 돌보는 방식, 더 나아가 자신이 속한 공동체와 상호작용하는 방식을 바꾸고, 자신의 텔로미어를 보호하고 건강수명을 누릴 길을 찾아보자.

텔로미어 재생 실험실

당신의 몸, 마음, 삶의 건강을 위한 실험실

삶은 우리가 무언가를 배울 수 있는 사소한 실험들로 가득하다. 이 책의 각 장에는 '텔로미어 재생 실험실'이 딸려 있다. 원한다면 당신은 그곳의 연구자가 될 수 있다. 당신의 마음, 몸, 삶은 텔로미어 과학이나 행동과학을 현실에 응용하려고 시도하면서 세포 건강을 증진시키는 쪽으로 일상생활을 바꿀 방법을 알아낼 개인 실험실이 된다. 대개 텔로미어 실험은 더 나은 텔로미어 길이와 직접 관련 있으며, 이 모든 실험 사례들은 더 나은 신체적 또는 정신적 건강과도 연결된다. (관련된 연구는 이 책의 주를 찾아보시기를.)

여기서 '실험실'은 있는 그대로의 의미다. 돌에 새겨진 경전을 받드는 곳이 아니라, 실험을 하는 곳을 가리킨다. 무엇이 자신에게 가장 잘 들을지는 자신의 마음과 몸, 선호도, 삶의 단계에 따라 달라진다. 그러니 일단 시도를 해보라. 한 번에 한두 가지만 시도하는 편이 나을 것이다. 자신에게 잘 듣는 것을 찾아내면, 얼마간 그것에 집중하라. 습관이 될 때까지.

이런 실험 중 어느 것이든 규칙적으로 연습하면, 당신의 일상생활도 좋아질 뿐만 아니라 세포도 더 건강해질 것이다. 생활방식의 변화가 겨우 3주에서 4개월 사이 텔로미어 유지 관리(텔로머라아제의 양 증가나 텔로미어 길이 증가를 의미한다)에 영향을 미칠 수 있다는 연구 결과들이 있다. 랄프 왈도 에머슨Ralph Waldo Emerson이 한 말을 명심하라. "자신의 행동에 너무 소심하거나 까다롭게 굴지 말라. 모든 삶은 실험이다. 실험을 더 많이 할수록 더 나아지기 마련이다."

THE
TELOM
EFFEC

2

내 몸을 늙게 하는 생각

ERE

THE
TELOMERE
ASSESSMENT

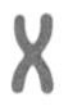

나의 스트레스 반응 양상

2부 '내 몸을 늙게 하는 생각'에서는 우리가 스트레스를 어떤 식으로 경험하며, 어떻게 하면 그 경험을 자신의 텔로미어에 더 건강하고 자신의 일상생활에 더 유익한 방향으로 돌릴 수 있을지에 관한 새로운 깨달음을 전하고자 한다. 먼저 간단한 자기 검사를 해보자. 스트레스 반응성과 스트레스 탄력성의 근원을 평가하는 검사로, 이 근원 중 일부는 텔로미어 길이와 관련이 있다.

당신을 매우 고달프게 하면서 삶에 지속적으로 영향을 미치는 상황을 생각해보자. (현재 겪고 있는 상황을 떠올릴 수 없다면, 가장 최근에 겪은 문제를 생각해도 좋다.) 다음의 각 질문에 알맞은 숫자에 동그라미로 표시를 하자.

1. 이 상황에 대처할 생각을 할 때, 기대와 자신감 또는 두려움과 불안을 얼마나 느끼는가?	0 기대와 자신감	1	2 양쪽 다	3	4 두려움과 불안
2. 이 상황에 어떻게든 효과적으로 대응할 것이라고 느끼는가?	4 전혀	3	2 다소	1	0 대단히
3. 이 상황을 얼마나 많이 곱씹고 있는가?	0 전혀	1	2 다소	3	4 대단히
4. 이 상황이 머릿속에 떠오르는 것을 막으려고, 또는 부정적인 감정이 드러나지 않도록 하려고 얼마나 애쓰는가?	0 전혀	1	2 다소	3	4 대단히
5. 이 상황 때문에 자기 자신이 싫다는 느낌을 얼마나 받는가?	0 전혀	1	2 다소	3	4 대단히
6. '이 경험을 통해 얻을 점이 있어', '나는 최선을 다할 수 있어' 등 스스로에게 위로와 격려를 함으로써 이 상황을 긍정적인 방향으로 얼마나 자주 바라보는가?	4 전혀	3	2 다소	1	0 대단히
총점 (점수들을 더한다. 질문 2와 6은 긍정적인 반응이라서 숫자가 역순이라는 점을 주의하자.)					

이 비공식적 검사(검증된 연구 척도가 아니다)의 요지는 자신이 만성 스트레스에 특정한 방식으로 반응하는 성향이 있음을 자각시키는 데 있다. 이 총점은 진단용 점수가 아니다. 또 이 검사에서는 당신이 심각한 상황에 대처하고 있다면, 당신의 반응 양식 점수가 자연히 높아지게 된다. 즉 이 평가 점수는 반응 양식을 측정하는 순수한 척도가 아니다. 상황과 반응이 불가피하게 얼마간 뒤섞이기 때문이다.

총점 11 이하 당신의 스트레스 반응 양식은 건강한 편이다. 스트레스에 위협을 받는다는 느낌 대신에, 당신은 도전을 받는다고 느끼는 경향이 있으며, 그 상황이 자기 삶의 다른 영역들로 얼마나 넘어올지를 스스로 제한한다. 당신은 사건이 일어난 뒤 금방 회복된다. 이 스트레스 탄력성은 당신의 텔로미어에도 긍정적인 소식이다.

총점 12 이상 당신은 대다수의 사람들과 같다. 스트레스 상황에 놓일 때, 그 위협의 힘은 자신의 사고 습관을 통해 확대된다. 그런 습관은 직접적 또는 간접적으로 더 짧은 텔로미어와 관련되어 있다. 우리는 어떻게 하면 이런 습관을 바꾸거나 그 효과를 약화시킬 수 있는지를 보여주고자 한다.

***

각 질문이 어떤 마음 습관과 연관이 있는지 좀 더 자세히 살펴보자.

질문 1과 2 이 두 질문은 스트레스가 얼마나 위협적이라고 느끼는지를 측정한다. 낮은 대처자원과 결합된 심한 두려움은 강한 호르몬성 및 염증성 스트레스 반응을 일으킨다. 위협 스트레스는 정신적 및 생리적 반응을 수반하며, 그런 반응들은 시간이 흐르면서 텔로미어에 위험을 끼칠 수 있다. 다행히도 위협 스트레스를 도전 기회라는 느낌으로 전환하는 방법들이 있다. 그러면 더 건강하고 더 생산적이 된다.

질문 3 이 문항은 반추rumination 정도를 평가한다. 반추는 자신을 성가시게 하는 무언가를 비생산적으로 되풀이하여 떠올리는 것이다. 자신이 얼마나 자주 곱씹고 있는지를 확신하지 못한다면, 이제 알아차리기 시작할 수 있다. 대부분의 스트레스 촉발 요인은 단기적이지만, 우리 인간은 사건이 지나간 다음에도 오래도록 머릿속에 그것이 들어찰 공간을 허용함으로써, 그것이 마음속에서 생생하게 오래 살아가도록 하는 놀라운 능력을 지니고 있다. 곱씹기라고도 하는 반추는 우울 반추depressive rumination라는 더 심각한 상태로 빠져들 수 있다. 그렇게 되면 자기 자신과 자신의 미래를 부정적으로 생각하게 된다. 그런 생각은 해로울 수 있다.

질문 4 회피와 감정 억제에 관한 것이다. 당신은 스트레스 상황을 생각하지 않으려 하거나 그런 상황이 주는 기분을 혼자 삭이려 하는가? 생각만 해도 감정이 북받쳐서 속이 쥐어짜듯이 아파오는가? 힘겨운 감정을 밀어내려 하는 것은 자연스러운 일이지만, 이 전략은 단기적으로는 먹힐지 몰라도, 그 상황이 만성적인 것일 때는 별 도움이 안 되는 경향이 있다.

질문 5 자아 위협ego threat을 살펴보는 항목이다. 스트레스 상황이 잘 풀리지 않으면 자신의 자부심과 정체성이 훼손될 수 있는 것처럼 느끼는가? 스트레스가 자기 자신에 관한 부정적인 생각을 촉발하는가? 자신이 가치가 없다는 느낌을 줄 정도까지? 이런 자기 비판적 생각이 이따금 드는 것은 정상이지만, 그런 일이 잦으면 몸이 스트레스 호르몬인 코르티솔 수치가 높은 것이 특징인 지나치게 예민하고 쉽게 반응하는 상태가 된다.

질문 6 긍정적 재평가positive reappraisal를 할 수 있는지를 묻는 것이다. 긍정적 재평가란 스트레스 상황을 긍정적인 방향에서 다시 생각하는 능력이다. 긍정적 재평가를 통해 당신은 이상적이라고 할 수 없는 상황을 자신에게 유익하거나 적어도 그 해로운 효과를 줄이는 쪽으로 돌릴 수 있다. 이 질문은 자기 자신에게 건강한 자기연민self-compassion을 제공하는 경향이 있는지 여부도 측정한다.

이 평가에서 당신이 스트레스 반응에 허우적대고 있음이 드러난다면, 힘내라. 자동적인 반응을 바꾸는 것이 언제나 가능하다고는 할 수 없지만, 우리 대다수는 그런 반응을 자신이 원하는 반응으로 바꾸는 법을 배울 수 있다. 이것이 바로 스트레스 탄력성stress resilience을 갖추는 비결이다. 이제 스트레스가 텔로미어와 세포에 얼마나 영향을 미치는지, 그리고 그것들을 보호하는 데 도움이 될 변화를 어떻게 하면 이룰 수 있는지를 알아보기로 하자.

04

스트레스가 세포에 미치는 영향

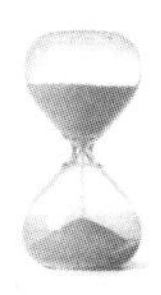

이 장에서는 스트레스와 텔로미어의 관계를 탐구하고, 유해한 스트레스 대 전형적인 스트레스를 설명하며, 스트레스와 짧은 텔로미어가 면역계에 어떻게 영향을 미치는지를 보여줄 것이다. 스트레스에 지나치게 위협을 느끼는 식으로 반응하는 사람들은 도전 의식을 일으킴으로써 스트레스에 대처하는 사람들보다 텔로미어가 더 짧다. 이 장에서는 해로운 스트레스 반응에서 유용한 반응으로 옮겨가는 법을 배우기로 하자.

15년 전, 남편과 나(에펠)는 자동차로 미국을 횡단하고 있었다. 우리는 예일대에서 막 대학원 과정을 마치고 샌프란시스코만 지역에서 박사후 연구원 자리를 구한 참이었다. 샌프란시스코는 물가가 비싸서,

우리는 내 여동생 가족과 함께 지내기로 했다. 우리는 샌프란시스코에 도착할 즈음이면 갓 태어난 조카를 볼 수 있을 것이라고 기대했다. 출산 예정일이 꽤 지나 있었기 때문이다. 나는 출산 소식이 있는지 매일 전화를 걸었지만, 며칠째 동생 식구 아무와도 연결이 되지 않았다.

절반쯤 와서 사우스다코타의 월드럭스토어를 막 지나쳤을 때, 마침내 휴대전화가 울렸다. 그런데 뜻밖에도 울먹거리는 목소리가 들렸다. 아기가 태어나긴 했는데, 유도 분만 과정에서 끔찍한 일이 벌어졌다고 했다. 아기는 인공호흡기를 달고 위장관을 통해 음식을 먹이는 상태였다. 예쁘고 건강해 보이는 남아였지만, MRI를 해보니 뇌가 심하게 손상된 것으로 드러났다. 신체가 마비되고 눈이 멀고 발작을 일으키곤 했다.

몇 달 뒤 아기는 집중 치료실을 벗어나 집으로 왔다. 우리도 아기를 돌보는 일에 힘을 보탰다. 그만큼 해야 할 일이 많았다. 우리는 아기 돌보는 삶에 수반되는 온갖 뒤치다꺼리와 슬픔에 익숙해져 갔다. 우리는 압박감과 힘든 실험을 하는 데는 익숙했지만, 그 일은 지금까지 우리가 알았던 유형의 스트레스와는 공통점이 전혀 없었다. 계속 지켜보고, 때때로 긴박한 상황이 생기고, 앞일을 걱정하고, 무엇보다도 마음이 몹시 무거운 상태로 지내야 했다. 가장 힘겨운 일 중 하나는 내 동생 부부가 매일 겪는 고통을 보고 느끼는 것이었다. 그 감정적 고통에 시달리면서, 계속 돌봐야 하는 새로운 생명을 중심으로 삶이 돌아가고 있었다.

아픈 이를 간병하는 일은 사람이 경험할 수 있는 가장 심한 스트레스 중 하나다. 그 일이 그토록 지치는 이유는 직장에서 퇴근하고 집에 와서 심신을 회복하는 과정이 없기 때문이다. 생물학적으로 몸과 마음을 점검하고 회복하는 데 필요한 시간인 밤에도 간병인은 대기하고 있다. 요청이 올 때마다 몇 번이고 잠을 깨기도 한다. 간병인은 스스로를 돌볼 시간이 거의 없다. 자신의 진료 예약 시간을 건너뛰어야 하고, 운동을 하거나 밖에 나가서 친구들을 만날 기회도 내기 어렵다. 간병은 우리의 애정, 충실함, 책임에서 나오는 고귀한 활동이지만, 사회의 지원도 못 받고 그 가치를 인정받지도 못한다. 가족 간병인이 무급으로 봉사하는 시간을 돈으로 환산하면, 미국에서만 연간 3,750억 달러의 가치가 있다고 추정된다.[1]

간병인은 종종 인정도 못 받고 고립되어 있다고 느끼곤 한다. 건강 연구자들은 그들이 가장 만성적으로 스트레스를 많이 받는 집단 중 하나라고 본다. 그것이 바로 우리가 스트레스를 연구할 때 간병인들에게 자원해 달라고 부탁하곤 하는 이유다. 그들의 경험은 텔로미어가 심한 스트레스에 어떻게 반응하는지에 관해 많은 것을 알려준다. 이 장에서 당신은 우리의 간병인 집단이 우리에게 무엇을 가르쳐 주었는지를 알게 될 것이다. 만성적이고 오래 지속되는 스트레스가 텔로미어를 부식시킬 수 있다는 사실을 말이다. 그런 한편으로 만성 스트레스를 피할 수 없는 우리 모두(그리고 앞서 제시한 스트레스 평가에서 12점 이상을 받은 우리 모두)에게 다행스럽게도, 우리는 스트레스로부터 텔로미어를 보호할 수 있다는 사실도 알아냈다.

스트레스는 어떻게 텔로미어를 해칠까

우리는 첫 공동 연구에서 스트레스를 가장 심하게 받는 간병인을 살펴보았다. 바로 만성 질환을 지닌 아이를 돌보는 어머니들이다. 우리가 지금까지 말해온 연구가 바로 그것이다. 스트레스와 더 짧은 텔로미어의 관계를 최초로 밝혀낸 연구이기도 하다. 이제 우리는 그 피해 정도를 자세히 살펴본 결과를 알려주려고 한다. 십여 년이 지난 지금도 우리는 그 결과를 대할 때면 깜짝 놀란다.

우리는 돌본 햇수가 어머니의 텔로미어를 닳아 없애는 데 심각한 영향을 끼친다는 것을 알아냈다. 아픈 아이를 돌본 기간이 더 길수록, 어머니의 텔로미어는 더 짧았다. 어머니의 나이와 체질량 지수 등 더 짧은 텔로미어 자체와 관련이 있는, 텔로미어에 영향을 미칠 수 있는 다른 요인을 감안한 뒤에도 그랬다.

그것만이 아니었다. 어머니가 스트레스를 더 심하게 느낄수록, 어머니의 텔로미어는 더 짧아졌다. 이 점은 병든 아이를 돌보는 어머니들뿐만 아니라, 건강한 아이의 어머니들로 이루어진 대조군을 포함하여 연구에 참여한 모든 사람에게 공통적이었다. 심한 스트레스를 느끼는 어머니는 스트레스를 적게 느끼는 어머니보다 텔로머라아제의 수치도 거의 절반에 불과했다. 따라서 텔로미어를 보호하는 능력도 더 떨어졌다.

사람들은 다양한 방식으로 스트레스를 경험한다. "가슴에 커다란 돌덩어리가 얹힌 듯하다", "위장이 꼬인 듯하다", "숨을 제대로 못 쉴 만큼 허파가 휑한 듯하다", "적이 나를 기다리고 있는 것처럼 심장이

짧은 텔로미어와 스트레스, 원인일까 결과일까?

과학적 발견이 인과관계를 시사할 때, 우리는 그 관계가 정말로 당신이 생각하는 방향과 맞는지를 확인해야 한다. 한 예로, 예전에 사람들은 열이 병의 원인이라고 생각했다. 지금은 그 관계가 정반대임을 안다. 병 때문에 열이 난다.

첫 간병인 연구 결과를 발표할 때, 우리는 스트레스를 심하게 받는 사람들의 텔로미어가 더 짧은 이유를 신중하게 스스로에게 물었다. 스트레스가 정말로 텔로미어의 길이를 짧게 만들까? 아니면 짧은 텔로미어가 어떤 식으로든 간에 스트레스를 더 잘 느끼게 하는 성향을 부여하는 것일까? 간병인 어머니들은 이 질문에 최초로 설득력 있는 자료를 제시했다. 간병 스트레스를 받은 햇수와 텔로미어 길이의 관계는 스트레스에 오랜 시간 노출되었을 때 텔로미어가 짧아진다고 말해주는 강력한 지표이다. 짧은 텔로미어 길이(나이를 감안했을 때)가 어머니의 간병 햇수를 결정할 수는 없으므로, 간병 햇수가 텔로미어가 짧아진 원인이라고 봐야 했다.

우리는 아이의 나이가 텔로미어 길이와 관련이 있을 가능성도 조사했다. 동일한 양육 기간에 대조군 어머니보다 아픈 아이를 힘들게 돌본 어머니의 텔로미어가 더 닳는다면, 우리는 간병인 어머니의 텔로미어와 그 아이의 나이 사이에는 상관관계가 있는 반면, 대조군 어머니의 텔로미어와 그 아이의 나이 사이에는 상관관계가 없을 것임을 알았다. 조사하니 실제로 그렇다는 것이 밝혀졌다. 지금은 스트레스를 유도하면 실제로 텔로미어가 짧아질 수 있음을 보여주는 동물 연구 결과들도 나와 있다.

우울증 이야기는 더 복잡하다. 세포 노화가 우울증을 일으킬 수 있을 가능성을 배제시키기에는 이런 발견들만으로는 아직 부족했다. 사람의 우울증은 집안 내력이기도 하다. 우울증이 있는 어머니에게 태어난 딸은 우울증에 걸리기가 더 쉬울뿐더러, 우울증이 생기기 전부터 이미 우울증에 걸리지 않은 여성들보다 백혈구의 텔로미어가 더 짧다.[2] 또한 그 여성들은 스트레스에 더 심하게 반응할수록 텔로미어가 더 짧다. 따라서 우울의 사례에서는 인과관계의 화살이 양쪽 방향일 가능성이 높다. 짧은 텔로미어가 우울증으로 이어질 수도 있고, 우울증이 텔로미어 마모를 촉진할 수도 있다.

마구 뛴다". 이런 비유들은 신체 반응에 토대를 둔다. 스트레스는 머릿속뿐만 아니라 몸도 받기 때문이다. 스트레스-반응 체계가 긴급 경보 상태에 있을 때, 몸은 코르티손과 에피네프린이라는 스트레스 호르몬을 더 많이 분비한다. 그러면 심장이 더 빨리 뛰고 혈압이 더 높아진다. 스트레스에 대한 생리적 반응을 조절하는 일을 하는 미주신경은 활동이 약해진다. 숨 쉬기가 힘들어지고, 자제력을 발휘하기가 더 어렵고, 세계가 안전하다고 믿지 못하는 이유가 그 때문이다. 만성 스트레스에 시달릴 때, 이런 반응들은 나직하지만 계속 경보를 발하면서 우리 몸을 생리적으로 경계하는 상태로 유지한다.

미주신경의 활동이 약해지고 잠잘 때 스트레스 호르몬 수치가 높은 것을 비롯하여, 간병인 집단이 스트레스를 받을 때 일으킨 생리적 스트레스 반응의 몇몇 측면들은 더 짧은 텔로미어나 더 적은 텔로머라아제와 관련이 있었다.[3] 이런 스트레스 반응들은 생물학적 노화 과정을 촉진시키는 듯했다. 우리는 스트레스에 찌든 사람들이 더 초췌하고 아픈 듯이 보이는 새로운 이유를 발견했던 것이다. 심한 스트레스와 간병이 그들의 텔로미어를 마모시키고 있었다.

스트레스의 위험 수치

스트레스는 피할 수 없다. 우리는 텔로미어가 손상되기까지 얼마나 많은 스트레스를 견딜 수 있을까? 지난 10년간 연구들로부터 얻은 한 결같은 교훈(그리고 간병인 어머니들이 우리에게 가르쳐준 내용과 들어맞는 교훈)은 스트레스와 텔로미어가 '용량-반응dose-response' 관계를 보인다는 것이다. 술을 마시는 사람이라면, 용량과 반응의 관계를 잘 알 것이다. 이따금 마시는 포도주 한 잔은 건강에 거의 해롭지 않으며 이로울 수도 있다. 마신 뒤에 운전을 하지 않는 한 그렇다. 하지만 포도주나 위스키를 매일 밤 몇 잔씩 마신다면, 이야기가 달라진다. 알코올 '용량'을 점점 더 늘리면, 알코올의 유독한 효과가 나타나서 간, 심장, 소화계를 손상시키고, 암을 비롯한 심각한 건강 문제가 생길 위험이 높아진다. 더 마실수록 손상은 더 커진다.

스트레스와 텔로미어의 관계도 비슷하다. 적은 용량의 스트레스는 텔로미어를 위험하게 하지 않는다. 사실, 단기적이고 대처할 수 있는 스트레스 요인들은 우리에게 좋을 수 있다. 대처할 능력을 길러주기 때문이다. 생리적 측면에서, 단기 스트레스는 세포의 건강까지 증진시킬 수 있다(호메시스hormesis라는 현상으로, 강화시키는 것을 뜻한다). 시시때

때로 오가는 일상생활의 스트레스는 대개 텔로미어를 마모시키지 않는다. 하지만 여러 해 동안 계속되는 고용량의 만성 스트레스는 텔로미어에 큰 피해를 줄 것이다.

현재 우리는 특정한 유형의 스트레스와 짧은 텔로미어를 연결하는 증거들을 갖고 있다. 여기에는 아픈 식구를 장기간 돌보는 것과 직장 스트레스로 피폐해지는 것이 포함된다. 짐작할 수 있겠지만, 최근에 그리고 유년기에 입은 심한 정신적 외상이 더 많을수록 텔로미어 손상이 심하다는 사실도 밝혀져 왔다. 성폭행, 학대, 가정 폭력, 지속적인 따돌림 같은 것들이다.[4]

물론 그 상황 자체가 텔로미어 길이를 줄이는 것은 아니다. 그런 상황에 처한 많은 이들이 느끼는 스트레스 반응 때문에 그렇다. 그리고 이런 스트레스를 받는 상황에서도 용량은 중요하다. 한 달째 일이 잘 풀리지 않으면 스트레스를 받을 수 있지만, 자신의 텔로미어가 타격을 입을 것이라고 생각할 이유는 전혀 없다. 텔로미어는 그보다 더 강인하다. 그렇지 않다면, 우리는 모두 쓰러지고 말았을 것이다. (최근에 단기 스트레스와 짧은 텔로미어 사이에 관계가 있다는 논문이 나왔지만, 우리는 그 효과가 아주 미미해서 개인에게 의미 있는 영향을 미칠 것이라고 보지 않는다.[5] 그리고 설령 단기 스트레스가 텔로미어를 줄인다고 해도, 그 효과는 일시적일 가능성이 높다. 텔로머라아제가 재빨리 사라진 염기쌍을 복원한다.) 하지만 스트레스가 지속적이고 삶을 정의하는 특징일 때에는 천천히 똑똑 떨어지는 독물처럼 행동할 수 있다. 스트레스가 더 오래 지속될수록, 텔로미어는 더 짧아진다. 가능하다면 장기적이고 심리적으로 유독한 상황에서 빠져나오는 것이 대단히 중요하다.

하지만 바꿀 수 없는 스트레스 환경에서 살아가는 많은 이들에게는 다행스럽게도, 그것이 이야기의 전부는 아니다. 우리 연구는 만성 스트레스를 받고 있다고 해서 반드시 텔로미어가 손상되는 것은 아님을 보여준다. 우리가 연구한 간병인들 중에는 엄청난 부담에 찌들고 있어도 텔로미어가 줄어들지 않는 이들도 있었다. 믿어지지 않겠지만, 스트레스를 긍정적인 연료 공급원으로 삼는 법을 배울 수도 있다. 또 텔로미어를 보호하는 일을 돕는 방패로 삼을 수도 있다.

왜 스트레스가 다를까?

첫 간병인 연구 자료를 살펴보다가 우리는 수수께끼가 하나 수중에 들어왔음을 알아차렸다. 간병인 어머니 중 일부는 스트레스를 덜 받는다고 했고, 그들은 텔로미어가 더 길었다. 우리는 궁금해졌다. 왜 스트레스를 덜 느낄까? 어쨌든 그들은 집단의 다른 어머니들만큼 아이를 돌보아 왔다. 매일 비슷한 일들을 했고, 매일 거의 같은 시간을 그런 일들(진료 예약, 주사제를 비롯한 약물 투여와 치료, 짜증 억제, 손이나 관으로 음식 먹이기, 기저귀 갈기, 목욕 시키기)을 하면서 보냈다.

무엇이 이 어머니들의 텔로미어를 보호하고 있는지를 이해하기 위한 일환으로, 우리는 우리 눈앞에서 실시간으로 사람들이 스트레스에 어떻게 반응하는지를 알아보고 싶었다. 우리는 더 많은 여성들을 연구실로 데려와서 그들에게 본질적으로 스트레스를 가하자고 결심했다. 우리 스트레스 연구실에 도착한 자원자들은 다음과 같은 말을 듣는다. "두 평가자 앞에서 몇 가지 과제를 할 겁니다. 최선을 다해주시길

바랍니다. 먼저 5분 강연을 준비해서 발표를 하고 몇 가지 암산을 해야 합니다. 발표할 내용은 적어도 되지만, 계산은 오로지 암산으로 해야 합니다."

쉬울 것 같다고? 그렇지 않다. 사람들 앞에서 한다면 더욱 그렇다.

자원자들은 한 명씩 발표장으로 안내된다. 그리고 책상 앞에 앉아 있는 두 연구자들을 향해 선다. 연구자들은 딱딱하다는 말이 가장 잘 어울리는 표정을 지은 채 자원자를 쳐다본다. 웃음도 짓지 않고 고개도 끄덕이지 않고 격려의 말도 없다. 학술적으로 딱딱한 표정은 긍정적이지도 부정적이지도 않은 중립적인 것을 의미하지만, 우리 대다수는 자신이 말할 때 남들이 웃음을 띠거나 고개를 끄덕이거나 적어도 즐겁게 보이려고 노력하는 모습을 보는 데 익숙하다. 그런 통상적인 상호작용과 비교할 때, 딱딱한 표정은 불만이나 냉담함으로 비칠 수 있다.

연구자들은 과제를 이런 식으로 설명한다. "4,923에서 17을 뺀 뒤 답을 말하세요. 그 답에서 다시 17을 뺀 값을 말하는 식으로 5분 동안 계속하세요. 빨리 정확하게 하는 것이 중요합니다. 얼마나 하는지를 여러 측면을 보면서 판단할 겁니다. 자, 시작하세요."

자원자가 암산 과제를 시작하면, 연구자들은 답을 기록하겠다는 태도로 연필을 쥐고서 그녀를 응시한다. 그녀가 더듬거리면(대부분 더듬거린다), 연구자들은 서로를 쳐다보면서 속삭인다.

이어서 자원자는 5분 강연을 하고, 연구자들은 비슷하게 행동하면서 그녀를 평가한다. 5분을 못 채우고 강연을 끝내면, 연구자들은 시계를 가리키면서 말한다. "계속해 주세요!" 그녀가 발표를 할 때, 연구자들은 서로를 바라보며 살짝 눈살을 찌푸리면서 고개를 젓는다.

클레멘스 키르쉬바움Clemens Kirschbaum과 디르크 헬 함머Dirk Hellhammer가 개발한 이 연구실 스트레스 요인 검사는 심리학 연구에 으레 쓰인다. 암산과 발표 실력을 검사하려는 것이 결코 아니다. 이 검사는 스트레스를 유발하기 위해 고안된 것이다. 무엇이 그토록 스트레스를 줄까? 암산과 즉석 공개 발표는 잘 하기가 쉽지 않다. 여기서 가장 스트레스를 주는 요소는 사회적 평가 스트레스social evaluative stress라는 것이다. 청중 앞에서 과제를 수행하려 애쓰는 사람은 아마 하면서 스트레스가 증가함을 느낄 것이다. 청중이 비판적으로 보이면, 스트레스는 더 커진다. 자원자가 생존의 위협을 받지 않고 깨끗하고 환한 대학교 연구실에 안전하게 있다고 해도, 이 검사는 전면적인 스트레스 반응을 이끌어낼 수 있다.

우리는 간병인과 비간병인을 대상으로 이 실험을 했다. 연구실 스트레스 요인을 받는 동안 두 차례에 걸쳐 그들의 생각을 조사했다. 무슨 일을 하게 될지 그들이 안 직후, 그리고 두 과제를 끝낸 직후였다. 우리는 비록 모든 여성이 얼마간 스트레스를 느꼈지만, 모두가 동일한 유형의 스트레스 반응을 일으킨 것은 아님을 발견했다. 그리고 오직 한 종류의 스트레스 반응만이 건강하지 못한 텔로미어와 상관관계를 보였다.[6]

위협 반응

일부 여성은 연구실 스트레스 요인에 위협 반응threat response이라는 것을 보인다. 위협 반응은 오랜 진화 과정에서 나온 것으로서, 긴박한 위기 상황에서 켜지는 스위치와 같다. 기본적으로 위협 반응은 우리를 먹어치우려 하는 포식자와 대면할 때 튀어나오도록 되어 있다. 이 반응은 우리의 몸과 마음을 공격당하는 충격에 대비하게 해준다. 짐작할지 모르겠지만, 이 반응이 끊임없이 일어나는 것이라면 그것은 텔로미어 건강과 관련된 것이다.

자신이 스트레스에 지나치게 위협 반응을 일으키는 것이 아닐까 하고 벌써부터 추측하는 이들도 있겠지만, 걱정하지 말라. 잠시 뒤에 우리는 습관적인 위협 반응을 당신의 텔로미어에 더 건강한 반응으로 전환하는, 실험을 통해 검증된 방법들이 있음을 보여줄 것이다. 하지만 먼저 위협 반응이 어떤 것이고 어떤 느낌인지를 아는 것이 중요하다.

신체적으로 위협 반응은 혈관을 수축시킨다. 다쳤을 때 피를 덜 흘리게 하기 위해서다. 하지만 그 결과 뇌로 가는 혈류량도 줄어든다. 부신은 코르티솔을 분비하고, 코르티솔은 에너지원인 포도당을 늘린다. 뇌에서 내장으로 직접 연결되어 평소에는 차분하고 안전하다는 느낌을 제공하는 데 기여하는 미주신경은 활성이 약해진다. 그 결과 심장 박동이 빨라지고, 혈압이 올라간다. 기절하거나 오줌을 지릴 수도 있다. 미주신경의 한 갈래는 얼굴 표정을 만드는 근육으로 향하므로, 이 신경이 활동하지 않으면 얼굴 표정을 정확히 해석하기가 더 어려워진다. 남들이 비슷하게 애매한 표정을 하고 있어서 해석의 여지가 많아지면, 당신은 그 표정을 더 적대적으로 여길 수도 있다. 또 당신은 얼어붙어서 달아나거나 싸우기가 불가능해지는 경향을 보인다. 그리고 손발이 더 차가워지면서 움직이기가 어려워진다.

전면적인 위협 반응은 몇몇 불편한 신체 반응을 일으키는 동시에 심리적인 반응도 촉발한다. 짐작할지 모르겠지만, 위협 반응은 두려움 및 불안과 관련이 있다. 남들 앞에서 실패하지나 않을까 걱정한다면, 창피한 느낌도 든다. 습관적으로 강하게 위협 반응을 일으키는 사람은 앞일을 더욱 걱정하는 경향이 있다. 그들은 아직 일어나지 않은 사건의 나쁜 결과를 으레 상상한다.

우리 연구실에서 조사한 돌보미 중에도 그런 이들이 많았다. 그들은 높은 수준의 위협을 느꼈다. 과제를 막 끝낸 뒤뿐만 아니라, 과제를 시작하기 전에도 그러했다. 이 간병인 집단은 강연을 하고 암산을 해야 한다는 다소 모호한 정보를 들을 때부터 걱정과 두려움을 느꼈다. 그들은 나쁜 결과를 예견했고, 실패하고 창피한 꼴을 당할 것이라고 느꼈다.

집단 전체로 볼 때 우리 간병인들은 더 강한 위협 반응을 일으켰다. 만성 스트레스를 받고 있다 보니, 연구실 스트레스 요인에 더 민감한 반응을 보이게 된 것이다. 가장 강한 위협 반응을 보인 이들은 텔로미어가 가장 짧은 이들이었다. 비간병인들은 지나친 위협 반응을 보일 가능성이 더 적었지만, 그들 중에서 그런 반응을 보인 이들은 텔로미어가 더 짧았다. 가장 중요한 점은 그들이 강한 예기 위협 반응anticipatory threat response을 일으킨다는 것이다. 즉, 일이 일어나기 전부터 연구실 스트레스 요인을 단지 생각만 했는데 위협을 느낀다는 뜻이다.[7] 바로 여기에 스트레스가 어떻게 우리 세포로 손을 뻗치는지에 관한 몇 가지 핵심 정보가 들어 있었다. 스트레스를 주는 사건을 겪을 때뿐만 아니라, 그 사건이 아직 일어나지 않았다 해도 그것에 위협을 느낄 때에도 그런 일이 일어난다.

도전 반응

스트레스에 대한 반응이 위협받는 느낌만 있는 것은 아니다. 도전 의식을 느낄 수도 있다. 도전 반응challenge response을 일으키는 사람은 연구실 스트레스 요인 검사에서 불안하고 초조함을 느끼기도 하지만, 흥분과 기운이 샘솟는 것도 느낀다. 그들은 "그래, 해보자!"는 마음 자세를 보인다.

우리 동료인 캘리포니아대학교 샌프란시스코캠퍼스UCSF의 건강 심리학자 웬디 멘더스Wendy Mendes는 연구실에서 다양한 스트레스 요인에 몸이 어떤 반응을 일으키는지를 10년 넘게 연구해 왔으며, '나쁜 스트레스'에 비해 '좋은 스트레스'를 겪을 때 뇌, 몸, 행동에 어떤 차이가 있는지를 분석해 왔다. 위협 반응이 통증을 차단하고 견디도록 대비시키는 반면, 도전 반응은 지닌 자원을 동원할 수 있도록 돕는다. 심장 박동이 증가하고, 피에 산소가 더 주입된다. 피가 필요한 곳, 특히 심장과 뇌로 더 많이 흘러들도록 해주는 긍정적인 효과들이다. (위협을 느낄 때 일어나는 일과 정반대다. 위협을 느낄 때에는 혈관이 수축한다.) 도전 반응이 일어날 때, 부신은 코르티솔을 왈칵 분비하여 몸의

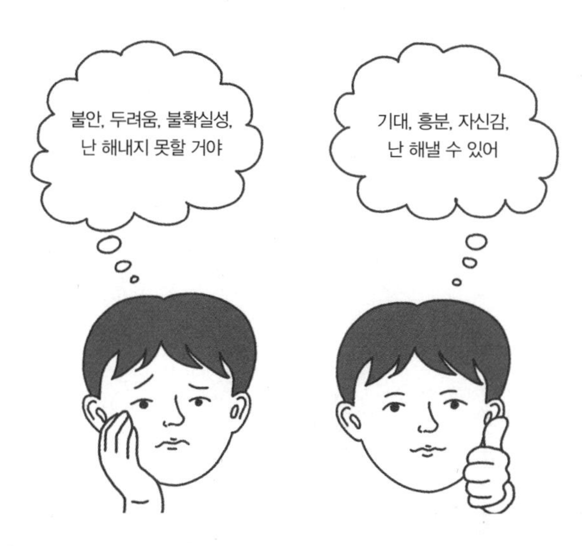
불안, 두려움, 불확실성,
난 해내지 못할 거야
기대, 흥분, 자신감,
난 해낼 수 있어

그림 14 위협 반응 vs 도전 반응

스트레스 상황에 직면하면 사람들은 온갖 생각과 감정을 경험하곤 한다. 여기 두 종류의 반응이 있다. 하나는 위협받는 느낌, 지거나 창피한 꼴을 당하지나 않을까 하는 두려움이 특징이다. 다른 하나는 좋은 결과를 낼 것이라는 자신감과 도전받는 느낌이 특징이다.

에너지를 늘린다. 스트레스 사건이 끝나면 뇌는 재빨리 확실하게 코르티솔 분비를 중단시킨다. 이는 운동을 할 때 일어나는 것과 비슷한 유형의 건강하고 건전한 스트레스다. 도전 반응은 더 정확한 판단을 내리고 과제를 더 잘하는 것과 관련이 있으며, 더 나아가 뇌의 노화 지연 및 치매 위험 감소와도 관련이 있다.[8] 도전 반응을 일으키는 운동선수들은 더 자주 이기며, 올림픽 선수들을 조사해보니 크게 성공한 이들일수록 삶의 문제들을 극복할 도전 과제로 여겨 왔음이 드러났다.[9]

도전 반응은 집중하여 최선을 다함으로써 승리를 거둘 심리적 및 생리적 조건을 조성한다. 위협 반응은 의자에 깊이 몸을 묻거나 얼어붙는 위축되고 패배적인 자세가 특징이며, 나쁜 결과를 예상하면서 부상과 창피함을 겪을까봐 몸을 대비시킨다. 습관적인 강한 위협 반

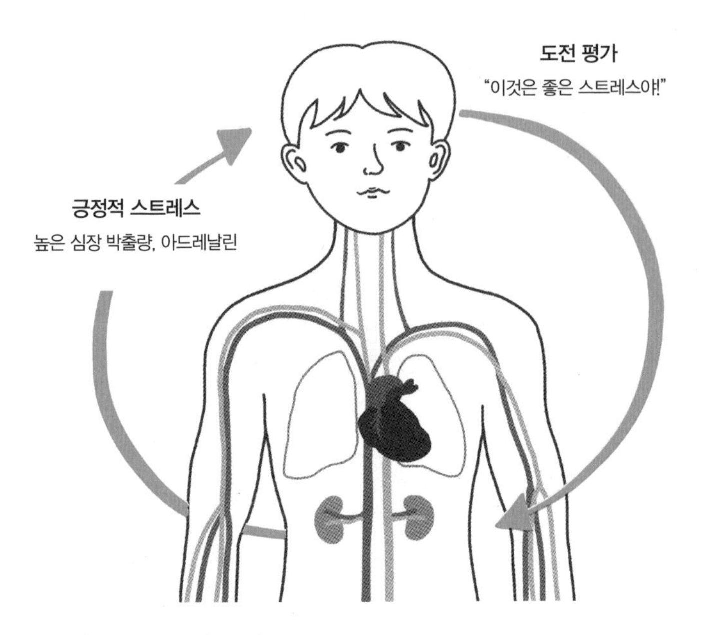

그림 15 긍정적 스트레스 효과

우리 몸은 스트레스 사건에 몇 초 이내에 자동적으로 반응하며, 그 사건을 생각하기만 해도 반응한다. 근육 긴장, 심장 박동, 호흡에서 스트레스 반응을 알아차리기 시작한다면, 우리는 이렇게 말함으로써 그것에 새 이름을 붙일 수 있다. "이것은 내가 잘해낼 수 있게 기운을 불어넣는 좋은 스트레스야!" 그러면 몸의 반응을 더 기운을 불어넣는 쪽으로, 혈관을 더 확장시키고 뇌로 가는 혈액을 늘리는 쪽으로 바꾸는 데 도움이 될 수 있다.

응은 시간이 흐르면서 세포에 영향을 미치고 텔로미어를 마모시킬 수 있다. 한편 강한 도전 반응은 만성 스트레스의 최악의 효과 중 일부로부터 텔로미어를 지키는 데 도움을 줄 수 있다.

대개 오로지 위협 반응만 보이거나, 도전 반응만 보이는 사람은 없다. 대부분은 양쪽을 다 겪는다. 이 반응들의 비율이 텔로미어 건강에 가장 중요하다는 연구 결과가 나와 있다. 실험 자원자들 중에서 도전보다 위협을 더 느낀 이들은 텔로미어가 더 짧았다. 스트레스를 주는 과제를 위협보다 도전으로 받아들인 이들은 텔로미어가 더 길었다.[10]

이것이 당신에게 어떤 의미가 있을까? 희망을 품을 이유가 있다는 뜻이다. 그렇다고 아주 힘겹거나 곤란한 상황이 텔로미어에 해를 끼칠 가능성을 경시하라는 말은 아니다. 하지만 살면서 겪는 힘들거나 스트레스를 주는 사건에 우리가 아무런 조치를 취할 수 없을 때에도, 우리는 그 사건을 보는 관점을 전환함으로써 텔로미어를 보호하는 데 기여할 수 있다.

왜 누구는 상대적으로 위협을 더 느낄까?

자신의 인생에서 겪은 어려운 사건들을 떠올려보라. 스스로에게 물어보라. 내 반응은 위협을 더 느끼는 쪽일까, 도전을 더 느끼는 쪽일까? 아직 일어나지 않은 사건에 예기 위협을 느끼면서 공연한 걱정을 하는가? 아예 일어나지 않을 수도 있는 사건에? 스트레스를 받을 때, 행동할 태세가 되었다고 느끼는가, 아니면 몸을 가리고 숨고 싶다고 느끼는가?

위협 반응을 더 느끼는 경향이 있다면, 그런 안 좋은 감정에 빠지면서 시간을 낭비하지 말라. 어떤 이들은 본래 스트레스에 더 민감하게 반응한다. 또 자신의 환경 변화에 강하게 대처한 일이 생존에 결정적인 기여를 한 일을 겪은 사람도 있고, 더 민감하게 반응한 일이 그런 역할을 했던 사람도 있다. 어쨌든 과거에 누군가는 부족에게 위험을 경고하고 더 호전적인 부족원들에게 위험을 무릅쓰는 짓을 말라고 경고하는 일을 했다.

설령 위협을 느끼는 성향을 강하게 타고나지 않았을지라도, 어떤 조건에서 살았느냐에 따라 타고난 반응 성향이 바뀌었을 수도 있다. 어릴 때 학대를 받은 십대 청소년은 스트레스 과제에 심장에서 세게 피를 뿜어내기보다는 혈관이 수축함으로써, 위협 반응 특유의 혈류량 양상을 보인다.[11] (반면에 유년기에 적당한 수준의 역경을 겪은 이들은 유년기를 순탄하게 보낸 이들보다 스트레스 과제에 더 도전 반응을 보이는 경향이 있다. 적은 용량의 스트레스가 대처하는 데 쓸 수 있는 자원을 제공함으로써, 건전할 수 있음을 보여주는 또 한 가지 증거다.) 앞서 말했듯이, 지속적인 스트레스는 위협을 느끼기 쉽게 만듦으로써 정서 자원을 마모시킬 수 있다.[12]

본래 그렇게 태어났기 때문이든 살아온 환경이 그렇게 만들었기 때문이든 간에, 당신은 강한 위협 반응을 일으킬 수도 있다. 문제는 이것이다. 위협 대신에 도전을 느끼도록 배울 수 있을까? 연구자들은 그렇다고 말한다.

도전 반응을 계발하라

감정이 생길 때 어떤 일이 일어나는 것일까? 예전에 과학자들은 그것이 선형 과정에 가깝다고 믿었다. 즉 살면서 사건을 겪을 때, 우리 변연계는 분노나 두려움 같은 감정으로 반응하고, 그럼으로써 심장 박동이 증가하고 손바닥에 땀이 나는 신체 반응이 일어난다고 보았다. 하지만 실제로는 그보다 더 복잡하다. 뇌는 일이 일어난 뒤에만 반응하는 것이 아니라, 어떤 일이 일어날지 예측하도록 되어 있다.[13] 뇌는 과거 경험의 기억을 이용하여 다음에 어떤 일이 일어날지를 끊임없이 예상하고, 현재 바깥 세계에서 오고 있는 정보 및 우리 몸속의 모든 신호들이 보내는 정보에 따라 그 예측을 수정한다. 그런 다음 뇌는 이 모든 정보에 들어맞는 감정을 내놓는다. 몇 초 사이에 우리는 의식하지 못한 채 이 모든 정보를 하나로 엮고, 어떤 감정을 느낀다.

과거 경험의 '데이터베이스'에 창피함이 많다면, 우리는 다시 창피함을 예상할 가능성이 더 높다. 예를 들어, 아침에 진한 커피를 마셔서 그런지 몰라도 몹시 각성되고 신경과민 상태인데 당신 이야기를 하고 있을 법한 두 사람을 본다면, 당신의 마음은 창피함과 위협이라는 감정을 쉽게 떠올리는 상태가 될 수 있다. 우리 감정은 세계에 대한 순수한 반응이 아니다. 우리 스스로 꾸며낸 세계의 구성물이다.[14]

감정이 어떻게 형성되는지 알면 강한 힘을 지니게 된다. 일단 그 지식을 갖추면, 자신이 겪는 것을 앞에 두고서 더 선택을 할 수 있게 된다. 자기 몸의 스트레스 반응을 느끼고 그것을 자기 뇌의 데이터베이스에 든 해로운 흔한 경험이라고 여기는 대신에, 우리는 자기 몸의 흥분을 뇌가 더 빨리 더 효율적으로 돌아가도록 돕는 연료 공급원이라고 생각할 수 있다. 그리고 이런 연습을 충분히 한다면, 이윽고 당신의 뇌는 흥분이라는 감정을 도움이 된다고 예측하게 될 것이다. 설령 위협을 더 느끼는 쪽의 뇌를 타고 났다고 해도, 당신은 바로 그 본능적인 생존 반응을 즉각 느꼈다가 곧바로 그 이야기를 수정할 수 있다. 도전을 느끼는 쪽을 택할 수 있다.

프로 선수들과 올림픽 선수들에게 자문을 하는 스포츠심리학자 짐 애프러모Jim Afremow에게 한 번은 뛸 때마다 힘들어 하는 100미터 달리기 선수가 찾아왔다. 그녀는 왜 자신이 달리지 못하는지 이미 진단을 받았고 뭘 하고 싶은지도 알고 있었다. "스트레스래요. 경기에 나서려 하면 맥박이 마구 뛰어요. 심장이 가슴 밖으로 튀어나올 것 같고요. 어떻게 하면 멈출 수 있죠? 도와주세요!"

애프러모는 웃음을 터뜨렸다. "정말로 심장이 멈추기를 바라나요?" 그는 운동선수가 할 수 있는 최악의 일이 스트레스를 없애려고 애쓰는 것이라고 말한다. "그들은 스트레스가 경기 준비를 돕는 것이라고 생각할 필요가 있어요. 이렇게 말할 필요가 있어요. '그래, 이게 필요하다니까!' 운동선수는 속이 거북한 기분을 없애려고 하는 대신에, 그 기분이 활짝 펼쳐져서 쭉 밀려 올라오도록 해야 합니다." 다시 말해, 스트레스가 도움이 되도록 만들 필요가 있다.

그 단거리 주자는 애프러모의 조언을 받아들였다. 그녀는 자신의 신체 반응을 경주라는 도전 과제에 대처하는 데 도움을 줄 도구로 봄으로써, 자기 기록을 몇 밀리초 단축하여(100미터 주자에게는 큰 성과다) 개인 최고 기록을 세울 수 있었다.

믿기 어려울 만치 단순하게 들리지만, 위협을 도전으로 전환하는 이 방법이 효과가 있음을 뒷받침하는 연구 결과들이 있다. 실험 자원자들에게 신체 흥분을 성공에 도움을 주는 것이라고 받아들이라고 하자, 도전 반응이 더 강해졌다. 스트레스를 이런 식으로 보라고 격려받은 학생들이 GRE 점수가 더 높아졌다는 연구도 있다.[15] 또한 연구실에서 스트레스 요인들을 접하게 했을 때, '스트레스를 유용하다고 생각하라'는 말을 들은 이들이 사회적 균형을 유지할 수 있었다는 연구 보고도 있다. 도전적인 참가자들은 딴 곳을 바라보거나 머리카락을 만지작거리거나 이것저것 만지작거리는 (모두 다소 위협을 느끼고 있음을 보여주는 징후들) 대신에 시선을 맞춘다. 그들은 어깨가 굳어 있지 않고, 몸도 덜 경직되어 있다. 불안과 창피함을 덜 느낀다.[16] 사람들에게 스트레스가 좋다고 생각하라는 말만 했을 뿐인데도 이 모든 혜택이 나왔다.

도전 반응이 스트레스를 덜 받게 하는 것은 아니다. 당신의 교감신경계는 여전히 몹시 흥분한 상태다. 하지만 그것은 긍정적인 흥분이다. 당신을 더 힘 있고 더 집중된 상태로 만들어준다. 스트레스를 어떤 사건이나 일에 유용한 에너지를 더 부여하는 쪽으로 돌리려면, 스스로에게 이렇게 말하라. "흥분되는군!", "심장이 마구 뛰고 위장이 재주넘기를 하고 있어. 환상적이야. 좋은 강력한 스트레스 반응의 징후야." 물론 우리의 간병인 어머니들이 겪는 것과 같은 감정을 고갈시키는 스트레스를 받고 있다면, 이 말이 너무 입에 발린 소리처럼 느껴질 수 있다. 그렇다면 대신 더 부드러운 방식으로 스스로에게 말하라. "내 몸의 반응은 나를 도우려 하고 있어. 현재의 과제에 집중하는 일을 돕게 되어 있어. 나를 보살핀다는 신호야." 도전 반응은 '스트레스를 주는 일이 일어나고 있어서 너무 행복한 걸' 하는 식의 거짓으로 쾌활한 척하는 태도와는 다르다. 설령 아주 힘든 시기라고 해도 스트레스를 자신의 목적에 맞게 변용할 수 있다는 지식이다.

좋은 스트레스(신생 회사에서 일한다는 흥분에 쉬지도 않고 일하는 성취 스트레스 같은)에 중독되었다고 느끼는 사람들은 좋은 스트레스도 과도해질 수 있다는 것을 안다. 우리의 심혈관계가 활발하게 움직이고 정신이 활동하기에 가장 좋은 상태에 놓일 때 우리는 건강하다고 할 수 있다. 하지만 우리 몸과 마음은 그렇게 고도로 각성된 상태를 계속 유지하도록 되어 있지 않다. 편히 쉬어야 할 필요도 여전히 있다. 비록 그저 푹 쉬는 것이 스트레스 관리의 유일한 원천이라고 과대평가되어 오긴 했지만. 우리는 당신에게 진정으로 회복시켜줄 활동을 규칙적으로 하기를 권한다. 명상, 영창chanting 등 마음챙김 훈련들이 스트레스를 줄이고, 텔로머라아제를 자극하고, 더 나아가 텔로미어 성장에 도움을 줄 수 있다는 확실한 증거가 있다.

간병 같은 만성 스트레스 상황에서도 스트레스는 치울 수 없는 거대한 돌이나 어둠의 장막이 아니다. 스트레스와 스트레스 사건은 각각의 짧은 순간에만 존재하는 것이 아니다. 비록 그런 식으로 찾아올 수 있긴 하다. 각 순간에 우리에게는 어느 정도 자유가 있다. 우리는 그 순간을 어떻게 보낼지 선택할 수 있기 때문이다. 우리는 과거를 고칠 수도 없고 미래에 어떤 일이 일어날지 지정할 수도 없지만, 그 순간에 어디에 주의를 기울일지는 선택할 수 있다. 그리고 비록 즉각적으로 일어나는 반응을 언제나 선택할 수 있는 것은 아닐지라도, 그 뒤에 따르는 반응은 수정할 수 있다.

스트레스 사건을 예상하는 것만으로도 뇌와 몸에 스트레스 사건을 겪는 것과 거의 동일한 효과가 일어난다는 사실을 보여준 탁월한 연구들이 있다.[17] 아직 일어나지 않은 사건을 걱정할 때, 당신은 강이 둑을 넘칠 수 있듯이 스트레스가 시간의 경계를 넘어서 흘러가도록 허용하는 것이다. 더 즐거울 수도 있었을 분, 시간, 날을 침수시키면서 말이다. 걱정거리를 찾아내는 것은 거의 언제나 가능하므로, 스트레스 반응을 거의 끊임없이 유지하는 것도 가능하다. 어떤 사건이 채 시작되기도 전에 나쁜 결과를 예상할 때, 당신은 위협 스트레스의 용량을 늘리는 것이다. 당신에게 전혀 필요하지 않은 것을 말이다. 하지만 중요한 점은 스트레스를 주는 것을 생각하지 않으려 애쓰기보다는 그것을 어떤 식으로 생각하느냐다.

긴 질병수명의 특징

중요한 작업을 마감시한에 맞추어 간신히 끝낸 직후, 또는 바닷가로 오랫동안 미루었던 휴가를 떠나기 위해 비행기에 탄 직후, 감기의 모든 증상들이 한꺼번에 찾아온다. 재채기, 콧물, 목통증, 피로 등등. 우연의 일치라고? 아마 아닐 것이다. 당신의 몸이 스트레스와 적극적으

스트레스를 받는 새의 텔로미어 길이

스트레스와 텔로미어의 관계가 정말로 인과적일까? 그러한지 검증하기 위해, 연구자들은 조류를 대상으로 실험을 해왔다. 야생 유럽가마우지 새끼들에게 스트레스 호르몬인 코르티솔을 섞은 물을 주거나 생포하는 식으로 스트레스를 주었더니, 대조군인 새들에 비해 텔로미어가 더 짧아졌다.[18] 불행히도 이 종은 텔로미어가 일찍 짧아지면 일찍 죽는다고 예상할 수 있다! 앵무새를 홀로 가두어 키우면서 다른 앵무새들과 으레 하는 사교적인 대화를 못하게 하면, 앵무새의 텔로미어 길이가 더 짧아진다.[19] 우리는 사람이 사회적 환경에 민감하게 반응한다는 것을 아는데, 새들도 그런 듯하다.

로 싸우고 있는 동안에, 당신의 면역계는 얼마 동안 왕성하게 활동할 수 있다. 하지만 그 효과는 영구히 지속될 수 없다. 만성 스트레스는 면역계를 여러모로 억누름으로써 우리를 감염에 더 취약하게 하고, 백신 접종을 했을 때 항체가 덜 생기게 하며, 상처가 낫는 데 더 오래 걸리게 한다.[20]

스트레스, 면역 억제, 텔로미어는 불쾌한 관계에 있다. 오랫동안 과학자들은 마음에 사는 스트레스가 어떻게 면역계를 손상시킬 수 있다는 것인지, 확신을 갖지 못했다. 지금 우리는 그 해답의 중요한 부분을 손에 쥐고 있다. 바로 텔로미어다. 만성 스트레스를 받는 이들은 텔로미어가 더 짧고, 짧은 텔로미어는 면역세포의 조기 노화를 가져올 수 있으며, 그것은 면역 기능이 더 나빠진다는 의미다.

텔로미어가 짧아질수록 면역계는 약해진다

어떤 면역세포들은 바이러스 감염에 맞서 싸우는 특수기동대 역할을 한다. 이들을 T세포라고 한다. 가슴의 복장뼈 밑에 자리한 가슴샘thymus gland에 저장되어 있기 때문이다. T세포는 일단 성숙하면, 가슴샘을 떠나서 몸 전체를 계속 돌아다닌다. 각 T세포는 표면에 저마다 독특한 수용체를 갖고 있다. 이 수용체는 경찰 헬기의 탐조등처럼 작용한다. 몸속을 훑으면서 '범죄자', 즉 감염된 세포나 암에 걸린 세포를 찾는다. 노화와 관련하여 특히 관심의 대상이 되는 것은 CD8 세포라는 T세포다.

하지만 T세포가 단순히 악당 세포를 포착하는 것만으로는 충분치 않다. 일을 끝내려면 T세포는 CD28이라는 표면 단백질로부터 제2의 신호를 받아야 한다. T세포는 표적을 죽일 때, 그 표적을 '기억'해둔다. 나중에 같은 바이러스가 몸에 침입하면, 그 표적을 공격했던 세포들을 빠르게 대량으로 만들어내기 위해서다. 불어난 세포들은 그 특정한 바이러스에 맞서서 빠르게 효율적인 면역 반응을 일으킬 수 있다. 백신 접종 때에도 같은 반응이 일어난다. 백신은 대개 바이러스 단백질 조각이나 죽은 바이러스다. 이 면역성은 다년간 지속된다. 첫 백신 접종 때 반응한 T세포들이 오랜 세월(때로는 평생) 몸에 머물면서 그 바이러스가 몸에 다시 침입하면 맞서 싸울 수 있기 때문이다.

우리 몸에는 엄청나게 많은 종류의 T세포가 들어 있으며, 각 T세포는 단 한 가지의 항원이나 바이러스만을 인식할 수 있다. T세포가 엄청나게 다양하기 때문에 특정한 바이러스에 감염되면, 그 바이러스에 맞는 수용체를 지닌 소수의 T세포는 감염에 맞서기 위해 많은 자손을 만들어내야 한다. 이 대규모 세포 분열 과정이 진행되는 동안, 텔로머라아제의 양은 최대 수준으로 늘어난다. 하지만 텔로미어가 짧아지는 속도를 따라갈 수가 없기 때문에, 결국 텔로머라아제 반응은 미미한 수준으로 약해지고, 그 T세포들의 텔로미어는 계속 짧아져 간다. 그래서 이 세포들은 그 영웅적인 반응의 대가를 치른다. 텔로미어가 짧아지면 그 T세포는 늙게 되고, 양호한 면역 반응을 일으키는 데 필요한 CD28이라는 표면 표지도 사라진다. 몸은 경찰 헬기와 탐조등을 구입할 예산이 없어진 도시처럼 된다. 이 도시는 바깥에서 보면 정상인 듯하지만, 횡행하는 범죄에 취약한 상태다. 세균, 바이러스, 암세포가 지닌 항원들은 몸에서 제거되지 않는다. 노인과 만성 스트레스를 받는 사람들을 포함하여 늙은 세포를 지닌 사람들이 병에 매우 취약해지는 이유가 그 때문이며, 그들이 독감이나 폐렴 같은 질병을 이겨내기가 힘든 이유도 그 때문이다. HIV(인간면역결핍바이러스)가 에이즈를 일으키는 이유도 어느 정도는 그 때문이다.[21]

이 늙어가는 T세포의 텔로미어가 너무 짧아지면, 젊은 사람들도 취약해진다. 카네기멜론대학교의 심리학자 셸던 코언Sheldon Cohen은 젊고 건강한 자원자들을 호텔 방에 홀로 지내게 하면서 감기를 일으키는 바이러스를 그들의 코에 뿌리고 결과를 살펴보았다. 먼저 그는 그들의 텔로미어를 측정했다. 면역세포, 특히 거의 노쇠한 CD8 세포의 텔로미어가 더 짧은 이들은 감기에 더 빨리 걸리고, 증상도 더 심했다(휴지를 얼마나 썼느냐로 측정했다).[22]

스트레스를 설득하는 방법

CD8 T세포(면역계의 전투원)는 스트레스에 유달리 취약한 듯하다. 우리는 또 다른 가정 간병인 연구에서, 온종일 집안에서 지내는 자폐아를 돌보는 어머니들의 혈액 시료를 채취했다. 그들은 중요한 CD28 표면 표지를 잃어버린 CD8 세포의 텔로머라아제 양이 더 적었다. 이는 그들의 텔로미어가 앞으로 심각할 만치 짧아질 위험이 있음을 시사한다. 로스앤젤레스에 있는 캘리포니아대학교의 면역학자이자 면역세포 노화 연구의 선구자인 리타 에프로스Rita Effros는 "배양접시 스트레스stress in a dish" 실험법을 창안했다. 그녀는 면역세포에 스트레스 호르몬인 코르티솔을 넣으면 텔로머라아제 수치가 낮아진다는 것을 보여주었다.[23] 그러니 스트레스에 더 건강한 방식으로 대처하는 법을 배울 이유는 차고 넘친다.

텔로미어가 짧을수록 염증이 더 생긴다

불행히도 점점 더 안 좋은 소식들이 이어진다. 늙어가는 CD8 세포의 텔로미어가 닳아 없어질 때, 그 늙어가는 세포는 염증을 유발하는 사이토카인을 분비한다. 전신에 염증 반응을 일으키는 단백질 분자다. 텔로미어가 계속 짧아져서 CD8 세포가 완전히 노쇠해지면, 이 세포는 죽기를 거부하고 시간이 흐르면서 혈액에 계속 쌓인다. (본래 CD8 T세포는 세포자멸[apoptosis]이라는 자연적으로 세포가 죽는 과정을 통해 서서히 제거된다. 세포자멸은 늙었거나 손상된 면역세포가 몸에 쌓이거나 백혈병이라는 혈액암을 일으키지 않도록 제거하는 과정이다.) 이 노쇠한 T세포는 통 속의 썩은 사과로, 사방으로 나쁜 영향을 미친다. 물이 천천히 똑똑 떨어지듯이 해마다 염증 물질을 조금씩 내보낸다. 혈액에 이 늙은 세포가 너무 많아지면, 감염에 시달리고 온갖 염증 질환에 걸릴 위험이 있다. 심장, 관절, 뼈, 신경, 심지어 잇몸까지 병에 걸릴 수 있다. 스트레스로 CD8 세포가 늙어갈수록, 당신도 늙어간다. 생활 연령이 얼마이든 간에 말이다.

스트레스와 고통은 겪을 수밖에 없다. 사람들을 돌보고, 이런저런 문제들에 신경을 쓰고, 위험도 무릅쓰는 것은 삶의 일부이기 때문이다. 그러니 치열하게 삶을 살아가면서 도전 반응을 이용하여 자신의 세포를 보호하자. 이 장의 끝에 나오는 텔로미어 재생 실험실에서는 이 반응을 함양하는 데 도움을 줄 특별한 기법들을 몇 가지 소개한다. 또한 스트레스 때문에 파괴적인 사고에 빠져들곤 한다면(당신은 고통스러운 생각을 억누르거나 그것을 지나치게 반추할지도 모르며, 남들의 부정적인 반응을 예상하기 시작할지도 모른다) 다음 장을 펼쳐보라. 우리는 당신이 이런 해로운 생각에 빠지지 않도록 하여 텔로미어를 보호하도록 도움을 주고자 한다.

늙지 않는 비밀

- 당신의 텔로미어는 사소한 스트레스에는 관심을 보이지 않는다. 반면에 유독한 스트레스는 주의해야 한다. 유독한 스트레스란 다년간 지속되는 심각한 스트레스를 말한다. 유독한 스트레스는 텔로머라아제의 양을 줄이고 텔로미어를 줄일 수 있다.
- 짧은 텔로미어는 면역 기능을 약화시켜서 감기조차 쉽게 걸리게 한다.
- 짧은 텔로미어는 염증을 촉발하며, 염증이 서서히 증가하면 조직이 손상되고 노화 질환들이 생긴다.
- 스트레스를 없앨 수는 없지만, 도전적인 자세로 스트레스 사건에 대처하면 심신의 스트레스 회복력을 증진시키는 데 도움이 될 수 있다.

텔로미어 재생 실험실

자아를 위협하는 스트레스를 줄여라

자기 정체성의 중요한 측면이 위태롭다고 느낄 때, 당신은 아마 강한 위협 반응을 느낄 것이다. 당신이 대체로 자신을 모범 학생이라고 여길 때 기말시험에 심한 스트레스를 느끼는 이유도, 자신을 주로 운동선수로 인식할 때 운동 경기가 그토록 끔찍하게 느껴지는 이유도 이 때문이다. 제 실력을 발휘하지 못하면, 등급이 떨어지거나 경기에 지기만 하는 것이 아니다. 그 경험은 당신의 자존감을 갉아먹는다. 자신의 정체성에 도전을 받으면 위협 스트레스로 이어지고, 그 결과 실력 발휘를 제대로 못할 수 있고, 그 여파로 정체성이 손상될 수 있다. 악순환이다. 그리고 이 악순환은 당신의 텔로미어에 부정적 영향을 미칠 수 있다. 자신의 정체성이 매우 강하고 탄탄하다고 스스로에게 상기시킴으로써 이 악순환을 깨라.

자아 위협을 없애기 위한 지침 스트레스 상황을 생각하라. 이제 마음속으로 또는 종이에 자신이 가치 있게 생각하는 것들의 목록을 적는다(스트레스 상황과 무관한 것들을 고르는 편이 가장 좋다). 예를 들어, 자신에게 중요한 사회적 역할(좋은 부모, 직원, 공동체 구성원 등이 되는 것)이 나 자신이 특히 중요하다고 믿는 가치(신앙, 봉사 등)를 생각해도 좋다. 이제 이 역할이나 가치 중 하나가 당신에게 유달리 두드러진 기여를 한 인생의 특정 시기를 생각해보자.

이런 사고 훈련의 효과를 말해주는 많은 연구 결과가 있다. 대개 이런 연구들에서는 자원자들에게 10분 동안 가치 있게 생각하는 것들을 적으라고 요청한다. 이 작은 조작(가치 확인이라는)은 실험실에서, 그리고 실제 삶에서 스트레스 반응을 줄이고, 도전적인 마음 자세로 스트레스 과제에 대처하도록 하는 데 기여한다.[24] 가치를 자각하는 훈련을 하면 과학 시험에서 더 나은 성적과 더 높은 등수를 받게 된다.[25] 또한 스트레스 반응을 완충시키는 데 도움을 줄 수 있는 뇌의 보상 영역을 활성화한다.[26]

다음번에 위협이 어른거린다면, 잠시 시간을 내어 자신에게 가장 중요한 것들의 목록을 떠올리자. 한 간병인 어머니는 잠시 짬을 내어 자신이 가장 높은 우선순위를 부여하는 것 하나가 자폐아인 아들을 돕는 것임을 떠올린다. 그러면 긴장이 줄어들고 남들이 어떻게 생각할지 신경 쓰는 일로부터 자신을 지킬 수 있게 된다고 말한다. 공개적인 공간에서 난처한 상황에 처할 때, 그녀는 남들의 비난하는 시선을 무시하고서 자기 아들이 필요로 하는 것에만 신경을 쓴다. "내가 보호해주는 공기 방울 안에 들어가 있는 것 같아요. 그 안에서는 스트레스를 훨씬 덜 받아요." 자신의 가치들이 대단히 폭넓은 파급 효과를 일으킨다는 사실을 알아차리기만 해도, 당신은 자존감을 확인하게 되고,

한 사건의 결과에 따라 정체성이 뒤흔들리는 일도 적어진다.

거리두기

자신이 느끼는 자아와 생각하는 자아 사이에 좀 간격을 벌리자. 오즈렘 에이덕Ozlem Ayduk과 이선 크로스Ethan Kross 연구진은 무엇이 감정을 증폭시키고 금방 흩어놓는지를 알아내기 위해, 감정 스트레스 반응을 조작하는 실험을 몇 건 했다. 그들은 자신의 생각과 감정 사이에 거리를 둘 때, 위협 반응을 긍정적인 도전 자세로 전환할 수 있음을 발견했다. 다음은 에이덕과 크로스가 찾아낸 거리두기 방법들이다.

언어적 자기 거리두기 '리즈는 왜 초조해 할까?'처럼, 3인칭을 써서 다가올 스트레스 과제를 생각하자. 제3자인 양 생각한다는 것은 이를테면 '자신을 청중에 소속시키는' 것이거나 '벽에 붙은 파리'로 만드는 것이다. 그러면 벌어지는 일에 지나치게 몰입하는 느낌을 갖지 않게 된다. 자기 참조('나', '나를', '나의 것')가 자신에게 초점을 맞춘다는 징후이며, 더 부정적인 감정과 관련이 있음을 보여주는 연구 결과가 나와 있다. 에이덕과 크로스는 사람들이 자기 자신을 제3자로 여기고 '나'를 쓰지 않을 때 위협, 불안, 부끄러움을 덜 느끼고, 반추를 덜하게 된다는 것을 발견했다. 그들은 스트레스 과제를 더 잘 수행하고, 평가자들도 그들이 더 자신만만하다고 여긴다.[27]

시간 거리두기 곧이어 들이닥칠 미래를 생각할 때, 당신은 더 먼 미래를 생각할 때보다 더 큰 감정 반응을 느낄 것이다. 다음에 스트레스 사건을 접하면, 스스로에게 이렇게 물어보라. 10년 뒤에도 이 사건이 내게 여전히 영향을 미칠까? 사람들에게 스스로 그 질문을 하도록 했더니, 더 도전적인 자세를 취한다는 것이 드러났다. 사건이 일시적인 것임을 알아차리면 더 빨리 극복하는 데 도움이 된다.

시각적 자기 거리두기 거리두기는 위협 반응에 사후에 개입할 수 있는 비결이다. 스트레스 사건을 겪은 뒤에도 여전히 감정이 배어 있다면, 시각적 거리두기를 통해 그 감정을 잠재우는 데 도움이 될 방식으로 처리할 수 있다. 사건을 그냥 곧바로 다시 떠올리면, 그 순간에 느꼈던 감정이 고스란히 다시 떠오를 수 있다. 그 대신에 한 걸음 물러나서 그 사건을 좀 더 멀리서 보라. 영화의 한 장면을 지켜보는 것처럼 말이다. 그런 식으로 하면, 그 사건을 정서적 뇌로 다시 경험하지 않게 될 것이다. 대신에 더 동떨어진 상태에서 명확히 보게 될 것이다.

거리두기는 부정적인 기억의 힘을 얼마간 빼놓는다. 이 기법을 '인지 탈융합cognitive defusion'이라고도 하는데, 뇌의 신경 스트레스 반응을 단번에 줄인다는 것이 알려져 있다.[28] 아마 뇌의 감정 영역 대신에 더 반성적이고 분석적인 영역을 활성화하기 때문인 듯하다. 다음은 에이덕과 크로스가 자원자들의 거리두기를 돕기 위해 썼던 글을 좀 수정한 것이다(우리는 시각적, 언어적, 시간적 거리두기를 결합했다).[29]

> 눈을 감아라. 감정 경험을 한 시간과 장소로 돌아가서 마음의 눈으로 그 장면을 보라. 이제 몇 걸음 물러서라. 그 상황을 벗어나서 사건이

펼쳐지는 것을 멀리서 지켜볼 수 있는, 자신과 동떨어진 사건을 자신이 지켜볼 수 있는 지점까지 물러나자. 이제 마치 멀리에서 처음부터 다시 일어나고 있는 양, 그 경험이 펼쳐지는 것을 지켜보라. 멀리 떨어져 있는 자기 자신을 지켜보라. 동떨어진 자기 자신에게 펼쳐지는 상황을 계속 지켜보면서, 그(그녀)의 감정을 이해하려고 해보라. 그(그녀)는 왜 그런 감정을 느꼈을까? 원인과 이유는 무엇이었을까? 스스로에게 물어보라. "이 상황이 10년 동안 내게 영향을 미칠까?"

회고 스트레스에 시달린다면 (사건 뒤에도 계속 부정적인 감정과 부끄러움을 많이 느낀다면) 시각적 거리두기 전략이 특히 유용할 수 있다. 실제로 스트레스 사건을 겪고 있을 때 이 전략을 시도할 수도 있다. 마음속에서 자신의 몸 바깥으로 걸어 나간다면, 위협과 공격이 임박했다는 느낌을 비껴갈 수 있다.

05

나의 사고 습관과 수명

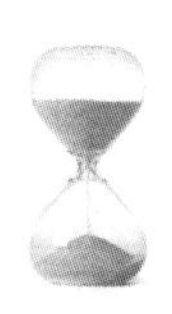

우리는 자신의 마음속에서 어떤 이야기가 오가며, 그것이 우리에게 어떤 영향을 미치는지를 대체로 알아차리지 못한다. 특정한 사고 패턴들은 텔로미어에 해로울 수 있는데, 적대감과 비관적인 생각뿐만 아니라 사고 억제와 반추도 여기에 포함된다. 우리는 자동적인 반응(본래 반추자나 비관론자로 태어난 사람도 있다)을 완전히 바꿀 수는 없지만, 그런 자동적인 양상이 자신에게 피해를 입히는 것을 막고 더 나아가 그 안에서 웃음을 찾아내는 법을 배울 수는 있다. 이 장에서는 자신의 마음 습관을 더 잘 파악하는 법을 알려주고자 한다. 자신의 사고방식에 관해 알면 놀라우면서도 힘을 얻을 수 있다. 자신이 어떤 성향인지 알고 싶다면, 이 장 끝에 실린 성격 평가를 직접 해보시기를 바란다.

몇 년 전, 레드포드 윌리엄스Redford Williams는 직장에서 힘겨운 하루를 보낸 다음 집에 와서 부엌으로 향했다. 그는 걸음을 멈췄다. 식탁에 광고지가 한 뭉치 쌓여 있었다. 바로 전날 아내인 버지니아가 버리겠다고 한 것들이었다. 버지니아는 부엌에서 냄비에 무언가를 보글보글 끓이면서 서 있었다. 광고지들은 전날 그녀가 둔 그 자리에 그대로 있었다.

레드포드는 폭발했다. "당장 저 쓰레기를 치우지 못해!" 그는 명령하듯 소리를 질렀다. 그것이 그가 집에 돌아와서 아내에게 처음으로 한 말이었다.

그는 대체 무슨 생각을 하고 있었던 것일까? 이런 식의 적대감 넘치는 말을 들을 때면 그런 의문이 떠오르는 것이 당연하다. 게다가 레드포드 윌리엄스는 현재 듀크대학교의 저명한 심리학 및 신경과학 교수이자 분노 관리 전문가이므로, 뭔가 답을 줄 수 있다. "나는 지치고, 놀라고, 화가 났던 거 같아요. 아내가 게으르다고, 하기로 약속한 일을 일부러 안 하고 있다고 생각했던 것 같아요. 나는 그녀의 동기를 비난하고 있었어요." 나중에 그는 아내가 자신의 건강에 좋은 음식을 요리하느라 광고지를 치우지 못했다는 사실을 알아차렸다.

과학자들은 특정한 사고 패턴이 텔로미어에 건강하지 않음을 밝혀내고 있다. 완벽하게 치우지 않은 부엌을 보았을 때 윌리엄스가 보인 냉소적 적대감cynical hostility은 더 짧은 텔로미어와 관련이 있다. 비관론도 그렇다. 정신 산만, 반추, 사고 억제를 포함한 다른 사고 패턴들도 텔로미어 손상을 가져올 수 있다.

불행히도 이런 사고 패턴은 자동적이고 바꾸기 어렵다. 타고난 냉소주의자나 비관론자도 있다. 어떤 이들은 이야기할 만한 나이가 된 이래로 사실상 자신의 문제를 계속 곱씹곤 한다. 이 장에서는 이런 자동적인 패턴 하나하나를 살펴볼 것이다. 하지만 자신의 부정적인 생각에 조소를 보내고 그것이 자신에게 해를 끼치지 못하게 막는 법도 배우게 될 것이다.

냉소적 적대감

1970년대에 《A형 행동과 심장병Type A Behavior and Your Heart》이라는 베스트셀러는 A형 성격이라는 용어를 널리 알렸다. 그 책은 A형 행동(몹시 조바심을 내고, 자신의 성취를 중시하고, 남들에게 적대감을 보이는 것이 특징인)이 심장병의 한 위협 요인이라고 주장했다.[1] 당신은 온라인 평가와 인과론적 대화에서 A형 행동이라는 개념을 여전히 볼 수 있다. ("나는 긴 줄에 서 있는 게 정말 싫어. A형이라서 그래.") 실제로 후속 연구들은 빨리빨리 성공하려는 태도가 건강에 반드시 해를 끼치는 것이 아님을 보여주었다. 해를 끼치는 것은 A형의 적대감이라는 요소다.

냉소적 적대감은 고도의 분노라는 감정 양식과 남을 못 믿겠다는 빈번한 생각으로 정의된다. 적대감을 지닌 사람은 단지 '나는 슈퍼마켓에서 길게 줄을 서기 싫어'라고 생각하는 것이 아니다. 적대감이 있는 사람은 '남들이 일부러 빨리 움직여서 내가 밀려나는 거야!'라고 생각한다. 그리고 한바탕 난리를 피우든지, 자기 앞에 서 있는 순진무구한 사람에게 인상을 쓰거나 욕을 퍼붓거나 분노를 드러내든지 한다. 냉소적 적대감을 평가하는 검사에서 높은 점수를 받은 이들은 종종 더 열심히 먹거나 마시거나 흡연을 함으로써 대처하곤 한다. 그들은 심혈관 질환, 대사 질환에 더 잘 걸리는 편이고,[2] 종종 더 젊은 나이에 사망하곤 한다.[3]

또한 그들은 텔로미어가 더 짧다. 영국 공무원들을 대상으로 한 연구를 보면, 냉소적 적대감 검사에서 높은 점수를 받은 이들이 낮은 점수를 받은 이들보다 텔로미어가 더 짧았다. 적대감이 가장 강한 이들은 짧은 텔로미어와 많은 텔로머라아제의 조합을 지닐 가능성이 30퍼센트 더 높았다. 우려할 만한 조합이다. 텔로미어가 너무 짧을 때 텔로머라아제가 텔로미어를 보호하려고 시도하지만 성공하지 못하고 있음을 반영하는 듯하기 때문이다.[4]

이 취약한 세포 노화 양상을 지닌 이들은 스트레스에 건강한 반응이 아닌 정반대의 반응을 보였다. 이상적인 상황일 때, 당신의 세포는 스트레스를 느끼면 코르티솔을 왈칵 분비하고 혈압도 갑자기 증가하는 반응을 보였다가 곧 정상 수준으로 돌아간다. 자신이 직면하는 어떤 도전 과제든 대처할 준비가 되어 있음을 보여주며, 그런 다음 회복된다. 반면에 세포 노화를 보이는 이들은 스트레스를 받을 때 확장기 혈압과 코르티솔 수치가 급격히 솟구치는 양상을 보이지 않았다. 이는 스트레스 반응이 혹사로 망가졌다는 표시다. 이들의 수축기 혈압은 높아졌지만, 스트레스 사건이 끝난 뒤 정상 수준으로 돌아가는 대신에 오랫동안 고조된 상태를 유지했다. 또 그들은 대개 스트레스로부터 완충시켜줄 자원을 거의 지니지 않았다. 예를 들면, 적대감이 더 강할 뿐더러 사회적 인맥이 더 좁고 더 비관적이었다.[5] 신체적 및 심리적 건강이라는 관점에서 볼 때, 이들은 조기에 질병수명 단계에 들어설 가능성이 몹시 높았다. 여성들은 적대감이 더 낮은 경향이 있으며, 심장병에 덜 걸리지만, 우울증 같은 여성 건강에 악영향을 미치는 다른 심리적 요인들이 있다.[6]

비관론

뇌의 주된 일 중 하나는 미래를 예측하는 것이다. 뇌는 앞으로 안전에 위협될 것이 있는지 끊임없이 환경을 훑어서 과거의 경험과 비교한다. 어떤 이들은 위험을 더 빨리 알아차리는 뇌를 지니고 있다. 모호하거나 중립적인 상황에서도, 이들은 '여기서 뭔가 나쁜 일이 벌어질 거야'라고 생각하는 경향이 있다. 최악의 시나리오에 가장 먼저 대비하는, 나쁜 결과를 가장 먼저 예견하는 이들이다. 다시 말해, 이들은 비관론자다.

나(에펠)는 친구 제이미와 함께 도보 여행을 할 때 비관론이 무엇인지를 새삼 떠올렸다. 나는 길이 아닌 곳을 가는 것이 모험이라고 여긴다. 숲 한가운데나 인적이 없는 곳에서 갑자기 집이 나타나면, 나는 기뻐하면서 기대를 품는다. 누군가가 차 한 잔 하고 가라고 초대할지 모르니까! 누군가가 현관으로 걸어 나오면, 적어도 웃음을 띠면서 인사를 건넬 것이라고. 반면에 제이미는 사고방식이 다르다. 그녀는 누군가가 현관으로 걸어 나온다면, 인상을 찌푸리고서 난폭한 말을 할 것이라고, 아마 총까지 들고 있을 것이라고 확신한다. 제이미는 더 비관적인 사고방식을 지니고 있다.

비관론과 텔로미어 길이에 관한 연구를 할 때, 우리는 비관론 검사에서 높은 점수를 받은 이들이 텔로미어가 더 짧다는 것을 발견했다.[7] 여성 약 35명을 대상으로 한 소규모 연구였지만, 1천 명이 넘는 사람들을 대상으로 한 연구를 비롯하여 다른 여러 연구에서 비슷한 결과가 나왔다.[8] 이런 연구들은 비관론이 건강의 위협 요인이라는 많은 증거와도 들어맞는다. 비관론자는 암이나 심장병 같은 노화 질환 중 하나에 걸리면, 병이 더 빨리 진행되는 경향이 있다. 또한 냉소적인 적대감을 지닌 사람들(또 전반적으로 텔로미어가 짧은 사람들)처럼, 그들도 일찍 죽는 경향이 있다.

이미 우리는 스트레스에 위협을 느끼는 이들이 도전을 느끼는 이들보다 텔로미어가 더 짧다는 것을 안다. 정의상 비관론자는 스트레스 상황에 더 위협을 느낀다. 그들은 잘 해내지 못할 것이고, 문제를 처리할 수 없고, 문제가 질질 이어질 것이라고 생각하는 경향이 더 강하다. 그들은 도전하겠다는 의욕을 부리지 않으려는 경향이 있다.

비록 선천적인 비관론자도 있긴 하지만, 아이가 박탈이나 폭력, 곤경을 예상하도록 학습시키는 유년기 환경을 겪으면서 비관론에 빠질 수도 있다. 그런 상황에서는 비관론이 건강한 적응, 즉 반복되는 실망의 고통에 맞선 보호 조치라고 볼 수도 있다.

방황하는 마음

당신이 손에 이 책이나 전자책을 들고 앉아 있을 때, 당신은 자신이 읽고 있는 대목을 생각하고 있을까? 다른 무언가를 생각한다면, 당신의 생각은 즐거운 것일까, 불쾌한 것일까, 중립적인 것일까? 그리고 지금 당신은 얼마나 행복한가?

하버드대학교 심리학자인 매슈 킬링스워스Matthew Killingsworth와 대니얼 길버트Daniel Gilbert는 '자신의 행복을 추적해보세요track your happiness'라는 아이폰 앱을 이용하여 이런 질문을 수천 명에게 했다. 이 앱은 하루 중 아무 때나 무작위로 사람들에게 지금 어떤 활동을 하고 있으며, 정신을 어디에 쏟고 있고, 얼마나 행복한지 등의 비슷한 질문을 하여 응답을 구했다.

모인 자료를 분석한 킬링스워스와 길버트는 우리가 하루의 절반을 자신이 하고 있는 일이 아닌 다른 무언가를 생각하면서 보낸다는 것을 발견했다. 지금 어떤 활동을 하고 있는지와 거의 상관이 없었다. 성행위나 몰입시키는 대화, 운동을 할 때에도, 마음이 방황하는 비율은 30퍼센트나 되었다. 그들은 이렇게 결론지었다. "인간의 마음은 방황하는 마음이다." 여기서 방점은 '인간'에 찍혀 있다. 그들은 동물 중에서 우리만이 지금 당장 일어나지 않는 일을 생각할 능력이 있다고 했다.[9] 이 언어의 힘 덕분에 우리는 계획하고 반성하고 꿈을 꿀 수 있다. 하지만 그 힘에는 대가가 따른다.

이 연구는 사람들이 자신이 지금 하고 있는 일이 아닌 딴 생각을 할 때, 그 일에 몰두하고 있을 때만큼 행복하지 않다는 것을 보여주었다. 즉 길버트와 킬링스워스는 "방황하는 마음은 행복하지 않은 마음이다"라는 것도 알아냈다. 특히 부정적인 마음 방황(부정적인 생각을 하거나 자신이 다른 곳에 있었으면 하고 바라는)은 다음 순간에 불행으로 이어질 가능성이 더 높다. 놀랄 일도 아니다. (자신의 마음이 얼마나 자주 방황하는지 알아보려면, 다음 앱을 내려받으면 된다. https://www.trackyourh

appiness.org)

우리는 동료인 엘리 퍼터먼Eli Puterman과 함께 55~65세의 스트레스 수준이 낮은 건강한 여성 250명을 자세히 조사했다. 우리는 그들의 마음이 방황하는 경향을 평가했다. 그들에게 해당 시점에 몰입하고 있는지, 부정적인 마음 방황을 하고 있는지를 알아보는 두 가지 질문을 했다.

- 지난주 자신이 하고 있는 일에 완전히 집중하거나 몰입하고 있음을 얼마나 자주 느꼈는가?
- 지난주에 자신이 지금 이 자리에 없었으면 하거나 이 일을 하지 않았으면 하고 느낀 적이 몇 번이나 되는가?

그런 다음 우리는 여성들의 텔로미어를 측정했다. 마음이 방황하는 정도가 가장 심하다고 스스로 평가한 여성들(현재에 집중하는 정도가 낮고 다른 곳에 있었으면 하고 바라는 것이라고 정의했다)은 텔로미어의 염기쌍이 약 200개 더 짧았다.[10] 그들이 살면서 스트레스를 얼마나 받았느냐는 상관없었다. 자신이 다른 곳에 있었으면 하는 바람을 깨달은 것은 좋은 습관이다. 그 생각은 불행을 빚어내는 내면의 갈등을 드러낸다. 이런 유형의 부정적인 마음 방황은 주의 깊은 상태와 정반대다. 전 세계로 퍼진 마음챙김 명상Mindfulness Based Stress Reduction, MBSR의 창시자인 존 카밧진Jon Kabat-Zinn이 말한 것과 같다. "이 순간에 다른 일이 일어났으면 하는 바람이 그냥 흘러가도록 놔둘 때, 우리는 지금 당장 일어나는 일과 대면할 수 있는 방향으로 나아가는 뜻 깊은 한 걸음을 내딛는 것이다."[11]

다중 작업에 주의가 분산될 때에도, 우리는 낮은 수준의 유해한 스트레스를 받는다. 설령 알아차리지 못할지라도 말이다. 우리는 본래 많은 시간을 마음 방황을 하면서 보내며, 마음 방황 중에는 창의성에 기여할 수 있는 것도 있다. 하지만 과거에 관한 부정적인 생각을 하고 있을 때 당신은 불행할 가능성이 더 높고, 스트레스 호르몬 수치도 정상일 때보다 더 높을 가능성이 있다.[12] 부정적인 마음 방황이 갈등의 보이지 않는 원천일 가능성이 점점 분명해지고 있다.

주의 산만

오늘날 한정된 우리의 주의 자원에는 늘 압박이 가해지고 있고, 우리는 틈틈이 전자우편을 살펴보는 등 시간을 효율적으로 쓰면서 다중 작업을 하는 경향이 있다. 시간을 가장 효율적으로 쓰는 방법은 한 가지 일을 하면서 그것에 전적으로 주의를 기울이는 것임이 밝혀져 있다. 때로 '몰입flow'이라고 하는 이 '단일 작업하기unitasking'는 매순간을 소비하는 가장 흡족한 방법이기도 하다. 그럴 때 우리는 스스로 만족하고 몰두할 수 있다. 회의가 많은 날이면, 나(에펠)는 회의, 전화, 전자우편, 해야 할 일이 또 뭐가 있더라 하면서 불쑥 끼어드는 생각 사이에 미친 듯이 빨리빨리 주의를 옮길 수도 있고, 아니면 내 앞에 있는 사람에게 전적으로 집중하기로 마음먹을 수도 있다. 후자는 단순한 즐거움을 안겨주며, 내 앞에 있는 사람도 마찬가지로 다른 경험을 하게 된다.

나(블랙번)도 왕성하게 활동하는 연구자이자 엄마이면서 UCSF 정신의학과 학과장이라는 행정 업무도 맡았을 때, 여러 일들이 내 주의를 끌기 위해 줄다리기를 벌이는 것을 느꼈다. 그러다가 어느 날 연구실에서 작은 시험관에 든 분자와 세포를 붙들고 실험하는 일에 깊이 몰두하고 있었는데, 어느새 그 생산적인 일에 몇 시간이 후딱 지나갔다. 집에서 주말에 식구들과 시간을 보낼 때면, 시작하자마자 금방 시간이 다 가는 듯했다. 그렇게 보낸 시간은 시간에 얽매여서 여러 업무 사이를 오가면서 보낼 때와 느낌이 전혀 달랐다. 물론 때로는 어쩔 수 없이 빡빡한 일정에 따라서 다중 작업을 해야 하는 상황이 벌어진다. 하지만 당신이 무엇을 하고 있든 간에, 즉 '몰입'의 형태로 일을 하고 있든 바쁘게 여러 일 사이를 오가고 있든 간에, 당신은 주의를 산만하게 하는 것들을 없애려고 노력할 수 있고, 적어도 하루 중 어떤 시기에는 완전히 몰두할 수 있다.

반추

반추는 자신의 문제를 계속 다시 떠올리는 행위다. 반추는 유혹적이다. 반추의 사이렌 소리는 이런 식으로 울려 퍼진다. 당신이 무언가를 계속 생각한다면, 즉 해결되지 않은 문제나 안 좋은 일을 겪은 이유를 좀 더 생각한다면, 어떤 인지적 돌파구가 생길 것이라고 말이다. '너는 문제를 해결할 거야, 그러면 편안해질 거야!' 하지만 반추는 그저 문제를 푸는 행위처럼 보이는 것에 불과하다. 반추에 사로잡힌다는 것은 점점 더 부정적이고 자기 비판적인 사고라는 소용돌이에 빠져드는 것과 비슷하다. 반추를 할 때, 당신은 사실상 문제를 효과적으로 푼다고 할 수 없으며, 기분만 훨씬 더 나빠진다.

반추는 무해한 반성과 어떻게 다를까? 반성은 일이 그런 식으로 일어난 이유에 관한 자연스러운 호기심이나 내면 관찰이나 철학적 분석이다. 반성은 어떤 건강한 불편함을 빚어낼 수도 있다. 전에 하지 않았던 것을 했으면 하는 생각을 할 때면 더욱 그렇다. 그러나 반추는 기분을 몹시 나쁘게 한다. 설령 멈추려 애쓴다고 해도 중단할 수가 없다. 그리고 해결책으로 이어지지 않는다. 더욱 곱씹기만 할 뿐이다.

반추를 할 때면, 스트레스를 겪는 이유가 사라진 지 오래되어도 신경 세포가 몸을 쿡쿡 찔러댄다. 오래 이어지는 높은 혈압, 빨라진 심장 박동, 더 높은 수준의 코르티솔이라는 형태로다. 차분함을 느끼도록 돕고 심장과 소화계를 안정시키는 미주신경은 활동이 줄어든다. 스트레스 인자가 사라진 지 한참 지난 뒤까지도 약해진 상태를 유지한다. 최근에 우리는 아픈 자녀를 돌보는 건강한 여성들의 일상적인 스트레스 반응을 조사한 바 있다. 스트레스 사건을 더 반추하는 여성일수록, 늙은 CD8 세포, 즉 손상되면 염증 유발 신호를 보내는 중요한 면역세포의 텔로머라아제 수치가 더 낮았다. 반추하는 이들은 우울증과 불안을 더 겪는다.[13] 그리고 그 결과 텔로미어는 더 짧아진다.

사고 억제

우리가 기술할 마지막 위험한 사고 패턴은 일종의 반사고antithought다. 그것은 사고 억제라는 과정이다. 원치 않는 생각과 감정을 내몰려는 시도다.

고인이 된 하버드대 심리학과 교수 대니얼 웨그너Daniel Wegner는 어느 날 19세기 러시아의 위대한 작가 표도르 도스토옙스키의 책을 읽다가 다음 구절과 마주쳤다. "북극곰을 생각하지 않겠다고 해보라. 그러면 북극곰이 지긋지긋하게 매순간 머릿속에 떠오른다는 것을 알게 된다."[14]

그 말에 진리가 담겨 있다고 직감한 웨그너는 실험을 해보기로 결심했다. 그는 일련의 실험을 통해서, 역설적 오류ironic error라는 현상을 발견했다. 어떤 생각을 내쫓으려 애를 쓸수록, 그 생각이 더욱더 당신의 주의를 사로잡을 것이라는 의미다. 어떤 생각을 억제한다는 것이 우리 마음에는 힘든 일이기 때문이다. 억제하려면 그 금지한 항목에 관한 자신의 정신 활동을 끊임없이 감시해야 한다. 여기 어딘가에 북극곰이 있지 않나? 북극곰을 유빙(流氷) 뒤로 밀어 넣으려 하면, 곰은 불쑥 고개를 내민다. 친구들까지 덩달아 데려와서 말이다. 애초에 북극곰에 대한 생각을 억제하려고 시도하지 않았을 때보다 북극곰을 더 생각하게 된다. 역설적 오류는 담배를 끊으려고 애쓰는 흡연자가 계속 담배를 생각하게 되고, 음식 생각을 하지 않으려고 필사적으로 다이어트를 하려는 사람의 머릿속에 달콤한 아이스크림이 계속 떠오르는 이유다.

역설적 오류는 텔로미어에도 해로울 수 있다. 우리는 만성 스트레스가 텔로미어를 줄일 수 있다는 것을 안다. 하지만 나쁜 생각을 무의식의 가장 깊은 물속으로 가라앉힘으로써 스트레스를 주는 생각을 관리하려 애쓰다가는 역풍을 맞을 수도 있다. 만성 스트레스를 받는 뇌는 이미 자원들을 총동원하고 있는 상태다(이것을 인지 부하라고 한다). 그래서 생각을 억제하기가 더욱 어려워진다. 스트레스를 줄이기는커녕 더 받는다. 억제의 어두운 힘을 보여주는 고전적인 사례는 외상후 스트레스 장애post-traumatic stress disorder, PTSD가 있는 이들이다. 당연히 그들은 끔찍한 스트레스를 준 시간을 기억하고 싶지가 않다. 하지만 그 끔찍한 기억은 예기치 않게 거슬리는 방식으로 일상생활에 끼어들거나 밤에 꿈으로 기어 들어온다. 때로 그들은 그런 생각이 마음에 침입하도록 놔두었다고, 또 그 생각에 감정적으로 반응한다고 자기 자신을 심하게 비난할 것이다.

이 관계들을 잠시 살펴보자. 우리가 기분 나쁜 생각을 몰아내면 그 생각은 불가피하게 더욱 강해져서 돌아오고, 그러면 우리는 기분이 더 나빠지고, 기분이 나쁘다는 생각에 더욱 기분이 안 좋아진다. 부정적 판단의 이 추가층(기분 나쁨에 대한 기분 나쁨의 층)은 대처하는 데 쓸 수 있는 마지막 남은 에너지까지도 질식시키는 무거운 담요가 될 수 있다. 그것이 사람들이 몹시 우울한 상태에 빠져드는 한 가지 이유다. 한 소규모 연구에서는 부정적 감정과 사고를 회피하는 태도와 짧은 텔로미어 사이에 상관관계가 있음이 드러났다.[15] 텔로미어가 짧아진 이유를 회피만으로 설명할 수는 없을 것이다. 하지만 다음 장에서 살펴보겠지만, 치료받지 않은 임상적 우울증이 텔로미어에 극도로 나쁘다는 증거들이 많이 있다. 요약하자면 이렇다. 사고 억제는 만성 스트레스 각성과 우울로 향하는 왕도다. 그리고 후자는 둘 다 텔로미어를 줄인다.

탄력적 사고

당신이 지금까지 기술한 고통스러운 정신적 습관(비관론, 반추, 부정적 마음 방황, 냉소적 적대감이 특징인 생각) 중 어느 것에 시달리고 있다면,

스트레스를 받는 날을 해부하면

최근에 우리는 자폐 스펙트럼 장애가 있는 자녀를 돌보는 어머니들을 추적 조사했다. 우리는 그들이 어떤 감정을 갖고 하루를 보내는지 낱낱이 해부하고 싶었다. 그들이 평범한 자녀를 키우는 어머니들로 이루어진 대조군보다 더 우울한 기분으로 하루를 시작한다는 것은 놀랍지 않다. 하루가 펼쳐질 때, 그들은 스트레스 사건을 더 위협적이라고 보았다. 간병인 어머니들은 전에 일어났던 스트레스 사건을 더 반추했다. 또 그들은 더 부정적인 마음 방황을 한다고 스스로 적었다. 간병의 만성 스트레스는 과민 스트레스 증후군hyperreactive stress syndrome을 일으키는 듯하며, 그런 증후군이 생기면 스트레스 사건을 더 자주 예견하거나 걱정하거나 과잉 반응하거나 반추하곤 한다.

이 어머니들의 세포를 조사했더니, 늙은 CD8 세포의 텔로머라아제 수치가 상당히 낮았다. 그리고 연구에 참여한 모든 여성에게서, 부정적 사고와 낮은 텔로머라아제 수치 사이에 상관관계가 있었다. 긍정적인 측면에서 보자면 즐거운 기분으로 깨어나고, 스트레스에 도전 반응을 보이고, 반추를 회피하려고 노력하는 간병인 어머니들도 많았다는 것이다. 그리고 이런 습관들은 모두 더 높은 수치의 텔로머라아제와 상관관계가 있었다.

아마 어떤 변화를 바랄 것이다. 하지만 단지 멈추라고 자신에게 명령하는 것만으로 부정적 사고를 끝낼 가능성은 적다. 생각을 바꾸어야 한다고 스스로를 꾸짖는 이들을 대할 때 우리는 시트콤 〈사인펠드Seinfeld〉의 한 장면을 떠올린다. 프랭크 코스탄자가 조지 자동차의 좌석 배치를 바꾸겠다고 땀을 뻘뻘 흘리며 애쓰다가 두 손을 들어 올리고 소리치는 장면이다. "침착하자! 침착해!" 프랭크는 혈압이 너무 높을 때 마음을 가라앉히기 위해 하는 말이라고 설명한다. 조지는 뒷거울로 아버지를 주시한다. 얼굴이 벌겋게 달아올라 있고 사실상 입에 거품을 물고 있다. 침착함과 정반대다.

"또 소리 지르시려고요?"

스스로에게 소리를 지르는 방법은 먹히지 않는다. 우선 냉소적 적대감과 비관론 같은 성격 형질은 유전적 요소를 지닌다. 즉, 단단히 굳은 것이다. 그리고 유년기에 마음의 상처를 많이 입었다면, 부정적 생각을 자주 할 수도 있다. 그런 생각은 평생에 걸친 습관이 되고, 완전히 없어지지 않을 가능성이 있다. 그러니 자기 자신을 비난하는 것은 효과가 없을 가능성이 높다. 다행히도 탄력적 사고를 함으로써 부정적 사고 패턴의 영향 중 일부를 차단할 수 있다.

탄력적 사고resilient thinking는 수용acceptance과 마음챙김mindfulness을 토대로 한 신세대 요법들에 담겨 있다. 이 요법들은 당신의 생각을 바꾸려 하지 않는다. 대신에 당신과 그 생각 사이의 관계를 바꾸는 데 기여한다. 당신은 자신의 부정적 생각을 믿거나, 그것을 토대로 행동하거나, 그 생각이 마음에 떠올랐다고 해서 몹시 기분 나빠할 필요가 없다. 아래에 더 탄력적인 방식으로 부정적 사고 패턴에 대처하는 방법들을 제시했다. 이 방법들은 당신의 기분을 더 좋게 하는 데 도움이 될 것이다. 그리고 우리는 지금까지 수행된 예비 임상 시험들을 토대로 할 때, 당신의 스트레스 탄력성을 증진시키는 것이 전반적으로 세포 건강에도 좋다고 믿는다.

부정적 사고를 느슨하게 하는 사고 인지

여기서 기술한 부정적 사고 패턴은 자동적이고, 과도해진 형태다. 지배력을 발휘하며, 우리의 마음을 장악한다. 마치 주변에서 실제로 벌어지는 일을 볼 수 없도록 뇌에 가리개를 씌운 듯하다. 부정적 사고 패턴이 당신을 지배할 때, 당신은 실제로 자신의 아내가 게으르다고 믿는다. 그녀가 건강에 좋은 저녁을 차리기 위해 열심히 일하고 있다는 것을 보지 못한다. 당신은 낯선 사람이 총을 들고 집에서 나올 것이라고 믿는다. 그 예상이 몹시 지나치다는 것을 알아차리지 못한다. 하지만 자신의 생각을 더 알아차리게 될 때, 당신은 가리개를 벗는다. 반드시 그 생각을 멈추는 것은 아니지만, 더 명확히 보게 된다.

사고 인지를 직접적으로 촉진하는 활동들이 있는데, 대다수의 명상, 특히 마음챙김 명상과 심신을 갈고 닦는 대다수의 훈련들이 여기에 포함된다. 같은 걸음걸이를 꾸준히 반복하는 장거리 달리기도 사고 인지와 현재 지향성에 도움을 줄 수 있다. 당신은 자신의 발이 땅에 닿을 때 생기는 리듬을 알아차리고, 지나치는 나무와 잎의 세세한 모양을 알아차리고, 스쳐 지나가는 생각들을 알아차릴 수 있다. 어떤 형태의 심신 단련이든 꾸준히 하면 자신에 관한 부정적 사고에 덜 초점을 맞출 수 있고, 자기 주변과 다른 사람들을 더 잘 알아차리게 된다. 또한 반응을 일으킬 때마다, 자신이 부정적 사고를 하고 있음을 알아차릴 수 있고, 그런 생각이 더 일찍 사라진다. 이처럼 사고 인지는 스트레스 탄력성을 증진시킨다.

자신의 생각을 알아차리려면, 눈을 감고 호흡을 가라앉힌 다음, 자신의 마음이라는 극장 화면에 초점을 맞추자. 마음속에서 한 걸음 뒤로 물러나서 마치 혼잡한 거리의 교통 흐름을 지켜보는 것처럼 자신의 생각이 흘러가는 것을 지켜보자. 어떤 이들에게는 그 거리가 폭풍우가 휘몰아칠 때의 뉴저지주 고속도로 같을 것이다. 매끄럽고, 혼잡하고, 심장이 두근거리는 것처럼 빠르게 움직인다. 아주 좋다. 스트레스를 일으키는 생각을 비롯하여 자신의 생각을 더 잘 알게 되면, 당신은 그것을 분류하고, 받아들이고, 더 나아가 웃음까지 지어보일 수 있다. ("이런, 또 내 자신을 비판하고 있네. 너무 자주 그러니까 웃기네.") 자신의 생각을 수면 아래로 밀어 넣거나 그것이 자신의 행동을 지배하도록 허용하는 대신에, 당신은 부정적 사고가 스쳐 지나가도록 놔둔다.

사고 인지는 반추를 줄일 수 있다.[16] 자신의 본능적 사고와 그 생각에 대한 반응 사이의 거리를 벌림으로써 자동적인 부정적 사고에 대처하도록 도울 수 있다. 당신은 머릿속에서 펼쳐지는 이야기 줄거리를 그대로 따라갈 필요가 없다는 것을 깨닫는다. 이야기 줄거리가 대개 생산적인 사고로 이어지지 않는다는 사실을 알아차릴 것이기 때문이다.

우리는 하루에 약 65,000번 생각을 하는 듯하다. 우리는 생각이 떠오르는 것을 사실상 통제하지 못한다. 우리가 어떻게 하든 간에 떠오른다. 그중에는 우리가 결코 초청하지 않은 생각도 들어 있다. 하지만 사고 인지를 훈련하면, 당신은 자기 생각의 약 90퍼센트가 이전에 떠올랐던 생각을 되풀이하는 것임을 알아차린다. 그 생각을 움켜쥐어야 한다는 느낌을 덜 받고, 생각이 어디로 흘러가든 그냥 놔둔다. 그런 생각들은 따라갈 가치가 없다. 시간이 흐르면서, 당신은 자신의 반추나 골치 아픈 생각과 대면하고서 이렇게 말하는 법을 배우게 된다. "그냥 생각에 불과해. 사라질 거야." 그리고 그것이 바로 인간의 마음이 지닌 비밀 중 하나다. 즉, 우리는 자신의 생각이 말하는 것을 전부 다 믿을 필요는 없다. (자동차 뒤에 붙인 스티커에 적힌 현명한 글귀처럼 말이다. "자신이 생각하는 것을 다 믿지는 마세요.") 우리가 유일하게 확신할 수 있는 것은 우리 생각이 끊임없이 변한다는 것이다. 사고 인지는 이 말이 진실임을 깨닫도록 도와준다.

나(블랙번)는 몇 년 전 마음챙김 명상이 무엇인지 알아보고 경험해보고자 명상 센터를 찾아갔다. 텔로미어에 관한 공동 연구 중에 명상의 효과를 알아보는 것도 있었기 때문이다. 관심이 있는 다른 과학자들, 그리고 심리학자들과 함께 나는 캘리포니아 남부에 있는 한 조용한 곳에서 일주일을 묵으면서 티베트 명상법을 잘 아는 교사인 앨런 월리스Alan Wallace에게서 명상하는 법을 배웠다. 마음챙김을 처음 접하는 나는 마음 훈련이 주의 집중을 대단히 강조한다는 사실을 알고서 놀랐다. 나는 마음챙김 명상법이 고마움 같은 자발적인 즐거운 감정들을 함양하면서 마음을 차분하게 해준다는 것을 알아차렸다.

여러 해가 흐른 뒤인 지금도, 나는 현재 무엇을 하고 있든 간에 그것에 더 집중하는 능력을 여전히 간직하고 있다. 이 능력을 더 함양하고자, 나는 지루하거나 좀이 쑤시거나 조급해할 수도 있을 시간에 짧게 명상을 하곤 한다. 비행기가 이륙할 때를 기다리거나, 샌프란시스코에서 버스를 타고 회의에 가는 길에, 컴퓨터가 켜지기를 기다리는 시간에, 심지어 전자레인지가 커피를 데우는 시간에도 말이다.

자신의 머릿속에 부정적인 생각이 줄달음친다는 것을 알아차리면, 이렇게 해보시라. 먼저 눈을 감는다. 호흡을 평소처럼 하되 호흡에 주의를 기울인다. 갖가지 생각이 머릿속에 떠오를 때, 자신이 그저 그것들을 지켜보는 자이며, 그것들이 조용히 떠돌다 사라지는 것을 지켜본다고 상상하자. 생각이나 그 생각을 하는 자신을 판단하려고 하지 말라. 다시 호흡에 주의를 기울이면서, 숨을 들이마시고 내뱉을 때의 자연스러운 느낌에 초점을 맞추라.

훈련을 할수록 마음속에서 부산을 떨던 생각들이 차분해질 것이고, 당신은 더 집중된 상태에 놓일 것이다. 자신의 마음을 스노글로브snow globe 같다고 상상해보라. 마음은 때로 불안정한 상태에 있으며, 글로브는 생각들이 구름처럼 날리면서 탁하다. 하지만 잠깐 명상하는 시간을 가지면 그 생각들이 이윽고 가라앉음으로써, 마음이 더 명료해질 수 있다. 자신의 생각을 무작정 따라가게 되지 않을 것이다.

물론 더 오랜 시간 훈련을 하거나 마음챙김 명상 센터에 가서 이 새로운 명상법을 더 수월하게 배운다면 나을 것이다. 하지만 완벽함에 집착하지 말라. 틈틈이 더 짧은 시간에 마음챙김 명상을 하는 것도 사고 인지를 발전시키고 부정적 사고 패턴의 힘을 줄이는 데 도움이 될 것이다.

마음챙김 훈련과 삶의 목적

지금까지 이루어진 명상 연구 중 가장 극적이면서 포괄적인 한 연구에서는 경험 많은 명상가들을 불교 지도자인 앨런 월리스와 함께 콜로라도 로키산맥에 있는 명상 센터로 보냈다. 그들은 3개월 동안, 편안하고 활기찬 상태와 주의 집중력을 함양하기 위해 집중 명상을 수행했다. 또 명상가들은 연민 같은 자기 자신과 남을 이롭게 하려는 열망을 함양하도록 고안된 훈련도 했다.[17] 게다가 채혈 등 다양한 실험에도 참여했다. 데이비스에 있는 캘리포니아대학교의 대담한 연구자 클리퍼드 새런Clifford Saron 연구진은 명상가들의 텔로머라아제 수치도 측정하기로 결정했다. 그래서 연구진은 산중에 연구실을 짓고서, 냉동 원심분리기와 세포를 영하 80도 이하로 보관하는 데 필요한 드라이아이스 냉동고도 장만했다. 그 말은 연구 과제가 진행되는 동안 2.5톤에 달하는 드라이아이스를 산속까지 운반해야 했다는 의미다.

결과는 석 달 동안 매일 아름다운 풍경 한가운데에 앉아서 영감을 주는 지도자의 말에 귀를 기울이면서 마음이 맞는 사람들과 함께 명상을 한다고 했을 때 예상할 수 있는 그대로였다. 명상 센터를 나온 뒤, 명상가들은 기분이 나아진 것을 느꼈다. 걱정이 줄고, 회복력이 더 좋아지고, 남과 더 공감했다. 주의 집중 시간도 늘었고 습관적인 반응도 더 잘 억제할 수 있었다.[18] 연구진이 5개월 뒤 명상가들을 조사했더니, 여전히 효과가 강하게 남아 있었다. 그들은 명상을 통해 얻은, 반응을 억제하는 능력의 증진이 장기적으로 정서적 행복을 높일 수 있다는 것을 보여주었다.[19] 자신이 산에 올라갈 차례를 기다리면서 집에서 대기하고 있던 경험 많은 명상가들로 이루어진 대조군은 명상 센터에서 훈련하기 전까지는 이런 효과를 경험하지 못했다.

또 명상가들은 삶의 목적의식이 높아진 것도 경험했다. 목적의식을 지닐 때, 당신은 아침에 깨어나자마자 임무를 떠올리고, 결정과 계획을 더 쉽게 한다. 위스콘신대학교의 신경과학자 리처드 데이비슨Richard Davidson은 자원자들에게 스트레스를 주는 사진들을 보여주었다. 대개 사진을 보여주면서 동시에 큰 소음을 냄으로써 놀람 반응을 강화했다. 눈 깜박임 놀람 반응은 뇌의 자동적인 방어 반응을 보여준다. 삶의 목적의식이 가장 강한 이들은 더 탄력적인 스트레스 반응, 더 낮은 반응성, 눈 깜박임 놀람 반응 이후에 더 빠른 회복을 보여주었다.[20]

강한 삶의 목적의식은 뇌졸중 위험 감소와 면역세포의 기능 향상과도 관련이 있다.[21] 또 삶의 목적은 더 적은 복부 지방 및 더 낮은 인슐린 민감성과도 관련이 있다.[22] 게다가 삶의 목적의식이 더 높아지면 자기 자신에게 더 신경을 쓰도록 자극할 수도 있다. 목적의식이 더 강한 이들은 질병을 조기에 검출하는 검사(전립샘 검사와 유방 촬영 검사 같은)를 더 받는 경향이 있고, 병에 걸렸을 때 입원 일수가 더 적다.[23] 작가인 레오 로스턴Leo Rosten은 이렇게 말했다. "삶의 목적은 행복해지는 것이 아니다. 더 중요하게, 더 생산적이게, 더 쓸모 있게, 지금까지의 삶과 달라지게 하는 것이다." 하지만 행복해지는 것과 목적의식을 갖고 생산적이 되는 것 사이에 경쟁이 벌어질 필요는 없다. 둘은 함께 나아간다.

삶의 목적은 에우다이모니아적eudaemonic 행복, 즉 자신이 더 큰 무언가에 속해 있다는 건강한 느낌을 가져오는 것이다. 에우다이모니아적 행복은 몹시 원하는 무언가를 먹거나 살 때 경험하는 일시적인 행복이 아니다. 그것은 지속성을 띤 평안함이다. 강한 목적의식과 자존감은 삶의 사건들, 즉 우리의 삶을 뒤흔드는 크고 작은 사건들 속에서도 안정감을 느끼도록 돕는 기반 역할을 할 수 있다. 힘든 시기에 우리는 그것들을 계속 마음속에서 불러낼 수 있다. 그럴 때 무의식적이며 자동적인 수준에서 일어나는 위협 스트레스로부터 우리를 보호할 수도 있다. 목적의식이 강하면, 기쁨과 슬픔을 양쪽 다 포함한 삶의 흥망성쇠를 의미 있는 맥락이나 그릇 속에 더 쉽게 끼워 맞출 수 있다.

세포 노화는 어떨까? 새런은 혈액을 채취한 뒤 원심 분리하여 백혈구를 보관했다. 나중에 블랙번과 우리 동료 주 린Jue Lin은 연구실에서 그것으로 명상가들의 텔로머라아제 활성을 조사했다. (당시 우리는 텔로미어가 금방 변할 수 있다고는 생각하지 않았기에, 겨우 몇 달 동안 사람들을 추적하는 연구에서는 텔로미어 길이를 재지 않았다.) 토냐 제이콥스Tonya Jacobs는 텔로머라아제를 삶의 목적 같은 행복한 마음 상태의 변화와 연관 지어서 꼼꼼하게 분석했다. 전반적으로 명상 센터에 있던 집단은 대기하고 있던 대조군에 비해 텔로머라아제가 30퍼센트 더 많았다. 그리고 명상가들의 삶의 목적의식 점수가 더 높아질수록, 텔로머라아제 수치도 더 높아졌다.[24] 관심이 있는 독자들을 위해 덧붙이자면, 명상은 삶의 목적의식을 증진키는 중요한 방법이 될 것이 분명하다. 물론 더 큰 목적의식을 달성할 방법들은 많으며, 어느 것을 선택할지는 자신에게 가장 의미 있는 것이 무엇인지에 따라 다르다.

은퇴 후 새로운 목적과 봉사

자신이 은퇴하여 여러 해를 보내고 있다고 상상하자. 당신은 틀에 박힌 생활을 하며, 매일 어떤 일이 일어날지 안다. 그런데 누군가 오더니 한 위기 가정의 동네아이를 상담하는 지도교사가 되어달라고 부탁한다. 당신은 뭐라고 할 것인가? 일상적인 업무에 더 이상 익숙하지 않으며 저소득층 아이들을 가르치는 일에는 더더욱 그러한데 어찌해야 할까?

은퇴자가 일주일에 15시간씩 자원 봉사를 하면서 교육 사업에 참가할 때 어떤 일이 일어날까? 경험 봉사단Experience Corps은 은퇴자들에게 도시의 저소득층 아이들이 다니는 미국 공립학교의 지도교사 자리를 알선해주는 놀라운 사업을 펼치고 있다. 그 일은 강도 높은 자원 봉사 활동이며 나름의 스트레스를 안겨준다. 한 노인학 연구자들은 이 세대 간 사업이 참여한 모든 이들의 건강에 도움이 될 수 있는지 알아보고자 했다. 그래서 연구진은 아이와 어른 양쪽이 이 사업에서 어떤 혜택을 받고 있는지를 조사해왔다. 지금까지 나온 결과들은 심오하다.

우선 자원자들의 스트레스 경험을 자세히 살펴보자. 연구진은 많은 자원 봉사자들을 만나서 자원 봉사의 스트레스와 보상을 조사했다. 자원 봉사자들은 아이들의 말썽에 대처해야 했고, 때로는 가르칠 수 없는 상황이 벌어지기도 했다. 그들은 부모의 육아 소홀 같은 아이들의 개인적 문제들도 상세히 지켜보았다. 학교 교사들과의 관계가 언제나 좋은 것도 아니었다. 하지만 보상은 많았고, 전체적으로 따져볼 때 혜택이 스트레스의 측면들을 능가했다. 그들은 아이들을 돕고 아이들이 발전하는 모습을 지켜보면서 기뻐했고, 아이들과 특별한 관계를 맺었다.[25] 이 말은 긍정적인 스트레스의 형태처럼 들린다!

건강에 미치는 영향을 조사하기 위해, 연구진은 경험 봉사단에게 무작위 대조 실험을 했다. 나이 든 이들을 무작위로 경험 봉사단에 넣거나 대조군에 넣었다. 2년 뒤 자원자들은 더 '생성적generative'(남을 도움으로써 더 많은 것을 성취했다고)이라고 느꼈다.[26] 자원자들은 생리적으로도 변화를 겪었다. 대조군은 뇌 부피(피질과 해마)가 줄어든 반면, 자원 봉사자들은 증가했다. 남성들이 더 그랬다. 그들에게서는 3년 동안 일어난 노화 과정이 2년 동안의 자원 봉사를 통해 역행했다. 이 증가는 뇌 기능이 더 나아진다는 의미다. 뇌 부피가 더 증가할수록, 기억력이 더 좋아진다.[27] 이런 행복과 뇌 부피의 증가는 작가 아나이스 닌Anaïs Nin이 한 말을 떠올리게 한다. "삶은 자신의 용기에 비례하여 줄어들거나 확장된다."

고통 대신 자기연민을

탄력적 사고를 돕는 또 한 가지 기법은 자기연민self-compassion이다. 자기연민은 자기 자신을 향한 친절함, 고통을 겪고 있는 사람이 자신만이 아니라는 인식, 굴복하지 않으면서 힘겨운 감정을 직시하는 능

신중한 성격과 텔로미어

냉소적 적대감과 비관론 같은 성격은 텔로미어를 손상시킬 수도 있지만, 텔로미어에 좋은 듯한 특성도 하나 있다. 바로 신중함conscientiousness이다. 신중한 사람은 체계적이고 끈기 있고 과제 지향적이다. 그들은 장기 목표를 위해 열심히 일하며, 그들의 텔로미어는 더 긴 경향이 있다.[28] 한

연구에서는 교사들에게 신중한 정도에 따라 학생들의 등급을 매겨달라고 부탁했다. 40년 뒤 조사하니, 신중함에서 가장 높은 점수를 받은 학생들은 가장 적은 점수를 받은 학생들보다 텔로미어가 더 길었다.[29] 이 발견은 중요하다. 신중함은 가장 일관성 있는 수명 예측 지표인 성격 특성이기 때문이다.[30]

충동 조절을 잘하는, 즉 과소비나 과속, 폭식, 폭음 같은 곧바로 주어지는 (그리고 때로 위험한) 보상이라는 미끼를 물지 않고 나중으로 미룰 수 있는 것도 신중함의 일부다. 높은 수준의 충동성도 마찬가지로 더 짧은 텔로미어와 관련이 있다.[31]

유년기의 신중함은 수십 년 뒤 장수의 예측 지표가 된다. 미국의 노인 의료 보험 환자들을 연구했더니, 자제력이 강한 사람들이 덜 신중한 사람들보다 34퍼센트 더 오래 산다고 드러났다.[32] 아마 신중한 사람들이 충동을 더 잘 조절하고, 매일 같이 건강을 위해 노력하고, 의사의 권고를 잘 따르기 때문일 것이다. 또 그들은 더 건전한 관계를 추구하고 더 좋은 직장 환경을 찾는 경향이 있다. 이 모든 것들은 상호 강화하면서 행복과 번영에 기여한다.[33]

력을 가리킨다. 자신을 매질하는 대신에, 친구를 대하는 것과 똑같이 자기 자신을 따스하고 이해하는 시선으로 바라보는 것이다.

자신의 자기연민이 어느 수준인지를 알아보려면, 크리스틴 네프Kristin Neff의 자기연민 척도를 토대로 한 다음 질문들에 답해보라.[34] 자신의 성격 중 좋아하지 않는 측면들을 인내심을 갖고 관대하게 보려고 노력하는가? 고통스러운 일이 일어날 때, 균형 잡힌 관점을 취하려고 노력하는가? 누구나 단점이 있으며 당신만 그런 것이 아니라고 자신에게 상기시키는가? 자신이 필요로 하는 배려를 자기 자신에게 하는가?

모두 예라고 답한다면 당신은 자기연민이 강하다는 뜻이며, 아마 어떤 스트레스를 받든지 대개 금방 회복될 것이다.

이제 이런 질문들을 해보자. 자신에게 중요한 어떤 일에 실패할 때, 당신은 자신을 호되게 꾸짖는가? 부족하다는 자괴감에 빠져드는가? 자신의 단점을 비판하는가? 남들과 동떨어져서 고립되고 혼자라고 느끼는가?

이 질문들에 모두 예라고 답한다면, 당신은 자신에게 연민을 느끼기가 어렵다는 뜻이다. 자기연민은 당신이 계발할 수 있는 기술이다. 또 부정적 사고에 대한 탄력적 반응을 계발하는 데에도 도움을 줄 기술이다.

자기연민 수준이 높은 이들은 부정적 사고와 감정이 밀려들 때, 다른 이들과 다르게 대처한다. 그들은 제대로 못한다고 자신을 비판하지 않는다. 그들은 부정적 사고에 휩쓸리지 않은 채 그 생각을 관찰할 수 있다. 이 말은 그들이 부정적 감정을 내몰 필요가 없다는 의미다. 그들은 그저 그런 감정이 떠올랐다가 사라지도록 놔둔다. 이런 태도는 건강에 긍정적인 영향을 미친다. 자기연민이 강한 이들은 더 낮은 수치의 스트레스 호르몬으로 스트레스에 반응하며,[35] 불안과 우울증도 덜하다.[36]

자기연민이라는 개념을 거부하는 이들도 있을지 모른다. 어떤 이들은 자기비판이 더 솔직하고 더 훌륭하다고 여긴다. 물론 자신의 강점과 약점을 정확히 파악하는 것은 현명하지만, 자신을 혹독하게 비판하는 것과는 다르다. 자신이 경기에서 제대로 겨루지 못했다고 생각해서 자신을 흠잡는 것과 다르다. 자기비판은 칼처럼 자른다. 그리고 그 보이지 않는 칼이 입히는 상처는 당신을 더 강하게 만드는 것도 더 낫게 만드는 것도 아니다. 사실 자기비판은 자기개선이 아니라 유달리 고통스러운 형태의 자기연민이다.

자기연민은 자기개선이다. 삶의 문제들에 대처할 내면의 힘을 함양하기 때문이다. 자기 자신에게 의지하여 격려와 지지를 받으라고 가르침으로써, 자기연민은 우리의 회복력을 더 강화한다. 자신의 기분을 좋게 하겠다고 남에게 의지하는 태도는 위험천만하다. 남들이 자신을 좋게 보지 않는다는 생각만 해도 너무 고통스럽기 때문에 우리는 그런 일이 일어나지 않도록 미리 대처하려고 애쓰며, 그러다가 자신을 비판하는 쪽으로 넘어간다.

남들에게 지나치게 의지해서는 위안을 얻을 수 없다. 자기연민을 계발하려는 자세는 결코 나약한 짓이 아니다. 그것은 자기의존이자, 스트레스 탄력성의 일부다.

깨어나는 법을 바꾸면

우리는 아침에 즐거운 기분으로 깨어나는 여성들이 CD8 면역세포의 텔로머라아제 수치가 더 높고, 즐겁지 않게 또는 걱정하면서 깨어나는 여성들보다 코르티솔 수치가 덜 솟구친다는 것을 알아냈다. 물론 우리는 이것이 인과적인지는 알지 못하지만, 미리 단정하지 말고 깨어나는 순간을 더 살펴보기로 하자. 어떻게 깨어나느냐에 따라 하루가 달라질 수 있다. 그 날이 자신의 인생에서 어떤 하루이든 간에, 당신은 감사하는 마음으로 하루를 시작할 수 있다. 깨어날 때 "나는 살아 있어!"라고 생각하면서 하루를 환영하면 어떤 느낌일지 경험해보라. 설령 앞일이 어떻게 될지 알지도 통제할 수도 없다고 할지라도, 새로 하루를 맞이한다는 멋진 사실에 주의를 기울이고 사소한 것에도 감사하는 마음을 가질 수 있다.

나(에펄)는 14대 달라이 라마가 아침에 깨어나는 것에 대해 설법하는 말을 듣고서 감명을 받았다. "매일 깨어날 때 이렇게 생각하세요. 오늘 살아 있다니 운이 좋구나, 또 하루의 소중한 삶을 얻었으니 헛되이 쓰지 말자라고요." 우리는 이렇게 삶을 긍정하는 관점을 택하기는커녕 그런 생각을 아예 하지 않고 살아가곤 한다.

여기까지 읽었으니, 스트레스 탄력성을 함양하는 방법이 많이 있음을 알았을 것이다. 텔로미어 유지 관리(텔로머라아제나 텔로미어 길이)와 관련지어서 연구가 이루어진 몇 가지 더 공식적인 방법들이 있다. 그중에는 사람들을 횡단면적으로 비교한 연구들도 있다. 예를 들어, 선 명상을 수행하는 사람들이나[37] 자비 명상을 수행하는 사람들[38]은 명상을 하지 않는 사람들보다 텔로미어가 길다. 하지만 우리가 알지 못하는 어떤 제3의 요인이 이 효과를 일으킬 수도 있다. 한 예로, 명상가들은 가치 부여 양상과 행동이 다르다. 그들은 명상을 안 하는 이들보다 케일칩을 더 많이 먹고 감자칩을 덜 먹을 수도 있다.

최고의 과학적 증거는 무작위 대조 실험이다. 사람들을 적극적인 치료군과 대조군에 무작위로 할당하는 것이다. 우리는 앞에서 3개월 동안 산속 명상 센터에서 지낸 명상가들을 살펴본 바 있다. 좋은 소식이 있다. 당신이 집을 떠날 필요가 없음을 보여주는 무작위 대조 실험들이 더 많이 있다는 것이다. 다양한 심신 단련 활동들(마음챙김 명상, 요가 명상, 기공, 적극적 생활 습관 변화)은 모두 텔로미어의 건강을 증진시킨다.

늙지 않는 비밀

- ▶ 자신의 사고 습관을 알아차리는 것은 행복을 향한 중요한 한 단계다. 부정적 사고방식(적대감, 비관론, 사고 억제, 반추)은 흔하지만 불필요한 고통을 준다. 다행히 우리는 그런 생각들을 다스릴 수 있다.
- ▶ 삶의 목적, 낙관론, 단일 작업, 마음챙김, 자기연민을 통한 스트레스 탄력성 증진은 부정적 사고와 과도한 스트레스 반응성을 막는다.
- ▶ 텔로미어는 부정적 사고에 따라 더 짧아지는 경향이 있다. 하지만 스트레스 탄력성을 촉진하는 습관을 실천한다면 안정되거나 더 길어질 수도 있다.

텔로미어 재생 실험실

자기연민 시간을 가져라

힘들거나 스트레스를 받는 상황에 처할 때마다, 잠시 자기연민에 빠질 시간을 내도록 애써라. 텍사스대학교 심리학자 크리스틴 네프Kristin Neff는 자기연민에 관한 포괄적인 연구를 수행해 왔다. 그녀가 초기에 한 연구들은 자기연민 훈련이 반추와 회피를 줄이고, 낙관론과 마음챙김을 함양함을 시사한다.[39] 다음은 그 방법을 좀 수정한 것이다.[40]

처음 몇 번은 자기연민 시간을 갖는 것이 어색하게 느껴지고, 고통

방법 건강 문제, 대인 갈등, 일 문제 등 살면서 겪는 골치 아픈 상황을 떠올리자.

1. 상황을 진정으로 느낄 때 어떤 말을 내뱉는지 말해보라.
   "괴로워." "스트레스야." "지금 너무 힘들어."
2. 고통이 현실임을 인정하라. 고통은 삶의 일부다. 이 고통이 자신만 겪는 것이 아니라 인류 공통의 것임을 자신에게 상기시키는 말을

하라.

"난 혼자가 아니야." "누구나 때로 이런 일을 겪어." "삶은 누구에게나 힘겨운 법이야." "인간이기에 겪는 일이야."

3. 가슴이든 배든 감은 눈이든 간에, 위로가 되고 진정되는 느낌을 주는 부위에 두 손을 올려놓아라. 심호흡을 하면서 스스로에게 말하라. "내 자신에게 친절해야겠어."

다음 사례들을 포함하여 이 순간에 자신이 필요로 하는 것을 다른 방식으로 표현하라.

- 나는 미완성 상태인, 지금 내 모습을 있는 그대로 받아들인다.
- 나를 있는 그대로 받아들이는 법을 배워야겠어.
- 내 자신을 용서해야 할까 보다.
- 나는 강할지도 몰라.
- 나는 가능한 한 내 자신을 친절하게 대할 거야.

이 아주 조금 덜어질 뿐이라고 느낄지도 모른다. 어쨌든 계속하라. 고통을 느낄 때, 그 고통을 인정하라. 자신만이 그 고통을 겪는 것이 아님을 스스로에게 상기시켜라. 그리고 다정한 태도로 손을 가슴에 올려라. 이윽고 스스로에게 연민을 갖는 일에 능숙해질 것이고, 이런 짧은 시간이 탄력적 사고를 회복시킨다는 사실을 깨닫게 될 것이다.

내면의 목소리를 관리하다

내면의 비판자를 경계하라는 말을 누구나 살면서 듣기 마련이다. 당신이 제대로 못한다고, 당신의 편은 아무도 없다고, 당신이 잘못 생각하고 있다고, 당신의 마음속에 안 좋은 말을 속삭이는 내면의 목소리 말이다. 하지만 그런 경계는 역효과를 낳는다. 내면의 비판자는 당신의 일부다. 그것에 화를 내면, 자기 자신에게 화를 내는 것이다. 결국 당신은 더 부정적인 사고 패턴에 갇히게 되고 자신을 더 괴롭히게 된다.

그 비판자와 싸우거나 비판자를 내쫓으려 애쓰는 대신에, 비판자를 받아들이려 애쓰라. 내면의 목소리를 더 우호적인 방향으로 생각한다면 그럴 수 있다. 대러 웨스트럽Darrah Westrup은 임상심리학자이자 ACT에 관한 책을 몇 권 쓴 저자다. ACT는 삶과 자신의 마음을 있는 그대로 받아들이는 것을 토대로 한 요법이다. 그녀는 머릿속의 목소리를 열정적인 조수라고 생각하라고 제안한다. 열정적인 조수는 악하지도 잔인하지도 않다. 해고하거나 꾸짖거나 지하 창고로 보낼 필요가 없다. 당신의 열정적인 조수는 눈이 반짝반짝 빛나는 젊은 수습사원과 같다. 조수는 좋은 의도를 갖고 계속 조언을 함으로써 자신의 가치를 증명하고자 필사적으로 애쓰지만 때로 그 조언은 잘못된 것임이 드러나곤 한다.

당신이 하고 있는 일에 관해 더 잘할 수 있었다거나 앞으로 이렇게 해야 한다는 식의 온갖 제안과 견해를 제시하는 것을 막기란 불가능해 보인다. 하지만 열정적인 조수를 관리할 수는 있다. 조수를 의식하라. 조수가 하는 말이 반드시 '진리'는 아니라는 점을 이해하라. 도움이 되겠다고 지나치게 나서는 사무실의 젊은 직원을 관리하는 것과 똑같은 방식으로 조수를 대하라. 웃음을 머금고 고개를 끄덕이면서 자신에게 말하라. "오, 내 열정적인 조수가 다시 오는군. 의도는 좋은데, 자신이 무슨 말을 하고 있는지 모르는 거지." 그렇게 하면, 당신은 자신의 생각과 싸우지 않게 된다. 그 생각들은 당신에게 영향을 훨씬 덜 미칠 것이다.

묘비명에 새길 말

콜로라도 로키산맥의 명상 센터에 입소한 명상가들을 연구한 결과로 볼 때, 강한 삶의 목적은 텔로머라아제를 늘리는 듯하다. 마음챙김 명상은 목적의식을 높일 수 있지만, 다른 활동도 그럴 수 있다. 다음의 훈련은 좀 무섭게 들릴지 모르지만, 생각을 명쾌하게 해줄 수 있다.

방법 자신의 묘비에 적고 싶은 글귀를 적어보라. 세상이 당신을 어떻게 기억했으면 하는지를 몇 단어로 적어보라. 생각이 잘 안 난다면, 당신이 무엇에 깊이 열정을 품고 있는지를 자문해보라. 우리가 들은 사례를 몇 가지 적어본다.

- 헌신적인 아버지이자 남편
- 예술의 수호자
- 모든 이의 친구
- 늘 배우고 늘 성장하던 사람
- 모두에게 영감을 준 사람

- 한 평생 누구보다 더 사랑을 베푼 사람
- 우리는 얻는 것으로 생계를 유지하지만, 베풂으로 삶을 살아간다.
- 산에 오르지 않으면, 평원을 볼 수 없다.

묘비에는 길게 적을 공간이 없다! 바로 그것이 이 훈련의 요점이다. 자신에게 가장 중요한 한두 가지 원칙을 명확히 하라고 압박을 가한다. 이 훈련을 거치면, 어떤 이들은 전혀 중요하지 않은 일들에 자신이 산만하게 정신을 쏟았으며, 이제 우선순위 목록의 가장 위에 놓인 것에 주의를 기울여야 할 때임을 깨닫는다. 또 어떤 이들은 이 훈련을 시작할 때는 자신이 별 볼 일 없는 삶을 살아간다고 믿고 있었지만, 묘비명을 적으면서 자신이 가장 우선시하는 목표를 좇아서 살고 있었음을 깨닫고 기뻐한다.

긍정적 스트레스

살면서 자신을 초조하게 또는 흥분하게 만드는 것이 있는가? 일상생활이 예측 가능한 틀에 박힌 일과들로 채워지고, 자신의 문제 해결 능력, 창의성, 대인관계 능력을 활용할 새로운 일이 거의 없는가? 그렇다면 아마 당신은 '도전 스트레스'를 더 많이 추가하여 자신의 일상에 활기를 불어넣을 수 있을 것이다. 낱말 맞추기 퍼즐 같은 인지 훈련은 정신을 예리하게 유지하는 데 도움이 될 수도 있지만,[41] 삶에 활력과 목적을 불어넣지는 않는다. 이쯤 되면 당신은 틀에 박힌 일상에서 빠져 나와서 의미 있고, 성취감을 주고 … 노화도 막아주는 새로운 활동을 추가하고픈 생각이 들 것이다. 경험 봉사단의 사례에서 보았듯이,

긍정적 스트레스는 뇌의 노화 억제에도 기여할지 모른다.

새로운 꿈을 추구하려면, 자신이 안주하던 공간에서 빠져나올 필요가 있을 것이다. 새로운 상황은 우리를 불안하게 만들지도 모르지만, 회피한다면 성장하고 번영할 기회를 놓치게 된다. 긍정적인 스트레스는 당신이 해보고 싶었지만 걱정이 앞섰던 일을 하는 것일지도 모른다.

방법 긍정적 스트레스에 예라고 말한다면, 눈을 감고 할 일 목록의 맨 위에 놓인 것을 생각하라. 잠시 시간을 내어 흥분되면서 실현 가능한 것, 작은 모험을 생각하라. 그 목표를 향한 작은 한 걸음을 택하라. 오늘 당신이 할 수 있다고 보는 것이다. 자신의 가치를 확인하고 재평가함으로써 도전 스트레스가 좋은 스트레스임을 스스로에게 상기시켜보자.

THE
TELOMERE
ASSESSMENT

내 성격과 스트레스 반응

어떤 성격 특성은 더 큰 스트레스 반응을 일으킬 수 있다. 스트레스가 찾아올 때 당신의 마음이 반응하는 방식에 성격이 영향을 미칠 수 있는지를 알아보기 위해, 다음의 평가를 받아보자.

자신의 성격에 관해 무엇을 알게 되든지 간에 축하를 하자. 성격은 삶의 양념이며, 그것에 관한 지식은 힘이다. 올바른 쪽도 잘못된 쪽도 없다. 요지는 자신의 성격을 바꾸는 것이 아니라, 자신을 알고 자신의 성향을 인식하는 것이다. 사실 성격은 쉽게 바꿀 수 없다. 성격은 안정한 경향을 지닌다. 우리의 기질은 유전자와 인생 경험 양쪽을 통해 형성되어 왔다. 자신의 유전적 성향을 더 잘 인식할수록, 우리는 스트레스에 반응하는 선천적인 습성을 더 잘 알아차리고 그것에 더 잘 대처하면서 살아갈 수 있다. 그 결과는 자신의 텔로미어 건강을 개선하는 데 도움이 될 수 있다.

회의론자에게 한마디 일부 잡지나 책에도 나름대로 고안한 성격 평가 문항들이 실려 있다. 재미있긴 하지만, 반드시 정확하다고는 할 수 없다. 반면에 이 책의 성격 평가 문항들은 실제 연구에 쓰이는 항목들로 허가를 받아 실은 것이다. 즉, 검증된 것이며 질문이 해당 성격 특성을 진정으로 평가하는지 확인을 거쳤다는 뜻이다. 단, 적대감 문항들은 예외다. 그 문항들은 공개적인 용도로는 쓸 수 없기 때문이다. 우리는 독자가 자신의 적대감 수준을 제대로 파악할 수 있게끔 최선을 다해 문항들을 짰다. 또한 이 문항들은 짧게 줄인 것이다. 더 많은 질문들로 이루어진 더 긴 판본이 더 신뢰할 수 있다.

방법 각 질문을 읽고서 얼마나 동의하는지, 또는 동의하지 않는지에 따라 가장 들어맞는 답을 골라 동그라미를 쳐라. 답을 할 때, 점수가 아니라 단어에 주의를 기울여라. 여기에는 정답도 오답도 없다. 최대한 솔직하게 답하라.

나의 사고 양식은?

나는 얼마나 비관적인가?

	4	3	2	1	0
1. 나는 일이 잘 풀릴 것이라고 기대한 적이 거의 없다.	매우 그렇다	그렇다	보통이다	아니다	전혀 아니다
2. 나는 내게 좋은 일이 일어날 것이라고 생각한 적이 거의 없다.	매우 그렇다	그렇다	보통이다	아니다	전혀 아니다
3. 내게 어떤 안 좋은 일이 일어날 가능성이 있으면, 꼭 일어난다.	매우 그렇다	그렇다	보통이다	아니다	전혀 아니다
총점					

- 총점이 0~3이면, 비관론이 약하다.
- 총점이 4~5이면, 비관론이 평균이다.
- 총점이 6 이상이면, 비관론이 강하다.

나는 얼마나 낙관적인가?

	4	3	2	1	0
1. 불확실할 때, 나는 대개 가장 나은 결과를 예상한다.	매우 그렇다	그렇다	보통이다	아니다	전혀 아니다
2. 나는 내 미래를 늘 낙관적으로 본다.	매우 그렇다	그렇다	보통이다	아니다	전혀 아니다

3. 전반적으로, 나는 내게 나쁜 일보다 좋은 일이 더 많이 일어날 것이라고 예상한다.	4 매우 그렇다	3 그렇다	2 보통이다	1 아니다	0 전혀 아니다
총점					

- 총점이 0~7이면, 낙관론이 약하다.
- 총점이 8이면, 낙관론이 평균이다.
- 총점이 9 이상이면, 낙관론이 강하다.

나는 얼마나 적대적인가?

1. 내가 따라야 하는 사람들보다 대개 내가 더 많이 안다.	4 매우 그렇다	3 그렇다	2 보통이다	1 아니다	0 전혀 아니다
2. 사람들의 대다수는 신뢰할 수 없다.	4 매우 그렇다	3 그렇다	2 보통이다	1 아니다	0 전혀 아니다
3. 남들의 습성을 보면 쉽사리 짜증이나 화가 치민다.	4 매우 그렇다	3 그렇다	2 보통이다	1 아니다	0 전혀 아니다
4. 남들에게 쉽사리 화를 낸다.	4 매우 그렇다	3 그렇다	2 보통이다	1 아니다	0 전혀 아니다
5. 무례하거나 짜증나게 하는 사람들에게는 혹독하거나 거칠게 대할 수 있다.	4 매우 그렇다	3 그렇다	2 보통이다	1 아니다	0 전혀 아니다
총점					

- 총점이 0~7이면, 적대감이 약하다.
- 총점이 8~17이면, 적대감이 평균이다.
- 총점이 18 이상이면, 적대감이 강하다.

나는 반추를 얼마나 많이 하는가?

문항	매우 그렇다	그렇다	보통이다	아니다	전혀 아니다
1. 생각하고 싶지 않은 내 자신의 측면들에 종종 주의가 집중되곤 한다.	4	3	2	1	0
2. 때로는 내 자신에 관한 생각을 멈추기가 어렵다.	4	3	2	1	0
3. 아주 오래 뒤에 일어날 일을 반추하거나 곱씹는 경향이 있다.	4	3	2	1	0
4. 끝난 일을 다시 생각하느라 시간을 허비하지 않는다.	0	1	2	3	4
5. 내 자신에 관한 생각을 아주 오랫동안 반추하거나 곱씹는 일이 없다.	0	1	2	3	4
6. 원치 않는 생각을 머릿속에서 몰아내기가 어렵다.	4	3	2	1	0
7. 더 이상 신경 쓰지 말아야 할 내 인생의 사건을 종종 떠올린다.	4	3	2	1	0
8. 당황하거나 낙심했던 때를 떠올리면서 아주 많은 시간을 보낸다.	4	3	2	1	0
총점					

■ 총점이 0~24이면, 반추가 약하다.

■ 총점이 25~29이면, 반추가 평균이다.

■ 총점이 30 이상이면, 반추가 강하다.

나는 얼마나 신중한가?

나는 자신이 … 사람이라고 본다.

1. 일을 철저히 하는	4 매우 그렇다	3 그렇다	2 보통이다	1 아니다	0 전혀 아니다
2. 다소 부주의할 수 있는	0 매우 그렇다	1 그렇다	2 보통이다	3 아니다	4 전혀 아니다
3. 일할 때 의지할 만한	4 매우 그렇다	3 그렇다	2 보통이다	1 아니다	0 전혀 아니다
4. 어지르는 성향이 있는	0 매우 그렇다	1 그렇다	2 보통이다	3 아니다	4 전혀 아니다
5. 게으른 성향이 있는	0 매우 그렇다	1 그렇다	2 보통이다	3 아니다	4 전혀 아니다
6. 일이 끝날 때까지 끈기를 발휘하는	4 매우 그렇다	3 그렇다	2 보통이다	1 아니다	0 전혀 아니다
7. 효율적으로 생각하는	4 매우 그렇다	3 그렇다	2 보통이다	1 아니다	0 전혀 아니다
8. 계획을 세우고 그 계획을 따르는	4 매우 그렇다	3 그렇다	2 보통이다	1 아니다	0 전혀 아니다

9. 쉽게 산만해지는	0 매우 그렇다	1 그렇다	2 보통이다	3 아니다	4 전혀 아니다
총점					

- 총점이 0~28이면, 신중함이 약하다.
- 총점이 29~34이면, 신중함이 평균이다.
- 총점이 35 이상이면, 신중함이 강하다.

나는 삶의 목적을 얼마나 느끼는가?

1. 나는 삶의 목표가 부족하다.	0 매우 그렇다	1 그렇다	2 보통이다	3 아니다	4 전혀 아니다
2. 내가 하는 일은 모두 가치가 있다.	4 매우 그렇다	3 그렇다	2 보통이다	1 아니다	0 전혀 아니다
3. 내가 하는 일은 대부분 사소하고 중요하지 않아 보인다.	0 매우 그렇다	1 그렇다	2 보통이다	3 아니다	4 전혀 아니다
4. 내 활동에 많은 가치를 부여한다.	4 매우 그렇다	3 그렇다	2 보통이다	1 아니다	0 전혀 아니다
5. 내가 하는 일에 별 관심이 없다.	0 매우 그렇다	1 그렇다	2 보통이다	3 아니다	4 전혀 아니다
6. 살아갈 이유가 많다.	4 매우 그렇다	3 그렇다	2 보통이다	1 아니다	0 전혀 아니다
총점					

- 총점이 0~16이면, 삶의 목적이 약하다.
- 총점이 17~20이면, 삶의 목적이 평균이다.
- 총점이 21 이상이면, 삶의 목적이 강하다.

자기 평가 점수와 해석

이 평가는 오로지 자신의 성격을 더 잘 알게 하기 위한 것이다. 당신을 진단하거나 불쾌하게 만들기 위한 것이 결코 아니다. 스트레스 반응성을 더 취약하게 만드는(몇몇 연구에 따르면 텔로미어를 줄일 가능성이 있는) 성향을 자각하는 일은 가치가 있다! 그 자각은 건강하지 못한 사고 패턴을 알아차리고, 다른 반응을 선택하도록 도울 수 있다. 또 자신의 성향을 알고 받아들이도록 도움을 줄 수 있다. 아리스토텔레스의 말처럼 말이다. "자신을 아는 것이 모든 지혜의 출발점이다."

스트레스에 더 취약하게 만드는 특성들	점수(동그라미)		
비관론	높음	중간	낮음
적대감	높음	중간	낮음
반추	높음	중간	낮음

스트레스 탄력성에 도움을 줄 특성들	점수(동그라미)		
낙관론	높음	중간	낮음
신중함	높음	중간	낮음
삶의 목적	높음	중간	낮음

높은 점수와 낮은 점수를 결정하는 기준은?

대체로 우리는 검사를 받은 사람들(모집단을 대변하는 표본)의 자료를 살펴보고서 높음, 중간, 낮음 범주를 정했다. 우리는 점수에 따라 사람들을 3등분했다. 당신의 점수가 상위 3분의 1(33퍼센트)에 해당한다면, 당신은 '높음'에 속한다. 하위 3분의 1(33퍼센트)에 해당한다면, '낮음'에 속한다. 중간에 해당한다면, '평균'에 속한다. 어떤 연구의 자료를 썼는지는 아래에 자세히 설명해 놓았다.

이 분류 기준점을 너무 고지식하게 받아들이지 말기를 바란다. 첫째, 비교는 좀 큰 표본을 대상으로 이루어지지만, 어느 한 표본이 모두를 대변하지는 못한다. 인종 및 민족, 성, 문화, 심지어 나이에 따라 점수를 매기는 방식에는 반드시 차이가 나기 마련이며, 우리는 그 모든 요인을 고려할 수 없었다. 둘째, 우리는 각 척도의 점수들이 통계적으로 '정상 분포'를 보인다고 가정했다. 동일한 대칭적인 분포 패턴에서는 점수가 높음에 속한 이들과 낮음에 속한 이들의 수가 같다는 뜻이다. 하지만 실제로 점수들이 완벽한 정상 분포를 보이는 척도는 거의 없다. 따라서 우리가 택한 기준점은 통계적으로 완벽한 것도, 개인에게 적용될 때 완벽하게 정확한 것도 아니다.

이 평가에 쓰인 성격 유형과 척도

낙관론/비관론

낙관론은 부정적인 사건과 결과보다는 긍정적인 사건과 결과를 기대하거나 예견하는 경향이다. 낙관론은 미래를 긍정적으로 본다는 점이 특징이다. 비관론은 긍정적인 사건과 결과보다는 부정적인 사건과 결과를 기대하거나 예견하는 경향이다. 비관론은 미래에 희망을 품지도 미래를 긍정적으로 보지도 않는다는 점이 특징이다.

여기서 우리는 찰스 카버Charles Carver와 마이클 셰이어Michael Scheier가 개발한 '삶의 지향성 검사Life Orientation Test Revised, LOT-R'를 이용했다.[1] 낙관론과 비관론은 서로 강하게 연관되어 있지만, 완전히 겹치지는 않는다. 즉, 성격의 서로 다른 측면이라는 뜻이다. 따라서 둘을 따로 살펴보는 것이 유용하다.[2] 이 둘을 텔로미어 길이와 관련지어 살펴본 연구가 두 편 있다. 둘 다 낙관론이 아니라 비관론과 상관관계가 있다고 나왔다.[3] 그렇다고 해서 낙관론이 건강에 중요하지 않다는 말은 아니다. 절대적으로 중요하다. 정신 건강에는 더욱 그렇다. 그저 스트레스와 관련된 건강 문제에서는 부정적인 성격 특성이 긍정적인 것보다 더 강한 예측 지표일 때가 많고, 스트레스 생리와 더 직접적으로 연관되어 있기 때문이다. 긍정적 성격 특성은 스트레스를 완충할 수 있고, 생리적 측면에서의 긍정적 회복과 약하게 연관되어 있다.

점수 배분은 연령, 성, 인종, 민족, 교육 수준, 사회경제적 지위가 다양한 남녀 2천 명 이상을 대상으로 한 LOT-R에 포함된 각 하위 척도의 평균값을 썼다.[4]

적대감

적대감은 인지적, 감정적, 행동적으로 표출된다고 여겨진다.[5] 인지적 요소는 아마 적대감의 가장 중요한 측면일 것이며, 냉소주의와 불신이 섞인 남을 향한 부정적 태도가 특징이다. 감정적 요소는 짜증에서 분노를 거쳐 격분에 이르기까지 다양하다. 행동적 요소는 남을 해칠 수 있는 방식으로 언어적 또는 신체적 행동을 하는 경향이다.

적대감을 평가하는 척도는 대중에 공개되어 있지 않다. 그래서 이 책에서는 표준화한 연구 척도, 특히 가장 널리 쓰이는 MMPI 성격 척도의 일부인 '쿡-메들리 적대감 질문지Cook-Medley Hostility Questionnaire'와 같은 방식으로 적대감을 대강 측정하기 위해 우리가 고안한 항목들을 썼다. 우리는 쿡-메들리 적대감 질문지의 축약판인 화이트홀Whitehall 연구에서 얻은 평균 점수를 토대로 기준점을 추정했다. 이 연구에서 높은 적대감이 더 짧은 텔로미어와 관계가 있음이 드러났다.[6]

반추

반추는 '자신이 느끼는 위협, 손실, 부당함이 동기가 되어 자신에게 주의를 기울이는 것'이다.[7] 다시 말해, 반추는 자신의 삶이나 역할에서 과거에 일어난 부정적인 사건을 생각하고 또 생각하면서 상당히 많은 시간을 보내는 행동이다.

우리는 폴 트랩넬Paul Trapnell 교수가 개발한 '반추-반성 질문지 Rumination-Reflection Questionnaire'에 실린 반추에 관한 8가지 하위 척도를 사용했다.[8] 기준점을 정하기 위해 우리는 그 8개 항목의 평균값을 썼다.[9] 반추와 텔로미어 길이를 직접 연관 지어 살펴본 연구는 전혀 없지만, 우리는 그 관계가 스트레스 과정의 중요한 부분이라고 생각한다. 사건이 지난 지 오래 뒤까지도 마음과 몸이 스트레스를 계속 겪게끔 하기 때문이다. 간병인의 일상을 연구하여, 우리는 일상적인 반추가 낮은 텔로머라아제 수치와 관련이 있음을 밝혀냈다.

신중함

신중함은 사람이 얼마나 체계적이고, 특정한 상황에서 얼마나 사려 깊게 행동하고, 얼마나 자제력이 있는지를 알려주는 척도다.

우리는 올리버 존Oliver John과 산자이 스리바스타Sanjay Srivastara 교수가 개발한 '빅 파이브 목록Big Five Inventory'에서 신중함을 평가하는 하위 척도를 사용했다.[10] 이 척도는 더 높은 신중함과 더 긴 텔로미어 사이에 긍정적인 상관관계가 있음을 밝혀낸 한 연구에도 쓰였다.[11] 점수 배분을 위해, 우리는 모든 연령대에 걸쳐서 신중함 점수를 조사한 한 대규모 연구 자료의 평균값을 취했다.[12]

삶의 목적

삶의 목적은 전형적인 성격 특성이라기보다는 자기 삶의 어떤 명시적인 목적이나 목표를 자신이 얼마나 자각하고 있는지를 가리킨다. 인생 경험과 개인의 성장을 토대로 바꿀 수 있는 무엇이다. 삶의 목적 척도에서 높은 점수를 받은 사람은 삶의 의미를 강하게 의식하여 이를 부여하는 인생관을 지니거나, 어떤 목표에 큰 가치를 부여하고 그것을 이루기 위해 노력한다는 점이 특징이다.[13]

우리는 마이클 셰이어 연구진이 개발한 6가지 항목으로 된 척도인 '삶 참여도 검사Life Engagement Test'를 이용했다.[14] 점수 배분을 위해, 노인 545명을 연구하여 나온 자료를 표준화하여 썼다(0~3 등급으로 조정하여).[15] 삶의 목적과 텔로미어 길이를 직접 연관 지은 연구는 없다. 하지만 앞서 말한 명상 센터 연구는 삶의 목적의식 증가가 텔로머라아제 수치 증가와 관련이 있다는 것을 보여준다. 또한 앞 장에서 살펴보았듯이, 삶의 목적은 건강을 도모하는 행동, 생리적 건강, 스트레스 탄력성과 관련이 있다.

06

텔로미어 길이를 줄이는 감정

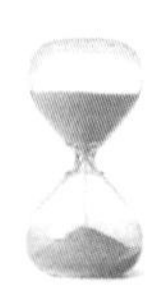

임상적 우울증과 불안은 더 짧은 텔로미어와 연관이 있다. 또한 이런 증세가 심할수록 텔로미어도 짧다. 이런 극단적인 감정 상태는 세포 노화 기구에 영향을 미치는데 텔로미어, 미토콘드리아, 염증 과정에 해를 끼친다.

데이브는 갑자기 숨쉬기가 거북해진 이래로 며칠째 바이러스 감염 증상(재채기, 콧물, 코막힘)에 시달리고 있었다. 처음에는 심호흡을 할 때 좀 힘들다는 느낌이었지만, 이제는 숨을 쉴 때마다 아팠다. "과다호흡 증상이 좀 있어." 데이브는 그렇게 생각하고서 종이봉투를 입에 대고 호흡을 하려고 애썼다. 하지만 아무 소용이 없었다. 결국 그는 직장에 있는 아내에게 전화를 걸었다. 아내는 길모퉁이에서 만나 자동차로 응급실까지 태워주기로 했다. 그런데 집밖으로 나서는 순간, 그는 갑자기 사방이 어두컴컴해지는 느낌이 들었다. 환한 대낮이었는데도 마치 눈앞에 짙은 그늘이 드리워지는 듯했다. 피부가 따끔거리기 시작했다. 그 와중에도 그는 계속 숨을 헐떡거리고 있었다. 응급실에 도착하자, 간호사가 약한 진정제를 주사했다. 숨이 가빠서 증상을 이야기할 수가 없을 지경이었기 때문이다.

그는 공황 발작이라는 진단을 받았다. 갑자기 극심한 두려움과 불안을 느끼는 증상이었다. 데이브의 공황 발작은 사실 그가 거의 평생을 시달려 온 우울증이 악화된 것이었다. 우울할 때, 그는 자신에게 아무런 가능성도 아무런 미래도 없다고 느낀다. 모든 활동이, 아침 오믈렛을 만들기 위해 달걀을 깨거나 침실 창밖을 내다보는 것조차도 몹시 힘겹고, 고통스럽기까지 하다. "세찬 바람을 맞으면서 실눈을 뜨고 보는 것 같아요."

세상에는 우울증과 불안을 심각하게 여기지 않는 사람들이 아직 많다. 그들은 우울증과 불안이 일으키는 고통의 폭과 깊이가 얼마나 넓고 깊은지를 이해하지 못한다. 전 세계의 상황을 보면, 이 문제가 얼마나 심각한지 파악하는 데 좀 도움이 될 것이다. 세계적으로 정신 질환과 약물 남용은 장애('생산적인 날들을 잃는 것'이라고 정의되는)의 주된 원인들이며, 정신 질환 중에서는 우울증이 가장 큰 역할을 한다. 우울증은 정신의학판 '감기'라 할 수 있다.[1] 우울증과 불안에 시달리는 사람은 심장병, 고혈압, 당뇨병이 더 일찍 찾아오고 병의 진행도 더 빠르다. 지금은 우울증과 불안이 '그저 머릿속에서 일어나는 일'일 뿐이라고 치부하고 넘어가기가 쉽지 않다. 이런 증상들이 마음과 정신을 넘어서 심장, 혈액, 더 나아가 몸 구석구석의 세포들에까지 영향을 미친다는 연구 결과들이 나와 있기 때문이다.

불안과 우울증

불안은 미래를 지나치게 두려워하거나 걱정하는 것이 특징이다. 불안이 반드시 데이브의 공황 발작처럼 극적인 양상을 띠는 것은 아니다. 불편한 심경이 약하게 꾸준히 지속되는 형태일 때도 많다. 우리가 아는 한 여성은 이렇게 말했다. "집 앞에 서서 늦게 하키 연습을 마치고 집에 오는 아들을 기다리는 중이었어요. 몸이 좀 떨리는 듯싶더니, 심장이 쿵쿵거리기 시작하는 거예요. 처음에는 아들이 안전하게 돌아올까 걱정이 되어 그런가보다 생각했지요. 그러다가 대부분 이런 상태였다는 것을 문득 알아차렸어요. 결국 나는 스스로에게 물었죠. '이게 정상일까?'" 정상이 아니다. 그 다음 주에 그녀는 범불안 장애라는 진단을 받았다.

불안은 텔로미어 연구에서 비교적 최근에 등장한 주제다. 임상적 불안에 시달리는 사람은 텔로미어가 상당히 더 짧은 경향이 있다. 불안이 더 오래 지속될수록, 텔로미어도 더 짧아진다. 하지만 불안이 해소되고 기분이 더 나아지면, 텔로미어는 이윽고 정상 길이로 돌아온다.[2] 따라서 불안을 파악하고 치료하는 것이 중요하다는 의미다. 하지만 때로 불안은 알아차리기가 쉽지 않다. 우리 친구가 깨달았듯이 불안은 그 느낌에 익숙해지면, 즉 자신이 숨 쉬는 공기 같아지면 정상인 양 여겨질 수도 있다.

우울증과 텔로미어의 연관성을 뒷받침하는 과학적 증거는 훨씬 더 많다. 아마 우울증이 그만큼 널리 퍼져 있기 때문일 것이다. 전 세계에서 3억 5천만 명이 넘는 사람이 우울증에 시달리고 있다. 나 카이Na Cai 연구진(옥스퍼드대학교와 대만의 창경대학[長庚大學]에 있다)은 무려 12,000명에 달하는 중국 여성들을 대상으로 대규모 연구를 수행하여, 우울한 여성들이 텔로미어가 더 짧다는 것을 밝혀냈다.[3] 불안해하는 여성들처럼, 우울한 이들도 앞서 말한 용량-반응 양상을 보여준다. 즉 우울증이 더 심각하고 더 오래갈수록, 텔로미어는 더 짧아진다.[4] (그림 16 참조.)

짧은 텔로미어가 직접 우울증을 야기할 수도 있음을 시사하는 연구 결과가 몇 건 있다. 우울증이 있는 사람들은 해마의 텔로미어가 더 짧은데, 해마는 우울증에 중요한 역할을 하는 뇌 영역이다.[5] (그들은 뇌

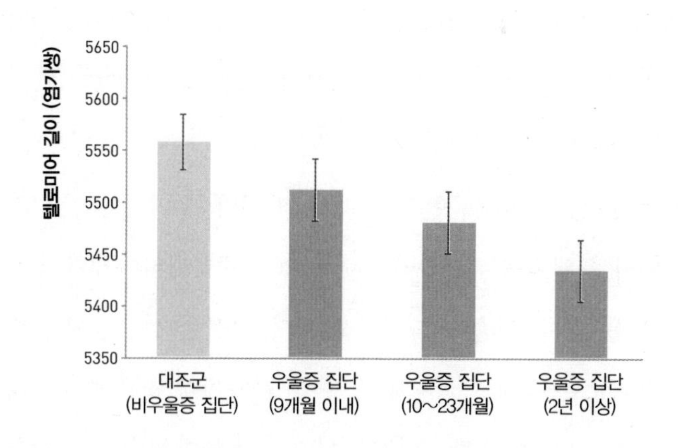

그림 16 우울증 지속 시간의 중요성

우울증에 걸린 이들과 그렇지 않은 대조군을 합쳐서 약 3천 명을 추적한 네덜란드 우울증과 불안 연구가 있다. 조신 베르호벤과 브렌다 페닝크스는 우울증을 앓기 시작한 지 10개월이 안 된 이들은 대조군보다 텔로미어가 의미 있는 수준까지 짧아지지 않은 반면, 10개월을 넘은 이들은 상당히 더 짧아졌음을 밝혀냈다.

의 다른 영역에서는 텔로미어가 더 짧지 않고, 감정에 대단히 중요한 역할을 하는 이 영역에서만 짧다.) 스트레스를 받는 쥐는 해마의 텔로머라아제 양이 더 적고 뇌세포 성장(신경발생)도 느리고, 우울증에 걸릴 가능성이 더 높다.[6] 하지만 그런 쥐의 텔로머라아제 양을 늘리면, 신경발생이 더 활발해지고 우울증도 사라진다. 따라서 뇌의 세포 노화는 우울증으로 향하는 한 가지 경로일 수도 있다.

여기서 언뜻 볼 때 기이한 현상이 하나 나타난다. 우울한 이들은 면역세포의 텔로미어가 더 짧지만, 텔로머라아제 농도는 더 높다. 뭐라고? 어떻게 우울증이 텔로미어의 길이는 줄이면서 텔로머라아제의 양은 늘릴 수 있다는 것일까? 이 역설적인 조합은 다른 상황들에서도 나타난다. 스트레스를 심하게 받는 환경에서 사는 사람들, 이를테면 고등학교를 졸업하지 못했거나, 몹시 냉소적인 적의를 품고 있거나, 심장동맥병 위험이 높은 사람들이 그렇다. 우리는 이런 상황들에서는 세포가 텔로미어 단축에 반응하여 텔로머라아제를 더 많이 생산하고 있다고 본다. 즉 줄어들고 있는 텔로미어를 복구하기 위해 (유감스럽게도) 헛된 노력을 하고 있는 것이다.

이 개념을 뒷받침하는 연구 결과가 더 있다. 우리 동료인 UCSF의 정신과의사 오웬 올코위츠Owen Wolkowitz는 텔로머라아제가 우울증에 어떤 도움을 줄 수 있을지를 연구해 왔다. 우울한 사람들에게 항우울제(선택적 세로토닌 재흡수 억제제)를 주면, 가뜩이나 높은 텔로머라아제 농도가 더욱 치솟는다! 텔로머라아제 농도가 높아질수록 우울증이 심해질 가능성도 더 커진다.[7] 면역세포가 잃은 텔로미어를 보충하려고 애쓰는 것과 흡사한 행동이 뇌에서도 일어날 수 있다. 신경세포도 같은 일을 하고 있을 수 있다. 그렇다면 일종의 회춘이 이루어질 수도 있지 않을까? 텔로머라아제 활동이 더 효과적으로 이루어진다면, 신경발생이 촉진되면서 새로운 뇌세포들이 생겨날 수도 있지 않을까?

텔로미어의 회복 가능성

메타 분석을 통해 드러났듯이, 지금까지 연구된 정신 질환들은 대부분 텔로미어 단축과 관계가 있다.[8] 그 질환을 일으키거나 질환 때문에 받는 근본적인 스트레스가 텔로미어를 단축시키기 때문일 가능성도 얼마간 있다. 스트레스의 신경과학이 내놓은 가장 희망적인 메시지 중 하나는 뇌가 엄청난 가소성plasticity, 즉 유연성을 지니고 있다는 것이다. 스트레스 효과를 역전시킬 잠재력 측면에서는 더욱 그렇다. 우리는 항우울제, 운동을 비롯한 건강관리 수단들, 세월이라는 약을 통해 심한 스트레스의 효과를 극복할 수 있다. 텔로미어 유지 관리 측면에서도 유연성이 드러난다. 이를 테면, 사람과 쥐는 스트레스 사건을 겪을 당시에는 똑같이 텔로미어가 조금 짧아질 가능성이 높지만, 대체로 그 뒤에 텔로미어가 저절로 복구될 수 있다.[9]

조신 베르호벤Josine Verhoeven은 많은 대상자를 추적 조사한 '네덜란드 우울증과 불안 연구Netherlands Study of Depression and Anxiety, NESDA'에서 회복 양상을 시간별로 살펴본 바 있다. 최근 5년 동안의 주요 사건들은 텔로미어 단축과 관련이 있는 반면, 그보다 더 이전의 사건들은 그렇지 않다는 것이 드러났다.[10] 마찬가지로 현재 겪고 있는 불안 장애는 더 짧은 텔로미어 길이와 관련이 있는 반면, 예전에 겪은 불안 장애는 그렇지 않았다. 이 연구 결과는 불안 장애가 사라지면 텔로미어가 복원될 수 있음을 시사한다. 그리고 불안 장애를 겪은 뒤로 해가 지날수록, 텔로미어의 길이는 더 길어졌다.[11] 하지만 우울증은 스트레스 사건이나 불안보다 더 강한 흔적을 남기는 듯하다. 과거에 우울증을 겪은 이들의 텔로미어가 여전히 더 짧은 사례가 종종 있다.[12]

카이의 중국인들을 대상으로 한 대규모 연구에서는 과거에 정신적 외상을 겪은 사람들의 텔로미어가 시간이 흐르면서 복구되는 양상을 보였다. 심한 우울증에 빠지지 않는 한 그랬다. 우울증에 걸린 이들은 텔로미어가 짧은 상태로 남아 있다. 마치 정신적 외상에 우울증이 겹치면 그 무게를 견딜 수 없는 것처럼 보인다. 여기서 좋은 소식은 설령 텔로미어가 과거의 심각한 정신적 외상에다가 우울증의 흉터까지 지닐 수 있다고 해도, 텔로머라아제의 양이 늘어나도록 돕는 활동들을 통해 안정화시킬 수 있고, 더 나아가 늘릴 수도 있다는 것이다. 텔로머라아제 덕분에 텔로미어는 복구될 수 있다.

세포 안에 든 미토콘드리아도 스트레스에 손상을 입는 중요한 표적이다. 미토콘드리아도 스트레스로부터 회복될 수 있을까? 미토콘드리아가 노화에 중요한 역할을 한다는 사실은 잘 알려져 있지만, 정신 건강과 관련이 있는지는 최근 들어서야 연구가 되기 시작했다. 미토콘드리아는 세포의 발전소다. 음식물 분자라는 형태로 연료를 공급하면, 미토콘드리아는 그것을 세포를 가동시킬 에너지가 충만한 분자로 전환한다. 신경세포처럼 미토콘드리아가 겨우 한두 개 들어 있는 세포도 있는 반면, 에너지가 많이 필요해서 미토콘드리아가 훨씬 더 많이 들어 있는 세포도 있다. 한 예로 근육세포는 대개 미토콘드리아를 수천 개씩 지니고 있다. 당신이 당뇨병이나 심장병을 앓고 있을 때처럼 어떤 신체적 스트레스를 받고 있을 때 미토콘드리아가 기능 이상을 일으켜서 세포가 에너지를 충분히 공급받지 못할 수도 있다. 그러면 뇌 기능에 영향이 미칠 수 있다. 신경세포가 발화할 에너지를 충분히 얻지 못하기 때문이다. 근육도 약해질 수 있다. 간, 심장, 콩팥(모두 에너지를 대량으로 소비하는 기관)도 허덕거린다. 세포가 심한 스트레스를 받고 있는지를 알아내는 한 가지 방법은 미토콘드리아 DNA의 사본 수를 조사하는 것이다. 이 사본 수는 몸이 지치고 손상된 미토콘드리아를 충원할 새로운 미토콘드리아를 생산하기 위해 얼마나 열심히 애쓰고 있는지를 말해준다. 카이의 연구에서는 유년기에 겪은 고통이나 우울증이 더 심할수록, 텔로미어는 더 짧아지고 미토콘드리아 DNA의 사본 수가 더 많아진다는 것이 드러났다.

생쥐에게 좀 안 좋은 짓을 하면(꼬리를 잡아서 들어 올리거나 억지로 헤엄을 치게 하는 등의) 그들은 자연히 스트레스를 받을 것이다. 사람과 마찬가지로, 생쥐도 스트레스를 받으면 미토콘드리아의 수가 아주 많이 늘어난다. 그런데 그 미토콘드리아는 결함이 있고 효율적으로 작동하지 않는 듯하다. 따라서 그런 세포는 에너지 공급량을 늘리기 위해 필사적으로 노력하지만 그다지 성공하지 못한다. 짐작할 수 있겠지만, 미토콘드리아 DNA의 사본 수가 많은 스트레스에 찌든 생쥐는 그다지 활기가 없다. 게다가 그들의 텔로미어는 30퍼센트 더 짧다. 하지만 스트레스에서 회복될 시간을 한 달 동안 주면, 그들의 텔로미어와 미토콘드리아 DNA는 정상으로 회복된다. 노화가 촉진되었다는 흔적이 전혀 남아 있지 않다.[13]

생물은 경험을 통해 형성되고 재형성될 수 있다. 세포는 스스로를 재생할 수 있다. 생쥐의 삶에서 한정된 시간에 겪는 역경의 흔적은 대부분 지워질 수 있다. 다행히 이 말은 인간이 겪는 많은 유형의 역경에도 들어맞는다.

회피하려는 태도

정신 건강은 사치품이 아니다. 자신의 텔로미어를 보호하고 싶다면, 우울과 불안의 효과로부터 자신을 보호할 필요가 있다. 이런 장애가 생길 성향은 어느 정도는 유전자에 영향을 받는다. 하지만 그 말이 모든 것이 통제 범위 바깥에 놓여 있다는 뜻은 아니다.

우울증은 감정, 생각, 몸에 사는 복합적인 병이며, 우울(또는 불안)을 상세히 설명하는 일은 이 책의 범위를 벗어난다. 하지만 어느 정도 성공적인 치료로 이어지는 대단히 명쾌한 개념이 하나 있다. 우울증이 어느 정도는 스트레스에 대한 기능 장애 반응이라는 것이다. 우울증에 걸린 이들은 단순히 스트레스를 느끼는 대신에, 우리가 지금까지 말한 부정적인 사고 패턴 중 일부를 써서 대처하는 경향이 있다. 그들은 깊이 느끼고 싶지 않아서 나쁜 감정을 계속 억누르려고 애쓰지만, 끊임없이 떠올리고 또 떠올림으로써 문제를 계속 생생하게 느끼곤 한다. 그들은 스스로를 비판한다. 어떤 상황에서 슬픔과 스트레스를 느끼든 간에, 슬픔과 스트레스를 느낀다는 사실 자체에 짜증이 나고 화가 치민다.

앞서 말했듯이, 이는 기능 장애 반응의 집합이다. 그런 반응들은 충분히 이해할 수 있는 것이긴 하지만, 그래도 기능 장애가 일어났다는 것은 분명하다. 그 결과 시간이 흐르면서, 스트레스를 넘어서 우울증으로 빠져들 수 있다. 부정적 사고는 미량의 독소 같다. 적은 양에 노출될 때에는 비교적 무해하지만, 다량일 때에는 마음에 독성을 일으킨다. 부정적 사고는 자신이 진정으로 가치가 없다거나 실패했다는 징후가 아니다. 우울증의 원료 자체다.

이런 비생산적인 마음 반응들은 불안의 일부이기도 하다. 이렇게 상상해보자. 당신이 칵테일파티에 와 있는데, 실수로 안주인의 이름을 잘못 부른다고 하자. 그녀는 잠시 머뭇하더니 딱딱한 웃음을 지으면서 이름을 올바로 알려준다. 당신은 당황한다. 누구든 그렇지 않겠는가? 하지만 대부분의 사람은 그 스트레스를 가볍게 넘긴다. 살짝 얼굴을 붉히면서 사과를 하고 자리를 옮긴다. 하지만 어떤 이들은 불안 민감성anxiety sensitivity을 지니며, 그들의 몸은 똑같은 사건에 유달리 더 두드러진 반응을 보일 것이다. 이들은 파티에 가서 누군가의 이름을 잊는 등의 실수를 저지르면, 심장이 마구 뛰고, 머리가 어질어질하고, 심장마비가 일어나지 않을까 하는 생각까지 든다. 정말로 불편해서 안절부절못한다. 불안 민감성을 지닌 사람은 자연히 이렇게 생각한다. "음, 끔찍했어. 다시는 파티에 안 갈 거야."

자신을 불안하게 만드는 것이 무엇이든 간에 회피하려는 태도의 문제점은 회피가 사실상 불안이라는 감정을 영속시킨다는 것이다. 하고 싶고 할 필요가 있는 것들을 계속 회피하다 보면, 그 불편함을 감내할 방법을 결코 배우지 못한다. 심리학 용어로 말하자면, 스트레스 상황을 결코 습관화하지 못한다. 당신의 삶은 점점 더 작아지고 점점 더 옥죄어든다. 이런 불안한 감정은 점점 커지다가 이윽고 당신의 삶을 방해하는 임상적 불안 장애가 된다. 우울증이 슬픔을 견딜 수 없는 상태이듯이, 불안은 불안한 느낌을 견딜 수 없는 상태다. 그것이 바로 불안 장애의 치료법에 당신을 가장 불안하게 하는 촉발 요인과 감각에 노출시키는 과정이 포함되곤 하는 이유다. 불안의 파도에 올라타서 살아남는 법을 배우라는 것이다.

스트레스에 이런 유형의 회피 대처 양식이 결합되면, 불안과 우울증을 둘 다 불러올 수 있다. 마음이 어떻게 작동하고, 어떻게 왜 이런 생각의 악순환에 사로잡히는지를 이해하는 것이 이런 장애들을 극복하기 위한 열쇠다. 생활에 방해가 될 만큼 자주 고통스러운 감정과 생각에 시달린다면, 자신의 텔로미어를 보호하고 도움을 구하는 것이 중요하다. 치료받지 않은 채 그냥 시달리고 있는 수백만 명 중 한 명이 되지 말라. 대처 기술을 계발하고 습관화하는 데에는 시간이 걸리므로, 시간을 내어 치료사의 도움을 받아 배우기를. 그리고 제발 포기하지 말기를.

무엇에 집중할 것인가의 문제

당신 스스로 자신이 잘못되었다고 고집스럽게 생각하는 것만 빼면, 사실상 당신에게 잘못된 점이 전혀 없다면 어쩌겠는가?

슬픔을 느낄 때 우리는 자연히 그 감정에서 빠져나올 생각을 하고자 시도한다. 우리는 어떻게 느끼는가와 어떻게 느끼고 싶어 하는가 사이에 틈새가 있음을 알아차린다. 우리는 그 틈새 속에서 살아가기 시작한다. 상황이 달랐으면 하고 바라면서, 탈출구를 찾으려 몹시 애쓰면서 말이다.

마음챙김 인지 요법MBCT은 그 틈새에서 빠져나오도록 돕는 방법이다. 전통적인 인지 요법 전략들에 마음챙김 명상 훈련을 결합한 것이다. 인지 요법은 일그러진 생각을 바꾸는 일을 돕는다. 앞서 말했듯이 마음챙김은 당신이 자신의 생각과 맺는 관계 자체를 바꾸는 데 도움을 준다. 마음챙김 인지 요법은 당신의 텔로미어에 가해지는 크나큰 위협, 즉 주요 우울증을 막을 수 있다. 또한 항우울제만큼 효과가 있다는 것이 밝혀져 있다.[14]

우울증의 가장 황폐한 측면 중 하나는 만성 질환이 될 수 있다는 것이다. 우울증 환자의 80퍼센트는 재발을 겪는다. 케임브리지대학교에 있다가 은퇴한 존 티스데일John Teasdale, 토론토 스카버러대학교의 진델 시걸Zindel Segal, 옥스퍼드대학교의 마크 윌리엄스Mark Williams는 우울증이 세 차례 이상 재발한 사람들이 MBCT을 받으면 재발 위험이 절반으로 줄어든다는 것을 알아냈다.[15] MBCT는 불안 환자에게도 확실히 도움이 되며, 힘겨운 생각이나 감정과 씨름하는 모든 이에게 유용하다.

MBCT는 두 가지 기본적인 사고방식이 있다고 가르친다. '행위 양식doing mode'은 현실의 삶과 우리가 원하는 삶 사이의 틈새에서 빠져나오려 할 때 우리가 하는 방식을 가리킨다. 하지만 다른 양식이 있으며, 그것을 '존재 양식being mode'이라고 한다. 존재 양식에서는 자신이 어디에 주의를 기울일지를 더 쉽게 제어할 수 있다. 상황을 바꾸기 위해 미친 듯이 애쓰는 대신에, 자신에게 즐거움을 주는 사소한 것, 능숙

행위 양식 vs 존재 양식[16]

	행위 양식(자동적)	존재 양식
어디에 주의를 기울이고 있는가?	자신이 무엇을 하고 있는지 알아차리지 못함.	지금 이 순간에 주의를 집중함.
어느 시간대에 살고 있는가?	과거나 미래	현재
무엇을 생각하고 있는가?	**스트레스를 주는 생각에 몰두** 지금 있는 곳이 아니라, 예전에 가고 싶었던 곳을 생각함. 어떤 것도 흡족한 느낌을 주지 않음.	**현재의 경험에 몰두** 맛, 냄새, 감촉, 느낌을 온전히 경험할 수 있음. 남들과 온전히 연결될 수 있음. 자아의 근본적인 수용, 무조건적인 친절
메타인지 수준 (생각에 관한 생각)	**생각이 참이라고 믿음** 마음의 활동을 관찰할 수 없음. 생각에 따라 기분이 좌우됨.	**생각을 믿는 것으로부터의 자유** 생각이 일시적인 것임을 이해하면, 생각이 스쳐 지나가는 것임을 관찰할 수 있음.

하게 내 맘대로 할 수 있다는 느낌을 주는 작은 일을 하는 쪽을 선택할 수 있다. 또 '있음' 상태에서는 다른 사람들에게 더 주의를 기울일 수 있기 때문에, 당신은 그들과 더 온전히 연결될 수 있다. 우리는 대개 그런 상태에서 기쁨과 만족을 느끼게 된다. 어질러진 서랍을 정리하는 것 같은 작은 일에 몰두하면서 만족을 느낀 적이 있는지? 존재 양식이 바로 그런 것이다.

이 장을 읽으면서 좀 심란해졌을지도 모르겠다. 많은 이들은 이런 흔한 마음의 질환 중 하나를 앓았거나 주변에서 앓은 사람을 본 적이 있을 것이다. 하지만 더 중요한 이야기는 텔로미어가 역경과 우울증을 겪은 뒤 복원될 수 있으며, 복원되지 않는다고 해도 더 악화되지 않게 보호할 수 있다는 것이다. 다음에 출현할 도전 과제에 대비하도록 자신의 자원을 강화할 수 있다. 앞서 살펴보았듯이, 자신의 스트레스 반응 양식과 사고 습관 양쪽을 자각하는 식으로, 몸과 마음을 더 평온하게 해줄 탄력적인 마음 자세를 채택할 수 있다. 또 이 장의 끝에 실린 호흡 가다듬기나 심장 집중 명상을 채택할 수도 있다.

우리가 역경 때문에 지니게 되었을지 모를 텔로미어 흉터는 "많은 일을 겪고 지혜로워진worn wise"이라고 부를 만한 상태의 증거이기도 하다. 역경에 대처하다보면 더 현명해지고 더 강인해질 수 있다. 내(에펠)가 선호하는 척도 중 하나는 정신적 외상을 겪은 뒤 다양한 방면에서(더 친밀한 관계를 느끼고, 더 홀로 섰음을 느끼고, 신앙이나 영성이 증가하는 등) 얼마나 성장했는지를 측정한 것이다. 우리는 자녀 돌보미를 조사한 첫 연구에서 이 척도를 썼다. 처음에 우리는 텔로미어가 더 짧은 간병인들이 더 심리적 성장을 경험했다고 나왔을 때 혼란스러웠다. 그런데 이 양상을 자세히 살펴보니, 어떤 일이 벌어지고 있는지가 드러났다. 그것은 투쟁의 지속 시간에 관한 문제였다. 불편한 자녀를 가장 오랫동안 돌본 어머니들은 텔로미어가 더 많이 닳았지만, 삶을 풍성하게 하는 변화를 더 많이 겪기도 했다.[17]

슬픔과 비통함을 연구한 스위스 정신과의사인 엘리자베스 퀴블러로스Elisabeth Kübler-Ross는 이렇게 말한 바 있다. "우리가 알고 있는 가장 아름다운 사람들은 패배를 알고, 고통을 알고, 투쟁을 알고, 상실을 알고, 그런 심연 속에서 빠져나올 길을 찾아낸 사람들이다. 그들은 연민, 관용, 애정 어린 깊은 관심으로 채우면서 삶을 이해하고 느끼고 감사하는 마음을 갖고 살아간다. 아름다운 사람은 그냥 태어나는 것이 아니다."

늙지 않는 비밀

- 주요 스트레스, 우울증, 불안은 용량 – 반응 양상을 보이면서 더 짧아지는 텔로미어와 관련이 있다. 하지만 다행히도 대부분의 사례에서는 이런 개인의 역사를 지울 수 있다. 한 예로, 주요 사건들은 5년 뒤에는 흔적도 없이 사라진다.
- 미토콘드리아 기능도 심각한 스트레스와 우울증에 영향을 받지만, 적어도 생쥐에게서는 시간이 지나면서 기능이 회복된다.
- 우울증과 불안을 부추기는 인지 기구에는 과장된 형태의 부정적 사고가 포함된다. 우울증은 악순환을 일으키는 생각을 반추하는 것을 비롯한 '행위 양식' 마음 자세에 매몰되는 것이 특징이다.
- 마음챙김 요법은 흔한 과잉 행위 양식에서 존재 양식으로 옮겨가고 반추를 줄이는 데 도움을 줄 수 있다.

텔로미어 재생 실험실

3분 호흡 가다듬기

마음챙김 인지 요법MBCT의 선구자들인 존 티스데일, 마크 윌리엄스, 진델 시걸은 존재 양식에 이르도록 도와줄 훈련 프로그램을 개발했다. 전문가의 도움을 받아서 MBCT를 제대로 터득하는 것이 최선의 방법이지만, 3분 동안 잠시 '짬을 내는' 것만으로도 MBCT의 핵심 활동을 쉽게 활용할 수 있다. 이 호흡 가다듬기는 사고 인지를 훈련하는 것과 비슷하다. 먼저 자신이 고통스러운 무언가를 느끼고 있다는 점을 자각한다. 당신은 자신의 생각들에 꼬리표를 붙이고, 그 생각들이 마음속에 존재하도록 허용하면 그것들이 스쳐 지나가리라는 것을 안다. 제 아무리 불쾌한 감정이라고 해도, 한 감정의 수명은 결코 90초를 넘지 않는다. 그것을 내쫓으려 하거나 관여하려고 애쓰지 않는 한 그렇다. 애쓰면 오히려 더 오래 지속된다.

호흡 가다듬기는 부정적 감정이 자연적인 수명을 넘어서까지 살지 못하게 하는 방법이다. 이 훈련 습관을 들인다면, 힘든 시기에만이 아니라 언제든 자신을 유지하는 데 도움이 된다. 모래시계를 상상하면서 이 훈련을 해도 좋다. 무엇이든 마음에 들어오라고 폭넓게 초청을 한 다음, 오로지 호흡에 집중한다. 그런 다음 주변 전체에까지 의식을 서서히 확장한다. 다음은 우리가 경험을 통해 좀 수정한 훈련 방법이다.

1. 자각한다 허리를 펴고 앉아서 눈을 감는다. 길게 숨을 마시고 내쉬면서 호흡에 집중한다. 호흡을 의식하면서 자문한다. "지금 나는 어떤 경험을 하고 있는가? 내 생각은 무엇인가? 감정은? 신체 감각은?" 반응을 기다린다. 자신의 경험을 받아들이고 감정에 꼬리표를 붙인다. 설령 원치 않는 감정이라고 해도. 어떤 경험이든 의식에 다 들어오도록 허용하면 떠올랐던 경험들이 차례로 밀려나고, 그것들을 대하기가 편해진다는 점에 주목하자.

2. 주의를 모은다 천천히 호흡에 주의를 집중한다. 숨을 들이마시고 길게 내쉬는 과정 하나하나에 주의를 집중하라. 한 호흡 한 호흡에 집중하라. 자신의 호흡을 닻으로 삼아서 지금 이 순간에 집중한다. 생각이라는 표면 바로 밑에는 언제나 고요한 상태가 유지되도록 한다. 이 고요함은 당신이 존재 양식(행위 양식이 아니라)으로 진입할 수 있게 해준다.

3. 의식을 확장한다 자신의 의식 범위가 자신의 주변으로, 자신의 호흡 주변으로, 자신의 몸 주변으로 확장되는 것을 느끼자. 자신의 자세, 손, 발가락, 얼굴 근육에 주의를 집중하자. 긴장을 풀자. 자신의 모든 감각과 친해지자. 그것들을 다정하게 받아들이자. 이 확장된 의식을 자신의 온전한 존재와 연결한다. 지금 이 순간의 자신 자신을 온전히 받아들인다.[18]

이 호흡 가다듬기를 훈련하면, 심신이 안정되고 스트레스 반응을 더 통제할 수 있다. 또 생각이 자동 초점과 행위 양식을 벗어나서 더 평온한 존재 양식으로 옮겨간다.

마음의 압력과 혈압을 낮추자

우리 호흡은 심신을 들여다보면서 깨닫고 조절할 수 있는 창문이다. 뇌와 몸 사이의 의사소통에 영향을 미치는 중요한 스위치다. 때로는 생각을 바꾸는 것보다 호흡을 바꾸어 긴장을 푸는 쪽이 더 하기가 쉽다. 숨을 들이마실 때 우리 심장 박동은 빨라진다. 숨을 내쉴 때, 심장 박동은 느려진다. 들숨보다 날숨을 더 길게 함으로써, 우리는 심장 박동을 더 느리게 할 수 있으며, 미주신경도 자극할 수 있다. 아랫배로 하는 호흡(복식 호흡)은 우리 뇌로 곧장 이어지는 미주신경의 감각 통로를 자극하고, 그 결과 더 차분해지는 효과가 나타난다. 미주신경 전문가인 스티븐 포지스Stephen Porges는 미주신경과 호흡, 사회적으로 안전하다는 느낌 사이에 강한 연관성이 있는 이유를 밝혀낸 바 있다. 많은 심신 기법들은 자연히 미주신경을 자극함으로써 그 중요한 안전 신호를 뇌로 보낸다.

만트라 명상mantra meditation이나 느린 호흡paced breathing처럼 숨을 느리게 쉬는 훈련은 혈압을 낮추는 믿을 만한 방법이다.[19] 하다 보면 신체 활동이 느려지면서 흥분이 가라앉는다. 미주신경이 더 활성을 띠고, 교감신경계가 억제되고, 심장 박동이 더욱 느려진다. 또 미주신경은 성장과 회복의 과정도 촉진한다.

호흡에 집중하기보다는 심장에 집중하면 더 평온해지는 이들도 있으며, 그러면 호흡 속도가 더욱 느려질 수 있다. 심장은 매우 복잡하면서 반응을 잘하는 신경계를 갖고 있어서 '심장 뇌'라고 여겨지기도 한다. 짧게 심장 집중 명상을 하는 방법을 제시해보자. 자비 명상loving-kindness meditation에서 설명하는 내용도 좀 넣었다. 이 명상법이 텔로머라아제 농도에 어떤 효과가 있는지는 아직 연구가 된 적이 없지만, 앞에서 살펴보았듯이 기본적으로 호흡법은 심신을 편안하게 해준다.

원한다면, 다음 방법을 써보라.

심장을 위한 집중 명상

편안히 앉자. 느리고 길게 숨을 들이쉬었다가 더 길게 내쉬는 호흡을 몇 번 한다.

천천히 숨을 들이쉬고 내쉬기를 계속하면서, 천천히 내쉴 때마다 마음을 가라앉히는 단어를 반복하거나 아름다운 장면을 떠올린다. 들숨과 날숨 사이에 잠시 숨을 멈추도록 한다.

자신의 생각을 의식한다. '지금 내 생각이 어디에 가 있지?' 각각의 생각이 마음속을 스쳐 지나갈 때마다 웃어주라. 그런 뒤 날숨의 단어나 장면으로 돌아간다.

가슴에 두 손(손바닥이나 손가락)을 올린다. 숨을 내쉴 때 '음~'이라고 속으로 말해도 좋다. 속에 품고 있던 짐을 내려놓아서 몸 밖으로 흘러나가도록 한다.

'나는 지금 평온해.'

'마음이 따스함으로 가득 채워지고 있어.'

'다른 사람에게 이 따스함을 전할 수도 있겠어.'

자신의 심장이 사랑으로 빛나는 모습을 떠올리자. 애정이 벅차오르는 느낌을 주는 반려동물이나 사람을 떠올리자. 그 사랑이 남들을 향해 뻗어나가도록 하자.

천천히 숨을 들이쉬고 내쉬는 행동을 계속한다. 어디에서 긴장을 하는지를 유념한다. 숨을 내쉴 때 안전함, 따스함, 친절함으로 둘러싸인 느낌을 갖자.

THE
TELOM
EFFEC

3

지금보다 더 젊게 사는 비결

ERE

THE
TELOMERE
ASSESSMENT

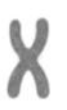

나의 텔로미어 궤적은?

이제 우리 몸에 초점을 맞추기로 하자. 바로 활동, 잠, 식사에 관해서다. 하지만 더 읽기에 앞서, 자신의 텔로미어가 어떻게 일을 하는지, 또 그것을 당신이 어떻게 알아낼 수 있는지가 궁금할지도 모르겠다. 여기서 잠시 소규모 평가를 해보자. 우리 몸의 모든 조직과 기관과 혈액의 세포에는 텔로미어가 들어 있다. 텔로미어들은 서로 느슨하게 연관되어 있다. 혈액의 텔로미어가 짧다면, 다른 조직들의 텔로미어도 짧은 경향이 있다. 몇몇 영리 연구소들은 혈액의 텔로미어 길이를 측정하는 검사를 해주지만, 개인에게 그 정보는 별 쓸모가 없다('상업적 텔로미어 검사에 관한 정보'와 혈액 검사를 다룬 우리 웹사이트 참조). 텔로미어를 보호하거나 손상시킨다고 알려진 요인들을 평가하고, 그 평가 결과를 염두에 두고서 자신의 텔로미어를 더 보호할 수 있도록 일상 생활의 여러 측면들을 변화시키려 시도하는 편이 더 유용하다. 그래서 여기에 텔로미어 궤적 평가를 제시한다.

텔로미어 궤적 평가

텔로미어 길이와 관련이 있다고 알려진 개인의 웰빙과 생활 방식에 관한 요인들을 스스로 평가해보자. 이 평가는 10분쯤 걸리며, 자신이 개선하기를 원할 법한 주된 영역을 파악하는 데 도움이 될 것이다.

우리는 가능한 한, 이 책에서 다룬 연구에 실제로 쓰인 척도들을 고스란히 옮겼다. 각 항목 뒤에 각 척도의 상세한 설명이 붙어 있다.

문항은 다음과 같은 분야로 나뉜다.

웰빙

- 현재의 주된 스트레스
- 정서적 스트레스의 임상 수준(우울증이나 불안)
- 사회적 지지

생활 방식

- 운동과 수면
- 영양
- 화학물질 노출

어떤 심각한 스트레스에 노출되어 있는가?

자신이 해당되는 문항에는 1, 그렇지 않은 문항에는 0을 적는다. 1을 적으려면 그 상황이 적어도 몇 개월 동안 지속되고 있어야 한다.

심각한 업무 스트레스를 받고 있는가? 직장에서 정서적으로 고갈되었고, 소진되었고, 자신의 일에 냉소적이고, 아침에 일어났을 때조차 피곤함을 느끼는가?	
병들거나 장애가 있는 식구를 온종일 돌보는 일을 하고 있고, 그 일에 치여 산다고 느끼는가?	
위험한 동네에 살고 있고, 때때로 안전하지 못하다고 느끼는가?	
어떤 만성적인 상황이나 최근의 심리적 외상 때문에 거의 매일 극도의 스트레스를 느끼는가?	
총점	

총점에 따라 다음의 텔로미어 점수에 동그라미를 친다.

심각한 스트레스 노출 점수	텔로미어 점수(동그라미로 표시)
총점이 0이면, 위험이 낮다.	2
총점이 1이면, 얼마간 위험이 있다.	1
총점이 2 이상이면, 위험이 높다.	0

설명 이 심각한 스트레스 노출 점검표는 표준화한 척도는 아니다. 대신에 짧은 텔로미어와 연관된 극한 상황을 겪고 있는지 여부를 평가한다. 업무에 따른 정서적 고갈,[1] 치매에 걸린 식구 돌보기,[2] 때때로 살

고 있는 곳이 안전하지 못하다는 느낌[3]은 적어도 한 연구에서 더 짧은 텔로미어와 관련이 있다고 나왔다. BMI, 흡연, 연령 같은 요인을 감안한 뒤에 얻은 결과다. 모든 심각한 사건은 여러 해에 걸쳐 일어난다면 텔로미어 단축에 기여할 가능성이 있다. 노출만이 결정 인자는 아니다. 4장에서 논의했지만, 당신의 반응도 중요하다. 마지막으로, 상황이 한 가지라면 관리 가능할지 모르지만, 심각한 만성적 상황이 둘 이상이라면 대처자원이 고갈될 가능성이 더 높아진다. 여기서는 둘 이상이 겹친 심각한 만성적 상황이 더욱 위험하다고 본다.

기분 장애가 있는가?

현재 우울증이나 외상후 스트레스 장애나 범불안 장애 같은 불안 장애 진단을 받았는가?

자신의 점수에 해당하는 텔로미어 점수에 동그라미를 친다.

임상 스트레스 점수	텔로미어 점수(동그라미로 표시)
병이라는 진단을 받지 않았다면, 위험이 낮다.	2
심각한 증세라는 진단을 받았다면, 위험이 높다.	0

설명 여러 연구 결과를 볼 때, 적당한 스트레스의 증상들 자체는 텔로미어 단축과 관련이 없지만, 실제 임상적 진단(일상생활을 방해할 만큼 심각한 증상들을 뜻하는)은 텔로미어 단축과 관련이 있는 듯하다.[4]

사회적 지지를 얼마나 받고 있는가?

다음은 가족, 친구, 공동체 구성원 등 중요한 사람들로부터 으레 받는 사회적 지지에 관한 문항들이다.

문항	1	2	3	4	5
1. 어떤 문제가 있을 때 좋은 조언을 해줄 사람이 있는가?	전혀 없음	어쩌다가 있음	어느 정도 있음	대개 있음	언제나 있음
2. 대화가 필요할 때 당신의 말에 귀를 기울여줄 사람이 있는가?	전혀 없음	어쩌다가 있음	어느 정도 있음	대개 있음	언제나 있음
3. 사랑과 애정을 보여주는 사람이 있는가?	전혀 없음	어쩌다가 있음	어느 정도 있음	대개 있음	언제나 있음
4. 정서적 지원(문제를 함께 논의하거나 어려운 결정을 내릴 때 도와주는)을 해주는 사람이 있는가?	전혀 없음	어쩌다가 있음	어느 정도 있음	대개 있음	언제나 있음
5. 가깝다고 느끼는 사람, 믿고 의지할 수 있는 사람과 얼마나 자주 접촉하는가?	전혀 없음	어쩌다가 있음	어느 정도 있음	대개 있음	언제나 있음
총점					

총점에 해당하는 텔로미어 점수에 동그라미를 친다.

사회적 지지 점수	텔로미어 점수(동그라미로 표시)
총점이 24나 25점이면, 사회적 지지가 높다.	2
총점이 19~23점이면, 사회적 지지는 평균이다.	1
총점이 5~18점이면, 사회적 지지는 낮다.	0

설명 이 조사표는 원래 심장 발작을 환자들의 사회적 지지 수준을 평가하기 위해 창안되어 역학 분야에서 쓰이고 있는 'ENRICHD 사회적 지지 목록ENRICHD Social Support Inventory, ESSI'을 5개의 문항으로 수정한 것이다.[5] 이 문항들은 상황에 맞게 수정되어 텔로미어 길이와 사회적 지지의 관계를 연구하는 데 널리 쓰여 왔다.[6]

여기서는 한 대규모 연구에서 나온 자료들을 토대로 사회적 지지의 범주들을 나누었다. 그 연구에서는 가장 나이가 많은 연령 집단에서만 효과가 있다고 나왔다.[7] ENRICHD 검사에서는 18점을 사회적 지지가 낮은 사람들을 정의하는 하한선으로 잡는다.

신체 활동을 얼마나 하는가?

지난 한 달 동안, 자신이 통상적으로 했던 신체 활동을 가장 잘 묘사하는 말은 무엇인가?

1. 나는 신체 활동을 별로 하지 않았다. 주로 텔레비전 시청, 독서, 카드 게임, 컴퓨터 게임 같은 것들을 했고, 산책은 한두 번 했다.
2. 일주일에 한두 번 주말에 외출하여 가까운 곳을 산책하는 것 같은 가벼운 활동을 했다.
3. 일주일에 약 3번, 약 15~20분씩 빠르게 걷기, 수영, 자전거 타기 등의 적당한 활동을 했다.
4. 거의 매일(일주일에 5일 이상), 30분 이상씩 빠르게 걷기, 수영, 자전거 타기 같은 적당한 활동을 했다.

5. 일주일에 약 3번, 30분 이상씩 달리기나 힘껏 자전거 타기 등 격렬한 활동을 했다.
6. 거의 매일(일주일에 5일 이상) 30분 이상씩 달리기나 힘껏 자전거 타기 등 격렬한 활동을 했다.

당신의 점수에 해당하는 텔로미어 점수에 동그라미를 친다.

운동 점수	텔로미어 점수(동그라미로 표시)
4, 5, 6번이면, 위험이 낮다.	2
3번이면, 위험이 평균이다.	1
1번이나 2번이면, 위험이 높다.	0

설명 이 조사표는 '스탠퍼드 여가 시간 활동 범주 항목Stanford Leisure-Time Activity Categorical Item, L-CAT'에 나온 것이다(네이처 출판 그룹의 허가하에 인용).[8] L-CAT은 신체 활동을 6가지 수준으로 평가한다. 4, 5, 6번은 CDC의 유산소 운동 권고안을 충족시킨다(빠르게 걷기 같은 적절한 운동을 150분 하거나 조깅 같은 격렬한 운동을 75분 하라는 것이다. CDC가 적어도 일주일에 이틀은 근력 강화 운동도 하라고 권고한다는 점도 유념하자). 7장에서 설명하겠지만, 당신이 건강하고 규칙적으로 운동을 한다면, 직장에서 과로하지 않고 큰일을 한 뒤에 회복 시간을 갖는 한, 운동의 혜택에는 상한선이 없는 듯하다. '주말 전사'가 아니라, '규칙적으로 운동을 하는 사람'이 되어라.

신체 활동이 더 활발한 사람은 덜 활발한 사람보다 극도의 스트레스 때문에 생기는 텔로미어 단축을 덜 잘 완화시킬 수 있는 듯하다.[9] 게다가 일주일에 3회 45분씩 운동을 하면 텔로머라아제도 증가한다는 연구 결과가 있다.[10]

당신의 수면 패턴은 무엇인가?

	0	1	2	3
지난 한 달 동안, 자신의 수면 질이 전반적으로 어떠했다고 보는가?	0 아주 좋음	1 꽤 좋음	2 꽤 나쁨	3 아주 나쁨
매일 밤 잠을 평균 몇 시간 자는가(깬 채로 누워 있는 시간은 빼고)?	0 7시간 이상	1 6시간	2 5시간	3 5시간 미만

당신의 점수에 해당하는 텔로미어 점수에 동그라미를 친다.

수면 점수	텔로미어 점수(동그라미로 표시)
두 질문의 점수가 0이나 1이면, 위험이 낮다.	2
한 질문의 점수가 2나 3이면, 위험이 얼마간 있다.	1
두 질문의 점수가 2나 3이거나, 수면 무호흡을 제대로 치료받지 않았다면, 위험이 높다.	0

설명 수면 질에 관한 항목은 수면의 질과 방해 수준을 평가하는 '피츠버그 수면 질 지수Pittsburgh Sleep Quality Index, PSQI'에서 따왔다.[11] 텔로미어 길이와 수면의 관계를 살펴본 몇몇 연구들도 PSQI를 써서 수면의 질을 측정했다.[12] 수면 지속 시간도 중요하다. 하룻밤에 적어도

6시간을 자고, 잘 또는 아주 잘 잔다고 대답한다면, 당신은 위험이 낮다. 수면의 질이 낮거나 수면 지속 시간이 더 짧다고 대답한다면, 위험이 추가된다. 또한 수면의 질도 낮고 수면 지속 시간도 짧다고 대답한다면, 고위험 범주에 들어간다. 짧으면서 질이 낮은 수면의 부가 효과를 살펴본 연구는 아직 없으므로, 우리는 양쪽 다일 때 더 나쁘다고 가정했다.

수면 무호흡증이 있는데 밤에 조치를 취하지 않고 잔다면 위험하다.

당신의 영양 습관은 어떠한가?

다음을 얼마나 자주 먹는가? 각 문항에서 해당하는 쪽에 동그라미를 친다.

1. 오메가-3 보충제, 해조류, 오메가-3 지방산을 함유한 생선	1 일주일에 3번 이상?	0 일주일에 3번 미만
2. 과일과 채소	1 적어도 매일?	0 매일은 아님
3. 가당 탄산음료나 감미료가 든 음료(커피나 차에 직접 설탕을 추가할 때는 제외. 대개 가당 음료보다 설탕을 훨씬 덜 넣기 때문이다)	0 대부분의 날에 적어도 350밀리리터 이상	1 규칙적이지 않음
4. 가공육(소시지, 통조림 고기, 핫도그, 햄, 베이컨, 내장육)	0 일주일에 한 번 이상	1 일주일에 한 번 미만

	1	0
5. 홀푸드(통곡물, 채소, 달걀, 가공되지 않은 고기) 대 가공식품(포장되었거나 소금과 보존제를 첨가한)을 얼마나 많이 먹는가?	주로 홀푸드를 먹음	주로 가공식품을 먹음
총점		

총점에 해당하는 텔로미어 점수에 동그라미를 친다.

텔로미어 영양 점수	텔로미어 점수(동그라미로 표시)
점수가 4나 5점이면, 식단으로부터 보호가 잘되어 있다.	2
점수가 2나 3점이면, 식단의 위험이 평균이다.	1
점수가 1이나 2점이면, 식단의 위험이 높다.	0

설명 빈도는 텔로미어 연구들로부터 확대 추정했다.

오메가-3는 식품에서 얻는 것이 가장 낫다. 보충제에 의지한다면, 지속 가능성을 생각해서 생선 대신에 해조류에서 추출한 제품을 택하라. 오메가-3 지방산(DHA[도코사헥사엔산]와 EPA[에이코사펜타엔산])의 혈중 농도가 높은 사람일수록 시간이 흐르면서 텔로미어가 마모되는 속도가 느리다.[13] 매일 해조류를 먹는 사람은 나이가 들어서 텔로미어가 더 길었다.[14] 오메가-3 보충제 연구는 용량보다는 혈액에 얼마나 흡수되느냐가 중요하다고 말해준다. 오메가-3 보충제를 1.25그램이나 2.5그램을 섭취하면, 대다수의 사람에게서 적어도 어느 정도는 오메가-6 대 오메가-3의 비가 낮아졌으며, 그 변화는 텔로미어 길이 증가와도 관련이 있었다.[15] 자신의 몸이 얼마나 흡수할지 알기가 어렵지만, 일주일에 생선을 서너 번 먹거나, 하루에 오메가-3 지방산을 1그램 섭취한다면 충분하다.

보충제가 긴 텔로미어와 관련이 있긴 하지만, 가능하다면 항산화물질과 비타민이 든 진짜 식품이 더 낫다(많은 채소와 몇몇 과일 등).

가당 탄산음료가 짧은 텔로미어와 관련이 있다는 연구가 세 건 있다.[16] 그중 한 연구에서는 매일 먹는 양이 효과를 미치기에 충분한 용량이라고 말하는데, 그런 가정을 할 때는 신중할 필요가 있다. 대다수의 가당 음료에는 설탕이 10그램 이상 들어 있으며, 대개 20~40그램은 된다.

연구 대상자 중 가장 높은 사분위수에 해당하는 이들, 즉 일주일에 한 번(또는 매일 조금씩) 가공육을 먹은 사람들이 텔로미어가 더 짧아졌다는 연구 논문이 한 편 있다.[17]

화학물질에 얼마나 많이 노출되는가?

다음 문항들을 읽고 "예"나 "아니오"에 동그라미를 친다.

흡연을 규칙적으로 하는가?	예	아니오
살충제나 제초제를 정기적으로 뿌리는 농사일을 하는가?	예	아니오
교통 오염이 극심한 도시에 사는가?	예	아니오
머리 염색약, 가정용 세정제, 납 같은 중금속 노출(자동차 수리점 같은 곳에서) 등 텔로미어 독소표(페이지)에 실린 화학물질에 심하게 노출되는 직장에서 일하는가?	예	아니오

텔로미어 화학물질 노출 점수	텔로미어 점수(동그라미로 표시)
모두 "아니오"라면, 화학물질 노출 위험이 낮다.	2
"예"가 하나 이상이라면, 위험이 높다.	0

설명 여기서는 적어도 한 연구에서 텔로미어 단축과 연관이 있음이 밝혀진 노출들을 나열했다. 흡연,[18] 살충제 노출,[19] 염료와 세정제를 통한 화학물질 노출,[20] 오염,[21] 납 노출,[22] 자동차 수리점에서의 노출.[23]

총점은?

영역	텔로미어 점수(동그라미로 표시)		
웰빙	고위험	평균	저위험
스트레스 노출	0	1	2
임상적 정서적 스트레스	0	1	2
사회적 지지	0	1	2
생활 방식	고위험	평균	저위험
운동	0	1	2
수면	0	1	2
영양	0	1	2
화학물질 노출	0	1	2
총점			

자신의 텔로미어 총 궤적을 어떻게 이해할 것인가

이 요약 점수는 쇠퇴하는 당신의 텔로미어의 전반적인 위험과 보호 방안을 보여주는 한 방식이다. 점수가 높으면, 텔로미어 유지 관리를 아주 잘하고 있을 가능성이 높다. 계속 잘하자! 이 평가를 활용하는 가장 유용한 방법은 총점보다는 개별 영역에 초점을 맞추는 것이다. 요약 도표의 어느 한 영역에서 2점을 받았다면, 당신은 텔로미어 보호를 아주 잘하고 있는 것이다. 단순히 위험을 살짝 피하고 있는 것보다 더 잘하고 있다. 대개 이 점수는 좋은 건강수명의 토대가 되는 일상적인 활동을 하고 있다는 의미다.

어느 영역에서 점수가 0점이라면(고위험 범주), 위험 인자 때문에 악화되어 전형적인 노화 관련 텔로미어 감소를 겪고 있을 가능성이 높다. 하지만 그 인자들에 더 통제력을 발휘할 수도 있다.

이 도표를 활용하는 가장 좋은 방법은 점수가 0점인 영역들을 찾은 다음, 뭐가 가장 바꾸기 쉬운지 결정하는 것이다. 0점이 전혀 없다면, 1점인 범주를 골라라. 어디에서 시작하든 간에, 한 번에 한 영역만 고르기를 권한다. 그 분야에서 작은 것 하나를 개선하는 데 몰두하라. 이루고자 하는 변화를 상기시키는 쪽지를 침대 옆 탁자에 두거나 하루 중 도움이 될 시점에 휴대전화에서 알람이 울리게 설정하라. 3부의 끝에서 우리는 새로운 목표를 시작하게 해줄 몇 가지 비결을 제시할 것이다.

07

세포를
운동시켜라

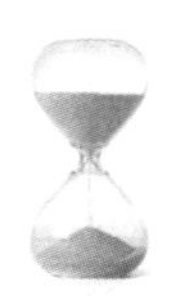

운동은 산화 스트레스와 염증을 줄이므로, 특정한 운동 프로그램이 텔로머라아제의 양을 증가시킨다고 해도 놀랄 일은 아니다. 하지만 주말 전사는 조심해야 한다. 운동을 지나치게 하면 사실상 산화 스트레스가 촉진될 수 있고, 만성적으로 과다훈련overtraining을 하면 당신 자신과 텔로미어에 심각한 손상이 일어날 수도 있다.

2013년 5월, 매기는 첫 울트라마라톤을 뛰었다. 그녀는 짧은 거리를 뛸 때 좋은 성적을 내곤 해서 자신을 좀 더 밀어붙여서 장거리를 뛰어볼 생각을 종종 하고 있었다. 사막에서 100마일을 달리는 것 같은 경기를 말이다. 그녀는 상위권에 들겠다는 생각은 아예 한 적도 없었다. 그저 완주하고 싶을 뿐이었다. 그런데 울트라마라톤 구간을 절반쯤 뛰었을 때, 한 친구가 그녀를 찾아와서 말했다. "네가 13등인 거 알아? 10위권에 들 수도 있어!"

매기는 더 힘을 내기로 결심했다. 다음 몇 시간에 걸쳐, 그녀는 12위 주자를 따돌렸고, 이어서 11위, 10위 주자를 앞질렀다. 그녀는 10위로 결승선을 넘음으로써, 다음 해에 다시 초청을 받아 참가할 영예로운 자격을 얻었다.

그해 여름, 매기는 울트라마라톤을 세 번 더 뛰었다. 6월에 100마일, 7월과 8월에도 다시 100마일을 뛰었다. 너무나 뿌듯했다. 9월에 그녀는 힘겨운 훈련 일정에서 벗어나 긴 회복기를 갖는 대신에, 12월에 다시 울트라마라톤을 뛰기로 결심하고 훈련에 들어갔다. 훈련에 들어간 지 몇 주가 되었을 때, 갑자기 잠이 거의 사라지는 현상이 나타났다. 그녀는 밤새도록 말똥말똥 깨어 있었다. 침대에 앉아 있다가 아침에 휴대전화에서 기상 소리와 함께 불빛이 켜지는 것을 지켜보곤 했다. "나는 마약을 투여한 적이 한 번도 없지만, 각성 효과가 이런 것이 아닐까 상상해요. 잠을 잘 수가 없었어요. 지치지도 않았죠. 에너지가 마구 넘쳤어요. 정말 기이했지요."

매기는 훈련을 계속했다. 그런데 어느 순간부터 질병들이 찾아오기 시작했다. 감기, 독감, 기타 바이러스들이 침입했다. 그녀는 훈련을 좀 줄여 보았지만, 증상들이 나아지는 기미가 전혀 없기에, 훈련 일정을 재개했다. 그러다가 초겨울에 몸이 완전히 망가졌다. 그녀는 훈련을 끝낼 수가 없었다. 운동을 하러 갈 수도 없었다. 아예 침대에서 일어날 수조차 없었다.

매기에게는 과다훈련 증후군의 거의 모든 증상이 나타났다. 이 증후군은 수면 변화, 피로, 급격한 기분 변화, 질병 취약성, 몸의 통증이 특징인 비공식적인 진단명이었다.

매기가 울트라마라톤 '그랜드 슬램을 달성한 여름'을 회상할 때면, 주변 사람들은 다양한 반응을 보인다. 비판적인 사람들도 있다. 그들은 집중적인 운동이 건강에 나쁠 수밖에 없다고 선언한다. 죄책감을 느끼는 이들도 있다. 매기가 고생하고 있지만, 그들은 자신들이 그런 엘리트 수준으로 뛰지 못한다는 것이 뭔가 잘못되었다고 느낀다. 한편 메기의 경험을 아예 운동을 하지 않을 핑계로 삼는 이들도 있다.

운동은 혼동을 일으키는 주제일 수 있고, 감정적인 주제가 될 수도 있다. 여기에서 텔로미어는 몇 가지 명확한 지침을 제공할 수 있다. 텔로미어는 굳이 극한 운동 프로그램 없이도 건강할 수 있다. 그 말은 매기 같은 사람들을 만날 때 절망감을 갖는 우리 모두에게는 희소식이다. 매기는 여름 한 철에 몸을 한계점까지 내몰아서 그랜드 슬램을 달성했다가 그만 그 한계를 넘고 말았다. 또 한 가지 희소식은 텔로미어가 다양한 수준과 종류의 운동에 강하게 반응하는 듯하다는 것이다. 이 장에서는 건강한 운동이 어떠한 것인지, 자신이 운동을 너무 적게 하는지 아니면 메기처럼 너무 많이 하는지를 어떻게 판단할 수 있는지를 살펴보기로 하자.

최고의 건강약

당신이 미래의 약국에 간다고 하자. 약사에게 상담하니, 약사는 알약 두 개를 내놓으면서 고르라고 한다. 당신은 한쪽 알약을 가리키면서 어떤 약효가 있는지 물어본다.

약사는 손가락을 꼽으면서 하나하나 말한다. "혈압을 낮추고, 인슐린 농도를 안정시키고, 기분을 좋게 하고, 대사량을 증가시키고, 골다공증을 예방하고, 뇌졸중과 심장병 위험을 줄여주지요. 하지만 불행히도 불면증, 피부 발진, 심장 문제, 욕지기, 방귀, 설사, 체중 증가 등 여러 가지 부작용이 있어요."

"음 … 이쪽 알약은요? 약효와 부작용은 어떤가요?"

"약효는 같아요." 약사는 쾌활하게 말한다.

"부작용은요?"

약사는 빙긋 웃으면서 대답한다. "전혀 없어요."

첫 번째 알약은 고혈압을 억제하는 베타 차단제, 콜레스테롤을 줄이는 스타틴, 인슐린을 조절하는 당뇨병약, 우울증약, 골다공증 치료제를 환상적으로 종합한 가상의 약이다.

두 번째 알약은 진짜로 있는 것이다. 바로 운동이다. 운동을 하는 사람은 더 오래 살고, 고혈압, 뇌졸중, 심혈관 질환, 우울증, 당뇨병, 대사 증후군에 걸릴 위험이 더 낮다. 그리고 치매도 더 늦게 나타난다.

운동은 몸 전체의 생리적 변화를 통해 경이로운 효과를 일으키는 약물과 같다. 운동의 거시적인 효과는 이미 잘 알려져 있다. 운동은 심장과 뇌로 들어가는 혈류량을 늘리고, 근육을 만들고, 뼈를 튼튼하게 한다. 하지만 강력한 현미경으로 운동의 효과를 자세히 살펴볼 수 있다면, 규칙적으로 운동을 할 때 세포의 한가운데에서 어떤 일이 일어나는지 들여다볼 수 있다면, 무엇을 보게 될까?

운동이 세포에 주는 혜택

운동을 하는 사람은 산화 스트레스라는 유독한 상태에 덜 시달린다. 이 유독한 상태는 화학물질 분자가 전자를 잃어서 자유 라디칼이 되면서 시작된다. 자유 라디칼은 허약하고, 불안정하고, 불완전한 물질이다. 잃어버린 전자를 갈망하므로, 다른 분자에게서 전자를 빼앗는다. 전자를 잃은 다른 분자는 불안정해지고, 또 다른 분자에게서 전자를 빼앗아 메꾼다. 안 좋은 기분을 다른 누군가에게 덮어씌우면 자신의 기분이 조금 나아지기 때문에 암울한 분위기가 이 사람에게서 저 사람에게로 전파되는 것처럼, 산화 스트레스는 세포의 분자 집단 전체로 퍼질 수 있다. 또한 산화 스트레스는 노화 및 질병수명 단계로의 진입과도 관련이 있다. 그 결과 심혈관 질환, 암, 폐 질환, 관절염, 당뇨병, 황반 변성, 신경 퇴행 질환이 찾아온다.

다행히 우리 세포에는 항산화물질도 들어 있다. 산화 스트레스로부터 몸을 지키는 천연 보호제다. 항산화물질은 자유 라디칼에 전자를 주고서도 안정한 상태로 남아 있을 수 있는 분자다. 따라서 항산화물질이 자유 라디칼에 전자를 주면, 연쇄 반응이 끝난다. 즉 항산화물질은 이렇게 말하는 현명한 친구와 같다. "좋아, 왜 기분이 안 좋은지 속 시원히 털어놔. 그러면 기분이 나아질 거야. 그렇다고 나쁜 기분이 내게 전염되지는 않을 거야. 네 어두운 기운을 남에게 전달하지도 않을 거고."

이상적인 상황이라면, 당신의 세포에는 몸속의 자유 라디칼을 중화시키는 데 필요한 항산화물질이 충분히 들어 있다. 자유 라디칼을 몸에서 완전히 없애기란 불가능하다. 생명 활동 자체로부터 계속 생성되기 때문이다. 자유 라디칼은 대사 과정에서 정상적으로 생기는 물질이다. 사실 아주 소량의 자유 라디칼은 우리 세포들 사이의 정상적인 의사소통 과정에 중요하다. 하지만 방사선이나 담배 연기 같은 환경 스트레스에 노출되거나 심각한 우울증에 걸리면 지나치게 많이 만들어질 수도 있다. 위험은 자유 라디칼이 쌓일 때 생기는 듯하다. 그리고 항산화물질보다 자유 라디칼이 더 많아질 때, 산화 스트레스라는 불균형 상태에 진입한다.

그것이 바로 운동이 대단한 가치가 있는 한 가지 이유다. 단기적으로 볼 때, 운동은 사실상 자유 라디칼을 늘리는 원인이다. 운동을 할 때 산소를 더 많이 들이마시기 때문이기도 하다. 이 산소 분자는 대부분 세포에 든 미토콘드리아에서 일어나는 특수한 화학반응을 통해 에너지를 생산하는 데 쓰이지만, 이 핵심 과정의 불가피한 부산물로 자유 라디칼(흔히 활성 산소라고 하는)도 생긴다. 하지만 이 단기적인 반응은 건강한 상쇄 반응도 일으킨다. 운동을 하면 몸이 항산화물질을 더 많이 생산하기 때문이다. 단기적인 심리적 스트레스가 당신을 더 강하게 만들고 역경에 대처하는 능력을 길러줄 수 있는 것처럼, 적절한 강도의 규칙적인 운동을 통해 몸이 계속 스트레스를 받다보면, 궁극적으로 세포는 더 건강한 상태를 유지할 수 있도록 항산화물질과 자유 라디칼의 균형을 조정하게 된다.

당신의 세포는 다른 쪽으로도 운동의 혜택을 만끽한다. 규칙적으로 운동을 하면, 부신(콩팥 위에 있는 내분비샘) 피질의 세포들은 유해한 스트레스 호르몬인 코르티솔을 덜 분비한다. 코르티솔 분비가 줄어들면, 더 차분함을 느끼게 된다. 규칙적으로 운동을 하면, 몸 전체의 세포들이 인슐린에 더 예민해지면서, 혈당도 더 안정한 상태를 유지한다. 스트레스, 복부 지방 증가, 고혈당이라는 중년의 흔한 3대 문제를 피하고 싶다면, 운동을 할 필요가 있다.

운동과 건강수명의 관계

면역노화immunosenescence는 나이가 들면서 병치레가 잦아지고 증상이 심해지는 현상의 토대가 되는 중요한 과정이다. 면역노화가 일어나면, 염증 유발 물질인 사이토카인의 혈중 농도가 높아진다. 사이토카인은 돌풍에 흩날리는 불꽃처럼, 몸 전체로 염증을 퍼뜨릴 수 있는 분자다. 그 결과 더 많은 T-세포가 노화가 촉진되면서 질병에 맞서 싸울 수 없게 된다.

이 책의 앞부분에서 설명했듯이, 일부 노쇠한 면역세포는 더욱 문제를 일으킬 수 있다. 이 늙은 면역세포들은 당신을 병원 침대에 드러눕게 할 수 있는 역겨운 미생물들에 더 취약하게 만들 수 있다. 몸에 면역노화 상태의 세포가 많다면 올해 유행하는 독감 균주나 폐렴의 백신을 접종해도, 백신이 듣지 않아서 결국 열과 기침에 시달릴 가능성이 높아진다.[1] 늙은 세포들은 당신이 예방의학의 혜택을 누리기 더 어렵게 만든다.

그렇지만 방법이 있다. 텔레비전 앞에 죽치고 앉아 간식을 먹어대는 사람에 비해, 규칙적으로 운동을 하는 사람은 염증 유발 물질인 사이토카인의 농도가 더 낮고, 백신 접종에 더 잘 반응하며, 더 튼튼한 면역계의 혜택을 누린다. 면역노화는 나이가 들면서 자연스럽게 일어나는 과정이다. 하지만 운동을 하는 사람은 삶이 끝나는 시점까지 그 과정을 늦출 수도 있다. 운동과 면역의 관계를 연구하는 리처드 심프슨Richard Simpson은 이런 징후들이 '습관적인 운동이 면역계를 조절하고 면역노화의 발생 시점을 늦출 수 있음을 시사하는 것'이라고 했다.[2] 운동을 자신의 면역계를 생물학적으로 건강하게 유지하기 위한 탁월한 선택이라고 여기라.

텔로미어에 가장 좋은 운동은?

운동은 염증과 면역노화를 막음으로써 세포를 보호하는 데 도움을 준다. 이제는 운동이 세포에 주는 혜택을 또 다른 방식으로도 설명할 수 있게 되었다. 바로 운동이 텔로미어를 유지하는 데 기여한다는 것이다. 쌍둥이 1,200쌍을 연구했을 때에도 같은 결과가 나왔다. 이 연구진은 쌍둥이를 택함으로써 운동의 효과를 유전자의 효과와 분리시킬 수 있었다. 쌍둥이 중 운동을 활발하게 하는 쪽이 그렇지 않은 쪽보다 텔로미어가 더 길었다.[3] 나이 등 텔로미어에 영향을 줄 수 있는 요인들을 통계적으로 제외시키자, 텔로미어와 운동의 관계가 고스란히 드러났다.

도움이 되는 것이 운동만은 아니다. 우리는 앉아서 생활하는 것 자체가 대사 건강에 지독히도 해롭다는 사실을 안다. 현재 앉아서 지내는 사람이 그보다 겨우 조금 더 움직이는 사람보다 텔로미어가 더 짧다는 연구 결과가 몇 건 나와 있다.[4]

하지만 모든 유형의 운동이 세포 노화에 같은 효과를 일으킬까? 독일 홈부르크 잘란트대학교 의료 센터의 크리스티안 베르너Christian

Werner와 울리히 라우프스Ulrich Laufs는 소규모 집단에 세 종류의 운동을 적용하여 놀라운 결과를 얻었다. 이 결과는 운동이 실제로 텔로머라아제의 텔로미어 회복 활동을 증진시킬 수 있음을 시사한다. 또 어떤 운동이 세포를 건강하게 유지하는 데 가장 좋은지를 이해하는 데에도 도움을 준다. 결과적으로 두 종류의 운동이 두드러졌다. 한 번에 45분씩 일주일에 3번, 적당한 유산소 지구력 운동을 6개월 동안 하자, 텔로머라아제 활성이 두 배로 증가했다. 고강도 인터벌 운동high-intensity interval training, HIIT도 효과가 있었다. 심장을 쿵쿵 뛰게 만드는 활동을 짧게 한 뒤 회복 시간을 갖는 과정을 번갈아 하는 운동이다. 근력 운동은 텔로머라아제 활성에 전혀 영향을 미치지 않았다(하지만 다른 혜택들은 있었다. 연구진은 "근력 운동을 지구력 운동의 대체제가 아니라 보완제로 봐야 한다"고 결론지었다.) 그리고 이 세 종류의 운동은 모두 텔로미어와 관련된 단백질(텔로미어를 보호하는 단백질인 TRF2 같은)을 늘리고 p16이라고 하는 세포 노화의 중요한 표지인 단백질의 양을 줄였다.[5] 또 운동 종류에 상관없이, 유산소 운동량을 가장 많이 늘린 이들이 텔로머라아제 활성이 가장 많이 증가했다. 이는 심혈관 운동이 가장 중요함을 시사한다.

따라서 적절한 심혈관 운동이나 고감도 인터벌 운동을 하라. 어느 쪽이든 좋다. 이 장의 텔로미어 재생 실험실에서는 이런 증거들을 토대로 텔로미어를 강화하는 운동법을 제시할 것이다. 하지만 어느 한 종류의 운동만 하고 싶지는 않을 수도 있다. 우리는 다양성의 혜택을 본다. 미국인 수천 명을 대상으로 한 연구에서는 걷기에서 자전거 타기와 근력 운동에 이르기까지 다양한 운동을 하는 사람일수록, 텔로미어가 더 길었다.[6] 또한 근력 운동을 하는 이유가 있다. 설령 더 긴 텔로미어와 유의미한 관계가 없어 보인다고 해도, 근력 운동은 뼈 밀도, 근육 질량, 균형, 신체 조정 능력 등 곱게 늙어가는 데 핵심이 되는 요소들을 유지하거나 개선하는 데 도움이 된다.

운동이 텔로미어를 강화하는 원리

아마 염증과 산화 스트레스의 감소 등 운동이 세포에 미치는 놀라운 효과들이 텔로미어에도 좋은 효과를 미치는 것일 수도 있다. 또는 통상적인 텔로미어 손상을 일으키는 스트레스를 막아줌으로써 텔로미어에 혜택을 주는 것일 수도 있다. 스트레스 반응은 세포를 손상시키고 그 잔해를 남길 수 있는데, 운동은 자가포식 작용autophagy을 촉진한다. 손상된 분자를 먹어서 재활용하는 세포의 집안 청소 활동이다.

운동이 텔로미어를 직접 개선할 가능성도 있다. 이를테면, 트레드밀 위에서 뛰면 급성 스트레스 반응이 일어나고, 이 반응은 텔로머라아제 유전자인 TERT의 활성을 증가시킨다.[7] 운동선수는 앉아 생활하는 사람보다 TERT의 활성이 더 높다.[8] 운동은 이리신irisin이라는 새로 발견된 호르몬의 양도 늘린다. 이 호르몬은 대사 활동을 촉진하는데, 더 긴 텔로미어와 관련이 있다는 연구가 한 건 있다.[9]

운동과 텔로미어의 관계가 어떤 식으로 이루어지든 간에, 가장 중요한 점은 운동이 텔로미어에 필수적이라는 것이다. 텔로미어를 건강하게 유지하려면, 텔로미어를 운동시킬 필요가 있다. 이 장의 텔로미어 재생 실험실에는 텔로미어 유지 관리에 도움을 준다고 밝혀진 운

운동과 세포 내 혜택

운동은 세포 안에 여러 가지 유익한 변화를 일으킨다. 운동은 단기적인 스트레스 반응을 일으키며, 그 반응은 더욱 큰 회복 반응을 촉발한다. 운동은 분자를 손상시키며, 손상된 분자는 염증을 일으킬 수 있다. 하지만 한 바탕 운동을 할 때면 초기에는 자가포식 작용이 촉발된다. 팩맨이 손상된 분자를 먹어치우는 것 같은 과정이다. 그러면 염증이 예방된다. 운동 후반부로 가면, 손상된 분자가 너무 많아짐으로써 자가포식 작용이 더 이상 따라갈 수 없게 된다. 그러면 세포 자멸apoptosis이라는 과정을 통해 그 세포는 빨리 죽는다. 잔해와 염증을 일으키지 않는 자가 청소 방식이다.[10] 또 운동은 에너지를 생산하는 미토콘드리아의 수와 활성도 증가시킨다. 그럼으로써 운동은 산화 스트레스를 줄일 수 있다.[11] 운동을 마치고 몸이 회복될 때, 세포 잔해의 청소 활동이 여전히 진행되면서 세포는 운동 전보다 더 건강하고 튼튼해진다.

동들이 소개되어 있다.

단순히 운동만이 텔로미어 건강에 중요한 것은 아니다. 앞서 시사했듯이 체력, 즉 신체 활동을 수행할 능력도 중요하다. 가벼운 운동을 규칙적으로 할 수는 있지만, 체력이 따라주지 못하는 사례도 얼마든지 있다. 또 운동을 하지 않아도 체력이 좋은 이들도 있다. 젊을 때에는 더욱 그렇다. (고등학교를 졸업한 뒤로 운동을 전혀 안 했음에도 장거리 도보 여행을 할 수 있는 20대를 생각해보라.) 텔로미어 건강을 위해서는 규칙적으로 운동을 하고 체력도 갖출 필요가 있다.

그러면 체력이 얼마나 있어야 할까? 매기처럼 울트라마라톤을 달릴 수 있어야 할까? 먼 바다에서 8킬로미터쯤 헤엄칠 수 있어야 할까? 미국 중서부에 사는 우리 친구처럼, 10월의 토요일 아침마다 옥수수 밭에서 따라오는 '좀비들'을 피해 달아나는 게임을 할 정도는 되어야 할까? 체력에 관한 우리의 문화적 기준은 점점 더 높아지고 있으며, 따라서 건강을 유지할 만큼 체력이 충분한지 여부를 알기가 더욱 어려워질 수 있다.

체력은 사실 텔로미어 건강에 매우 중요하다.[12] 하지만 갖출 수 있는 아주 적당한 수준의 체력만으로도 텔로미어 혜택을 상당히 본다는 것을 알면 안심이 될지도 모르겠다. 우리 동료인 UCSF의 메리 울리Mary Whooley는 심장 질환이 있는 성인들을 트레드밀 위에 서게 했다. 처음에는 걷게 하다가 서서히 바닥을 기울이면서 속도를 높였다. 더 이상 뛸 수 없을 때까지 그렇게 했다. 결과는 명확했다. 운동 능력이 떨어지는 사람일수록, 텔로미어가 더 짧았다.[13] 심혈관 체력이 가장 낮은 사람들은 빨리 걷는 것조차 할 수 없었던 반면, 가장 체력이 좋은 사람들은 바닥을 기울여도 같은 속도를 유지할 수 있었다. 체력이 낮은 이들은 좋은 이들에 비해 세포 노화로 볼 때 약 4년에 해당하는 만큼 텔로미어가 더 짧았다.

당신은 잔디를 깎을 수 있는가? 눈은 치울 수 있는가? 자기 골프채 가방을 들고 다니면서 골프를 할 수 있는가? 아니라면, 체력이 낮은 범주에 들어간다. 그렇다고 해도 천천히 안전하게 체력을 늘리는 쉬운 방법들이 있다. 반면에 일주일에 세 번 45분 동안 가볍게 달리거나 힘차게 걸을 수 있다면, 텔로미어 건강을 지원할 만큼 체력이 충분하다. 체력과 운동이 서로 관련이 있긴 하지만, 별개라는 점을 명심하자. 본래 체력이 좋다고 해도, 텔로미어 건강을 유지하려면 운동을 해야 한다.

운동은 무조건 좋을까?

적당한 운동과 체력이 텔로미어에 놀라운 효과를 미친다는 점은 분명하지만, 울트라마라톤 선수인 매기는 어떨까? 그녀가 극단적인 수준까지 운동을 했기 때문에 그녀의 텔로미어는 더 길까? 아니면 더 짧을까? 우리 주변에서 울트라마라톤을 뛰는 사람을 찾기는 어렵지만, 지구력 스포츠에 참가하는 사람들은 많으므로, 이런 질문들은 점점 더 시급한 것이 되고 있다.

가장 극단적인 운동가들은 안도의 숨을 내쉬어도 좋다. 울트라마라톤 선수가 앉아 생활하는 사람보다 세포가 무려 16년 더 젊다는 놀라운 연구 논문이 한 편 있기 때문이다.[14] 그렇다면 우리 모두 다음번 100마일 경주 참가 신청서를 작성해야 할까? 그렇지 않다. 그 연구 결과는 앉아 생활하는 사람들과 비교한 것이었다. 지구력 운동선수를 일주일에 약 15킬로미터쯤 달리곤 하는 평범한 사람들과 비교하면, 양쪽 집단 모두 더 앉아 생활하는 집단보다 텔로미어가 건강함을 알 수 있다. 게다가 텔로미어 측면에서 보면 울트라마라톤 집단의 추가 혜택은 전혀 없는 듯하다.[15]

지구력 운동선수는 해마다 극도의 훈련을 계속해도 문제가 없을지

때때로 의문을 품곤 한다. 경기에 참가할 때면 집중적으로 훈련을 하고, 그 뒤에는 일반적인 훈련으로 돌아가는 편이 더 낫지 않을까? 젊었을 때 엘리트 운동선수였던 나이 든 사람들을 조사한 연구가 있다. 그들의 텔로미어는 같은 연령의 다른 사람들과 길이가 비슷했다. 따라서 여러 해 동안 극도로 격렬하게 운동을 해도 누적 마모 효과가 일어나는 것은 아닌 듯했다.[16] 독일에서 젊을 때부터 지구력 경주에 출전한 나이 많은 이른바 '마스터 운동선수master athlete' 집단을 조사한 자료가 있다. 그들은 대부분 여전히 경기에 나간다. 그저 속도가 좀 느려졌을 뿐이다(마라톤을 뛰는 데 2시간이 아니라 8시간 걸리는 등의). 그 장거리 운동선수들은 대조군보다 더 젊어 보일 뿐 아니라, 텔로미어도 덜 짧았다.[17]

운동 횟수를 살펴본 연구에서는 10년 넘게 활발하게 운동을 한 사람들이 텔로미어가 더 길다고 나왔다.[18] 그러니 젊을 때 운동을 시작하는 것이 중요한 듯하다. 하지만 실망하지 말라. 언제 시작해도 늦지 않았으니까. 그리고 운동은 언제나 당신에게 혜택을 주기 위해 대기하고 있다.

하지만 매기에게는 좀 문제가 있을 수도 있다. 극한 운동가들이 근육의 텔로미어가 더 짧다는 연구가 한 건 있다. 하지만 그들이 피로과다훈련 증후군에 시달렸을 때에만 그랬다.[19] 매기처럼 피로 증후군이 생기면 과다훈련을 하고 있으며, 쉽게 회복이 안 될 수준까지 근육이 손상되었다는 확실한 표시다. 전구세포(위성 세포라고도 한다)는 손상된 근육 조직을 수선하는데, 과다훈련은 그 중요한 세포들을 손상시킴으로써 수선 작업에 지장을 초래하는 듯하다. 적어도 근육세포에서는 텔로미어를 손상시키는 것이 극단적인 운동이 아니라 과다훈련인 듯하다.

과다훈련은 휴식과 회복에 들이는 시간에 비해 훈련 시간이 훨씬 더 많은 것이라고 정의된다. 달리기 초심자부터 직업 운동선수에 이르기까지 어느 누구에게든 일어날 수 있으며, 충분한 휴식, 영양, 수면으로 몸을 지원하지 않을 때면 일어난다. 심리적 스트레스도 기여할 수 있다. 피로, 급격한 기분 변화, 짜증, 수면 장애, 상처와 질병 취약성 등은 과다훈련을 하고 있다는 경고등이다. 치료법은 휴식이다. 말은 쉽지만 자신을 밀어붙이는 데 익숙한 운동선수에게는 쉽지 않다.

과다훈련에 관한 논의는 복잡하다. '너무 많은 운동'이 무엇인지를 판단할 기준점이 없기 때문이다. 그 기준점은 사람마다 다르며, 개인의 심리와 운동 수준에 따라 다르다. 여기서 텔로미어가 우리에게 말해주는 것이 있다면, 건강이 지극히 맥락 의존적일 수 있다는 점을 상기시킨다는 것이다. 한 사람에게 좋은 것이 다른 사람에게는 해로울 수도 있다. 당신이 극한 운동선수라면, 과다훈련의 징후를 일찍 알아차릴 수 있도록 운동할 때 지도자나 의사가 가까이 있는지 확인하라.

일반적으로 어떤 운동 계획을 짜든 간에, 천천히 시작하여 서서히 체력을 길러가는 것이 바람직하다. 5일 동안 사무실에 앉아 있다가 주말에 지나치게 운동을 하는, 즉 한꺼번에 많은 근육을 망가뜨릴 때까지 스스로를 밀어붙이는 주말 전사는 피로를 느끼고 때로는 욕지기까지 느낄 것이다. 그들은 자신의 몸에 도움이 되는 행동을 하고 있는 것이 아니다. 운동이 처음에는 몸에 추가 산화 스트레스를 일으키며,

이어서 스트레스를 줄이는 건강한 상쇄 반응을 일으킨다는 점을 기억하자. 하지만 과다훈련을 하면 상쇄 반응이 제압될 수 있다. 산화 스트레스가 줄어드는 것이 아니라 더 늘어나게 될 것이다.

지금 스트레스를 받고 있다면

"나는 운동할 시간이 없어. 이미 일에 치이고 과로한 상태야."

"기분이 좀 나아지면 운동할 거야. 지금은 스트레스를 너무 받고 있어서 힘든 일을 또 하라고 나를 내몰 수가 없거든."

익숙하게 들리지 않는가? 하지만 운동을 해야 할 가장 중요한 시간은 바로 당신이 원치 않을 때, 당신이 치이고 짓눌려 있다고 느낄 때다. 운동을 하고 나면 3시간까지도 기분이 나아질 수 있으며[20] 스트레스 반응성도 줄일 수 있다.[21] 스트레스는 텔로미어를 줄일 수 있는데, 운동은 몇몇 스트레스 손상으로부터 텔로미어를 막아준다. 우리 동료인 브리티시컬럼비아대학교의 심리학자이자 운동 연구자인 엘리 퍼터먼Eli Puterman은 스트레스에 지친 많은 가족 돌보미들을 포함하여 스트레스를 심하게 받는 여성들을 조사했다. 운동을 더 많이 하는 여성일수록, 스트레스에 텔로미어가 덜 마모되었다(그림 17 참조). 운동은 은연중에 텔로미어를 단축시키는 스트레스의 효과가 텔로미어에 미치지 않도록 실질적으로 완충시키는 역할을 했다. 설령 일정이 꽉 차 있다고 해도, 설령 너무 지쳐서 힘든 운동을 할 수 없다고 해도, 운동할 짬을 낼 방법을 찾아라. 한 예로 우리 둘은 바쁜 일정에 시달리지만, 이 책을 쓰는 동안에는 샌프란시스코의 언덕을 함께 오르내리

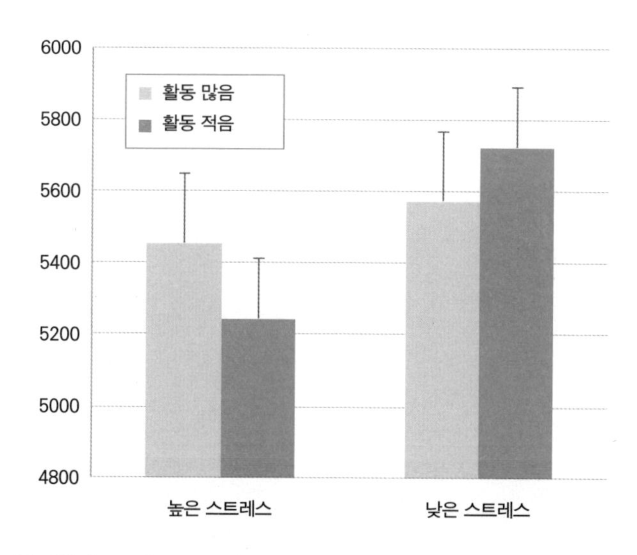

그림 17 신체 활동이 스트레스의 텔로미어에 미치는 영향

스트레스를 심하게 받는다고 인식한 여성들은 텔로미어가 더 짧았지만, 상대적으로 앉아 생활할 때에만 그랬다. 운동을 하는 여성들에게서는 스트레스와 텔로미어의 관계가 보이지 않았다.[22] 이 그래프에는 실제 텔로미어 길이 측정값(보정하지 않은)을 세로축에 염기쌍의 수로 표시했다.

면서 원고를 어떻게 쓸지 큰 소리로 이야기하곤 했다.

당신은 자신이 깨닫고 있는 것보다 더 자주 운동을 하고 있을 수도 있다. 하지만 운동을 할 수 없는 날이라고 해도, 기운을 내라. 심리학에서 탄력성은 일종의 성배다. 탄력성은 지쳐 쓰러진 뒤 다시 벌떡 일어나게 해주는 것이자, 심신을 손상시키는 일 없이 스트레스를 훌훌 털어내게 해주는 것이다. 엘리 퍼터먼의 스트레스 연구는 텔로미어가 탄력성을 띨 수 있음을 보여준다. 좋은 건강 습관(효과적인 감정 조절, 강한 사회적 유대, 좋은 수면, 좋은 운동)을 더 실천할수록, 텔로미어는 스트레스에 덜 손상된다. 우울증이 있는 사람이라면 더욱 그렇다.[23] 운동은 텔로미어의 탄력성을 증진시키는 강력한 방법이지만, 운동을 할 수 없을 때에는 탄력성을 증진시키는 다른 행동을 할 수 있다. 당신이 하는 어떤 행동이든 도움이 될 것이며, 바로 그 점이 고무적인 소식이다.

늙지 않는 비밀

- 운동을 하는 사람은 안 하는 사람보다 텔로미어가 더 길다. 쌍둥이 사이에서도 마찬가지다. 세포 건강과 가장 밀접한 관련이 있는 것은 유산소 체력 향상이다.
- 운동은 세포의 청소부들에게 힘을 불어넣으며, 그 결과 세포에 쓰레기가 덜 쌓이고, 미토콘드리아가 더 효율적으로 활동하고, 활성 산소가 줄어들게 된다.
- 최고의 체력과 대사 건강을 지닌 지구력 운동선수는 텔로미어가 길다. 하지만 그 텔로미어는 적당한 운동을 하는 사람들보다는 그리 길지 않다. 따라서 극한 운동을 열망할 필요는 없다.
- 지나치게 운동을 하여 번아웃(burnout) 상태에 빠진 운동선수는 근육세포의 텔로미어가 더 짧아질 위험을 포함하여 몸에 여러 가지 문제가 생긴다.
- 스트레스를 심하게 받는 생활을 하고 있다면, 운동은 그냥 하면 좋은 것이 아니라 필수적이다. 운동은 스트레스에 텔로미어가 짧아지지 않도록 보호해준다.

텔로미어 재생 실험실

젊음을 유지시키는 심혈관 운동

다음은 독일 연구에서 텔로머라아제의 양이 상당히 증가한다고 드러난 심혈관 운동이다.[24] 꽤 이해하기 쉽다. 그냥 자기 최대 능력의 약 60퍼센트 수준에서 걷거나 달리면 된다. 다소 호흡이 가빠져야 하지만, 그래도 대화를 계속할 수 있어야 한다. 일주일에 적어도 3번, 40분씩 한다.

고강도 인터벌 운동은 심혈관 운동과 같은 수준으로 텔로머라아제 양을 늘린다고 밝혀졌다. 일주일에 3번씩 할 계획을 세우자.

심혈관 운동(달리기)		
준비 운동(쉽게)		10분
인터벌 (4회 반복)	달리기(빨리)	3분
	달리기(천천히)	3분
정리 운동(천천히)		10분

달리기 하는 사람만 인터벌 훈련을 하는 것은 아니다. 이 방법은 덜

힘들게 할 수 있는 수준의 인터벌 운동을 넣은 것이다. 배가 나왔다면, 준비 운동과 정리 운동을 10분 추가하자.

걷기 운동		
인터벌 (4회 반복)	빨리 걷기(힘든 정도를 1~10단계로 나눈다면, 6이나 7단계로)	3분
	천천히 걷기	3분

이 걷기 운동 방식이 텔로미어나 텔로머라아제에 구체적으로 어떤 영향을 미치는지 검증한 연구는 아직 없지만, 건강한 운동이라는 범주에 들어가는 것은 확실하다. 이 운동 방식을 검토한 연구가 한 건 있는데, 여러 체력 측정 항목에서 적당한 수준으로 꾸준히 걷는 것보다 훨씬 더 유익한 효과가 있음이 드러났다. 더 중요한 점은 이 연구에 참여한 중년층 이상인 성인의 3분의 2 이상이 그 뒤로 여러 해 동안 이 걷기 운동 방식을 꾸준히 하고 있다는 것이다.[25]

걸음 수를 세다

계획을 세워 운동을 하는 것 외에 온종일 꾸준히 움직이는 것도 중요하다. 자신의 일상생활에 신체 활동을 엮어 넣는다면 '앉아서 생활하는' 사람이라는 범주에서 빠져나올 수 있다. 앉아 지내는 생활은 더 짧은 텔로미어와 관련이 있으며, 더 많은 인슐린 내성과 염증으로 이어질 수 있는 대사적 변화를 야기한다.[26] 그러니 온종일 조금씩 걷는 활동을 추가하자. 목적지에서 좀 더 멀리 차를 대거나, 계단을 이용하거나, 걸으면서 회의를 하자. 몇몇 앱(또는 아이워치)에는 매시간 일어서라고 상기시키는 프로그램이 들어 있다. 또는 단순한 만보계를 써서 몇 걸음을 더 추가할 수 있는지 매일 스스로 되새기는 방법도 좋다.

08

텔로미어도
잠이 필요하다

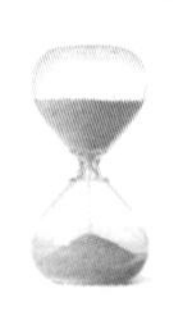

질이 떨어지는 수면, 수면 부족, 수면 장애는 짧은 텔로미어와 관련이 있다. 물론 우리 대다수는 수면이 더 필요하다는 것을 이미 알고 있다. 문제는 어떻게 하면 잠을 잘 잘 수 있는지 알아내는 것이다. 여기서는 수면 건강을 이야기할 때 으레 하는 수준의 조언을 넘어서서, 인지적 변화와 마음챙김이 회복 효과가 있는 잠을 자는 데 도움이 됨을 보여준 최근의 연구 내용을 제시하고자 한다. 설령 잠을 더 잘 수 없을 때에도, 이 방법들은 수면 부족의 영향에 덜 시달리도록 돕는다.

마리아가 수면 문제에 시달리기 시작한 것은 15년도 넘었다. 그녀는 남편과 부부 싸움을 자주 했고, 싸울 때의 일이 계속 마음속에 다시 떠오르곤 하는 바람에 밤새 잠을 이루지 못하고 지새우곤 했다. 그녀가 부부 관계와 가족 문제를 담당하는 치료사에게 상담을 받았을 때, 처음으로 불면증이 사라졌다. 하지만 불행히도 불면증이 완전히 치료된 것은 아니었다. 그녀는 일 년에 서너 차례 다시 수면 문제를 겪곤 했다. 그런 일이 일어날 때면, 너무 정신이 말똥말똥해져서 밤새 잠을 이루지 못했다. 깜박 잠이 들었다가 다시 깨곤 했다. 때로는 돈 문제로 걱정하기도 하고 잠을 못 자서 다음날 일에 지장이 있을까 걱정 되어 잠을 못 이루기도 했다. 낮에는 고갈되고 지쳤다고 느꼈지만, 마음은 오로지 잠을 잤으면 하는 생각뿐이었다. 불면증을 치료할 수면 프로그램에 참가했을 때, 마리아는 실제로 잠을 얼마나 많이 자는지를 추적해 보라는 말을 들었다. 그녀는 하룻밤에 평균 124분을 자고 있었다.

당신은 충분히 자고 있는가? 수면 연구자들이 쓰는 한 가지 간이 측정법은 낮에 졸린지 여부를 스스로에 물어보는 것이다. 졸리다면, 잠을 더 잘 필요가 있다. 설령 마리아만큼 몹시 잠이 부족하지는 않다고 해도 말이다. 더 나은 검사법은 텔레비전이나 영화를 보다가, 또는 자동차에 승객으로 타고 가다가 자신도 모르게 잠이 드는지를 스스로에게 물어보는 것이다. 수면 장애 진단을 받을 정도라서, 일반적인 생활 방식과 관련된 수면 문제 때문에, 아니면 너무 바빠서 등 여러 이유로 잠을 충분히 자지 못하는 이들이 많이 있다. 국립수면재단National Sleep Foundation의 2014년 수면 건강 지수에 따르면, 미국인의 45퍼센트는 지난주에 적어도 한 번은 일상 활동에 영향을 주는 잠 부족이나 설침을 겪었다고 한다.[1]

텔로미어도 잠을 자야 한다. 현재 우리는 텔로미어가 건강하려면

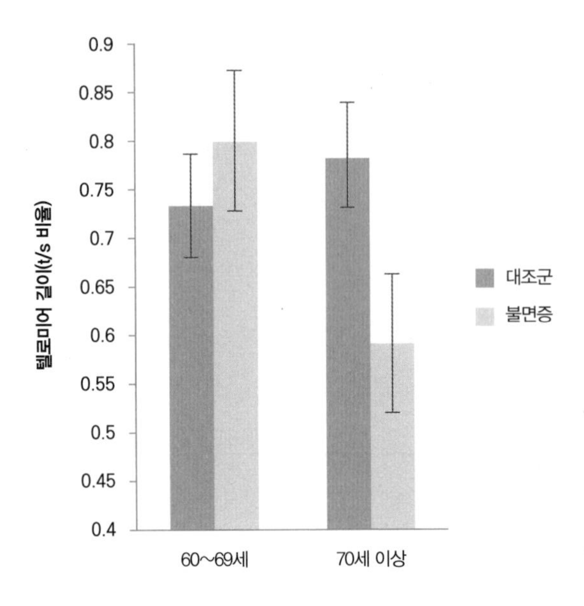

그림 18 텔로미어와 불면증

60~88세의 남녀에게서 불면증은 더 짧은 텔로미어와 관련이 있었지만, 70세 이상에게서만 그랬다. 이 그래프는 말초혈액단핵세포의 평균 텔로미어 길이다.

잠을 충분히 자는 것이 모든 성인에게 대단히 중요하다는 사실을 안다. 만성 불면증은 더 짧은 텔로미어와 관련이 있다. 70세가 넘은 이들에게서 더욱 그렇다(그림 18 참조).[2] 이 장에서는 좋은 수면이 어떻게 텔로미어를 보호하고, 노화의 효과들 중 일부를 완충시키고, 식욕을 조절하고, 스트레스를 주는 기억 중 일부의 고통을 달래는지를 보여주고자 한다. 잠을 더 자게 해줄, 또는 잠을 잘 수가 없을 때 기분이 나아지도록 돕는 최신 방법들도 소개할 것이다.

수면의 회복력

우리는 대개 수면을 활동이라고 생각하지 않지만, 수면은 활동이다. 사실 우리가 할 수 있는 가장 회복적인 활동이다. 당신에게는 체내 시계를 맞추고, 식욕을 조절하고, 기억을 치유하고, 기분을 새롭게 할 회복의 시간이 필요하다.

체내 시계를 맞춰라

아침에 맑은 정신으로 깨어나기가 어려운가? 밤늦게까지 잠을 못 이루는가? 식사시간이 아닐 때에도 배가 고픈가?

이 질문들에 하나라도 예라고 답하거나, 단순히 몸의 시계가 '어긋났다'고 느낀다면, 당신은 시교차상핵suprachiasmatic nucleus, SCN이라는 뇌 구조에 적어도 약간 문제가 있을 수도 있다.[3] 시교차상핵은 겨우 5만 개의 세포로 이루어져 있어서, 뇌의 시상하부라는 둥지에 아늑하게 들어 있는 작은 알처럼 보인다. 크기에 속지 말라. 시교차상핵은 놀라울 만치 중요한 일을 하기 때문이다. 이 부위는 몸에서 중추적인 역할을 하는 체내 시계다. 언제 피곤함을 느낄지, 언제 말똥말똥할지, 언제 배가 고플지를 알려준다. 또 밤에 세포의 집안 활동을 감독한다. 손상된 것들을 치우고 DNA를 수선하는 등의 일이다.[4] 시교차상핵이 제대로 작동하고 있으면, 필요할 때 에너지를 더 충분히 얻고, 밤에 더 깊이 자고, 세포들이 더 효율적으로 활동할 것이다.

섬세한 수제품 시계처럼 시교차상핵은 대단히 민감하다. 시간을 잘 맞추려면 당신으로부터 정보를 받아야 한다. 시신경을 통해 직접 전달되는 빛 신호를 받아야, 시교차상핵은 적절한 낮밤 주기에 맞출 수 있다. 낮에 빛에 충분히 노출되고 밤에 불빛을 흐리게 하면, 시교차상핵을 시간표에 맞게 유지할 수 있다. 식사와 수면을 규칙적으로 한다면, 시교차상핵에 낮에 수면 욕구를 억제하고 그 욕구를 밤새도록 해소하는 데 필요한 정보도 제공하는 셈이 된다.

식욕을 조절하라

당신의 몸은 회복을 돕는 깊은 렘수면REM sleep에 의지하여 식욕을 조절한다. (렘수면은 빠른 눈 운동, 높은 심장 박동수, 더 많은 꿈이 특징이다.) 렘수면 때 코르티솔은 억제되며, 대사율은 증가한다. 잠을 잘 자지 못할 때에는 수면의 후반기에 렘수면의 양이 줄어들고, 그에 따라 코르티솔과 인슐린의 농도가 높아진다. 그러면 식욕이 자극되고 인슐린 내성이 더 커진다. 쉽게 말해 밤에 잠을 잘 못 자면, 일시적으로 당뇨병 예비 단계에 진입할 수 있다는 의미다. 단 하룻밤이라도 잠을 설치거나 렘수면을 충분히 취하지 못하면, 다음날 오후나 저녁에 코르티솔 농도가 높아질 수 있고, 식욕을 조절하는 호르몬과 단백질에도 변화가 일어나서 허기를 더 느낀다고 밝혀졌다.[5]

나쁜 기억의 약화

"우리는 기억하기 위해 자고, 잊기 위해 잔다." 버클리에 있는 캘리포니아대학교의 수면 연구자 매슈 워커Matt Walker의 말이다. 잠을 잘 자면, 학습과 기억을 더 잘한다. 피곤한 사람은 주의를 집중하기가 힘들기 때문에, 새로운 정보를 제대로 받아들이지 못한다. 또한 수면 자체는 뇌세포들 사이에 새로운 연결을 형성한다. 자신이 배운 것을 학습하고 확실히 기억하게 된다는 뜻이다.

하지만 때로 기억은 고통스럽다. 수면은 그런 기억에 담긴 감정을 약화시킴으로써 그런 기억을 치유하는 힘으로 작용한다. 워커는 그런 일들이 대부분 렘수면 때 이루어진다는 것을 알아냈다. 렘수면 때 뇌에서 자극하는 화학물질 중 일부가 차단됨으로써 기억의 내용이 감정과 분리될 수 있다는 것이었다. 이 작업 덕분에 시간이 흐를수록, 당신은 심신에 가해지는 강렬한 고통을 겪지 않고서도 고통스러운 경험을 기억할 수 있게 된다.[6]

물론 우리는 정서적으로 재충전하기 위해서도 잠이 필요하다. 수면 부족으로 더 짜증을 낸다는 사실을 자각하지 못하고 있다면, 가족이나 동료에게 물어보라. 그들은 즉시 당신이 그런 상태라고 확인해줄 것이다. 잠을 잘 못 자면, 심리적 및 감정적 스트레스 반응이 눈에 띄게 커진다.[7] 더 쉽게 낄낄거리거나 경솔한 행동을 할 수도 있다.[8] 수면 부족은 모든 감정을 더 강렬하게 만든다. 마리아가 그토록 지나치게 말똥말똥하고 쉽게 흥분했던 이유도 그 때문일지 모른다.

텔로미어의 수면 시간

수면이 마음, 대사, 기분에 대단히 중요하다는 사실을 깨달으면서, 과학자들은 수면 연구에 점점 텔로미어 측정도 포함시키고 있다. 연구자들은 다양한 집단을 대상으로 수면의 길이가 텔로미어에 어떻게 영향을 미치는지를 조사해 왔으며, 동일한 답이 계속 나오고 있다. 잠자는 시간이 길면 텔로미어도 길다는 것이다.

적어도 7시간 이상의 수면은 더 긴 텔로미어와 관련이 있으며, 나이를 먹을수록 더욱 그렇다.[9] 영국 공무원들을 대상으로 한 유명한 화이트홀Whitehall 연구에서는 밤에 5시간 이하로 잠을 자는 날이 대부분인 사람들은 7시간 이상을 자는 사람들보다 텔로미어가 더 짧다고 나왔다.[10] 사회경제적 지위, 비만, 우울증 같은 요인들을 감안한 뒤의 결과다. 수면 7시간은 텔로미어 건강의 분기점인 듯하다. 7시간보다 적으면 텔로미어는 시달리기 시작한다. 당신이 잠을 거의 잘 필요가 없는 희귀한 축에 속한다면(인구 중 약 5퍼센트는 하룻밤에 5~6시간만 자도 된다) 당신에게는 이 분기점이 적용되지 않는다. 그리고 당신이 8~9시

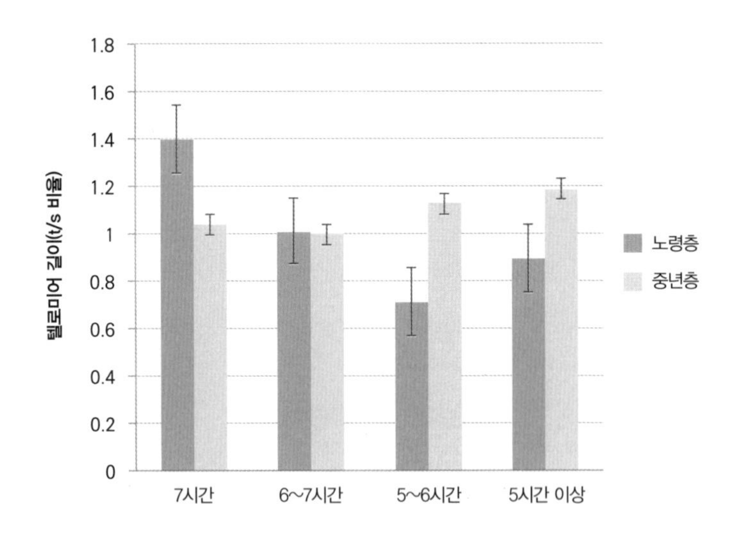

그림 19 텔로미어와 수면 시간

하룻밤에 5~6시간만 자는 나이 든 사람들은 텔로미어가 더 짧다. 그들이 잠을 7시간 이상 자면, 텔로미어 길이가 더 젊은 사람들의 수준에 가까워진다.[11]

간을 자지 않으면 기분이 몹시 안 좋다면, 7시간으로 줄이려고 애쓰지 말라. 그만큼 더 자라. 경험 법칙을 중시하자. 그 법칙은 당신 자신에게 고도로 맞춘 수면 조언을 해준다. 낮에 졸리다면, 밤에 잠을 더 자야 한다는 것이다.

누워 있는 시간보다 중요한 것

7시간이라는 목표를 지닌다고 해도, 그것에 집착하려 하지 말라. 중요한 것은 수면 시간만이 아니기 때문이다. 지난주에 자신이 얼마나 잘 잤는지 생각해보라. 지난 7일 동안 자신의 수면 질을 평가한다면? 매우 좋음, 좋음, 나쁨, 매우 나쁨 중 어디일까? 이 쉬운 질문의 답이 당신의 텔로미어 건강과 관련 있음이 과학적으로 밝혀져 왔다. '매우 좋음'에 가까울수록, 텔로미어는 더 건강할 가능성이 높다. 수면의 질을 조사한 몇몇 연구들을 보면, 자신의 수면 질에 더 높은 점수를 준 사람들이 텔로미어가 더 길다고 나왔다.

좋은 수면은 나이가 들수록 더 보호 효과를 일으키는 듯하다. 나이를 먹으면서 자연히 텔로미어가 줄어드는 것을 완충시키는 것이다. 수면의 질이 아주 좋은 사람들은 나이를 먹어도 텔로미어가 줄어들지 않는다는 연구 결과도 있다.[12] 수면의 질이 계속 좋은 상태로 있으면, 텔로미어는 수십 년 동안 꽤 안정한 상태를 유지한다.

좋은 수면 질은 면역계에 속한 CD8세포의 텔로미어도 보호한다. 이 세포는 젊을 때에는 바이러스, 세균 같은 외부 침입자들을 공격한다. 당신의 몸은 그런 위협 요소들과 끊임없이 싸워서 물리치지만,

CD8세포를 비롯한 면역세포들이라는 강력한 군대의 보호를 받고 있을 때면, 그런 위협 요소들과 맞닥뜨리고 있다는 사실을 거의 알아차리지 못한다. 면역세포들이 그 침입자들을 에워싸서 죽이기 때문이다. CD8세포는 놀라울 만치 효과적인 방어 체계의 일부다. 즉 텔로미어가 짧아져서 늙기 시작할 때까지는 그렇다. 늙으면 혈액에 침입한 외부 물질을 격퇴하는 능력이 떨어진다. CD8세포의 텔로미어가 더 짧은 사람이 감기바이러스에 더 잘 걸리는 이유가 그 때문이다. 앞서 말했듯이, CD8세포의 짧은 텔로미어는 시간이 흐르면서 전신 염증 반응을 일으킬 수 있다. UCSF의 수면 연구자 에릭 프래서Aric Prather는 자신의 수면 질이 안 좋다고 평가한 여성들이 CD8세포의 텔로미어가 더 짧을 가능성이 높다는 것을 발견했다. 낮 시간에 지나치게 졸린 것도 텔로미어가 더 짧다는 예측 지표였다. 스트레스를 많이 받는 여성들이 수면의 질이 가장 낮았다.[13]

수면의 길이와 질은 중요하다. 여기에 수면 리듬도 추가하자. 좋은 수면-각성 리듬을 유지하는 것, 즉 일정한 시각에 잠을 자고 일어나는 것도 세포의 텔로머라아제 조절 능력에 중요한 영향을 미칠 수 있다. 한 연구에서, 과학자들은 생쥐의 '체내 시계 유전자'를 제거했다. 정상인 생쥐는 텔로머라아제의 농도가 아침에 더 높고 밤에 더 낮아지는 양상을 보이지만, 시계 유전자가 없는 생쥐는 이런 텔로머라아제 일주기 리듬을 보이지 않았고 텔로미어도 더 짧아졌다. 이어서 연구진은 업무 일정 때문에 사실상 체내 시계가 망가진 사람들에게로 시선을 돌렸다. 야간 근무를 하는 응급실 의사들도 정상적인 텔로머라아제 일주기 리듬을 보이지 않았다.[14] 소규모로 이루어지긴 했지만,

이 연구는 좋은 수면-각성 리듬이 텔로머라아제의 활성 리듬을 최상의 상태로 유지시켜 텔로미어를 보충하는 데 핵심적인 역할을 할 수 있음을 시사한다.

수면을 돕는 생각과 명상

수면이 건강에 대단히 중요하다는 점을 확신하지 못하는 이들도 있지만, 마리아는 그렇지 않았다. 절실한 심경으로 그녀는 수면 문제에 실험적인 새로운 방식을 적용하는 병원에 갔다.

불면증의 특징이라고 할 수 있는 증상들이 있다. 너무 말똥말똥하여 잠을 잘 수가 없고, 아무리 자려고 애써도 잠이 오지 않고, 특히 습관적으로 지난 일을 계속 떠올리거나 앞일을 걱정하는 것이 그렇다. 잠을 자려면, 신체적 및 정신적으로 안전하다고 느껴야 한다. 하지만 밤에는 사소한 걱정도 크게 눈앞에 어른거리는 위협처럼 변모할 수 있어서, 잠을 잘 만큼 안전하다는 느낌을 받기가 어려워진다. 에펠의 부친은 이런 위협들이 대개 동이 트면 사라지는 '밤의 악마에 불과하다'고 늘 말하곤 했다. 그 말은 옳았다. 밤은 관리할 수 있는 걱정들, 낮이 되면 해결될 수 있는 문제들을 지쳐서 멍하니 반추하는 상태에서 계속 되새기게 함으로써 연쇄적인 재앙을 일으킬 수 있다.

게다가 걱정에는 한 층이 더 추가되기도 한다. 이 까다로운 층은 불면증과 그 영향에 관한 걱정으로 이루어진다. 예를 들면 이런 것들이다.

- "밤에 잠을 잘 못 자면 내일 몽롱할 거야."
- "옆에 자는 사람만큼 푹 잘 수 있으면 얼마나 좋을까."
- "내일 몰골이 말이 아닐 거야."
- "신경쇠약에 걸릴 거야."

이런 생각들은 엎치락뒤치락하면서 잠을 설치는 상태를 악화시켜서 완전한 불면증을 일으킬 수 있고, 내일을 떠올릴 때 느끼는 부정적 감정을 더욱 암울하게 덧칠할 수 있다.

이 두 번째 층위의 걱정에 대처하는 데 도움이 된다고 밝혀진 방법이 하나 있다. 바로 그런 생각을 직접 살펴보는 것이다. 밤의 악마처럼, 수면에 관한 당신의 생각은 대개 밝은 낮에 살펴보면 훨씬 덜 두렵고 덜 극적이다. 그것들은 우리가 '인지 왜곡'이라고 하는 것에 속하며, 대부분은 진실이 아니다. 그런 생각들에 도전하라. 그러면 더 정확한 실상이 드러날 것이다.

- "잠을 못 자면 내일 몽롱하겠지만, 그래도 할 일을 그럭저럭 할 수 있어."
- "옆에 자는 사람과 똑같이 잘 필요는 없어."
- "아주 좋아 보이는데, 다행히 화장이 잘 받네!"
- "괜찮을 거야."

마리아가 참가한 수면 프로그램은 제이슨 옹Jason Ong 박사가 시도하는 것이다. 지금까지 불면증에 가장 좋은 치료법은 인지 행동 요법이라고 알려져 있다. 불면증에 관한 자신의 생각에 도전하는 요법이다. 그런데 제이슨은 수면 치료사들이 환자의 생각에 도전할 때, 일부 환자들이 좀 위협을 느낀다는 점에 주목했다. 그들은 마치 의사가 이런 생각을 하라고 강요하는 듯이 느낀다. 또는 그들은 자신과 의사가 논쟁의 당사자가 되어 서로 반론을 펼치고 있는 양 느낀다.

그래서 옹의 진료실에서는 환자들에게 대다수 의사들이 권하는 통상적인 좋은 수면 행동(잠이 오지 않으면 잠자리에서 일어나고, 매일 아침 같은 시간에 깨고, 낮잠으로 부족한 잠을 보충하려고 하지 말라는 것 등)을 실천하라고 하면서, 환자들에게 다르게 생각하라고 말하는 대신에 자신의 생각을 멀리서 지켜보도록 하라고 권한다. 즉 일종의 마음챙김이다. 이 치료 프로그램에 참가한 마리아 같은 환자들은 전통적인 명상법(가만히 앉아서 호흡에 주의를 기울이는)과 이동 명상(자신의 걸음 하나하나에 주의를 기울이면서 천천히 걷는 것 같은)을 비롯한 다양한 명상법들을 배운다. 그들은 불면증에 관한 자신의 생각을 받아들인 다음, 그 생각들이 흘러가도록 놔두라는 권유를 받는다. 명상은 졸린 느낌을 들게 하는 방편으로 쓰이는 것이 아니다. 불면증을 몹시 악화시키는 두 번째 생각의 층을 자각하도록 유도하는 방법이다.

자신이 자기 생각과 맺고 있는 관계를 바꾸는 데에는 시간이 걸릴 수 있다. 마리아는 6주 동안 명상 프로그램에 참가했지만, 별 효과가 없었다. 마침내 그녀는 좌절감을 드러냈다. "명상하는 동안 나는 마음을 명료히 하려고 애써요. 하지만 잠시 백지 상태를 유지할 뿐 다시 생각이 돌아오곤 해요."

옹 박사는 마리아에게 자신의 마음을 통제하려고 굳이 애쓰지 말라고 말했다. 생각이 그냥 흘러가도록 놔두면 어떤 일이 일어날지 생각해보라고 했다. 그는 이렇게 설명했다. "생각을 통제하려고 애쓰지 말아요. 그리고 생각을 특정한 방향으로 강요하려는 그 노력 자체를 버려요."

마리아는 곰곰이 생각한 다음, 이 새롭고 덜 강요적인 방식으로 명상을 재개하려고 애썼다. 그 다음 주에 그녀의 불안은 줄어들었다. 그녀는 밤에 잠이 들기가 더 수월하다고 느꼈고, 다음번 모임에서는 눈에 띄게 더 느긋해졌다. "오랫동안 나는 생각을 제거해야 잠을 더 잘 잘 수 있을 것이라고 생각했어요. 그런데 우습게도 생각을 없애려고 애쓰는 일을 그만두자, 잠이 더 잘 드는 것 같았어요." 다음 몇 주 사이에, 그녀의 평균 수면 시간은 두 배로 늘었다. 완치는 아니었지만, 상당한 개선이었다. 담당 의사들은 그녀가 마음챙김을 계속 실천할수록, 얻는 것이 더욱 많으리라고 예측했다.[15]

옹은 8주에 걸친 마음챙김 기반 불면증 치료가 얼마나 효과가 있을지 조사했다. 공식적으로 MBTI라고 알려진 그 프로그램을 이수한 집단을 단순히 수면 시간과 각성 수준을 기록하는 치료를 받은 집단과 비교했다. MBTI 집단은 불면증이 더 많이 줄어들었고, 6개월 사이에 80퍼센트는 잠을 더 잘 자게 되었다.[16]

잠을 위한 참신한 전략

만성 불면증이 없는 우리 같은 사람들을 비롯하여, 잠을 좀 더 잘 자고 싶은 모든 사람에게 도움이 될 만한 방법이 있을까? 다음은 지금까지 나온 방법들이다.

일과 수면 사이에 필요한 시간

당신의 마음은 자동차 엔진이 아니다. 당신은 일하고 운동하고 자질구레한 일들을 하고 아이들을 돌보고 잠자리에 들 때까지 계속 고속으로 달린 뒤에 마음의 스위치를 끄고 죽은 듯이 자는 상태로 전환할 수가 없다. 마음은 그런 식으로 작동하지 않는다. 생물학적으로 당신의 뇌는 항공기에 더 가깝다. 서서히 잠을 향해 하강하면서, 가능한 한 부드럽게 착륙할 필요가 있다. 따라서 스스로에게 일과 수면 사이에 전이 시간이라는 선물을 주자. 서서히 가라앉게 해줄 취침 절차 또는 취침 의식을 수행하도록 하자. 이 전이가 더 매끄럽게 이루어질수록, 착륙할 때 흔들림을 덜 느낀다.

전이 시간을 5분만 가져도 수면이 달라질 수 있다. 전원을 뽑는 것부터 시작하자. 휴대전화를 끄거나 비행기 모드로 설정하자. 몸이 즉시 반응하지 않도록 시간을 두자. 의지력을 갖고 있다면, 휴대전화를 아예 다른 방에 두자. 휴대전화를 비롯한 화면들을 치움으로써, 마음의 아이맥스 화면에 밤의 걱정거리들을 띄울 요인들을 최소로 줄이자. 인간이 밤에 걱정거리를 반추하고 재연하는 성향을 본래 지니고 있다는 점을 생각할 때, 당신은 이미 대처해야 할 스트레스를 충분히 받고 있다. (다음 절에서, 당신은 화면이 청색광의 원천이기도 하다는 것을 알게 될 것이다. 청색광은 우리를 깨어 있게 만든다.) 화면을 끈 뒤에는 조용하고 즐거운 활동을 하라. 졸음이 오게 만드는 것이 아니라, 차분하고 편안한 전이 시간을 갖는 것이다. 어떤 이들은 독서나 바느질을 선호하며, 스트레스를 풀어주는 어른용 컬러링북을 펼치는 이들도 있다. 긴장을 풀어주는 명상 음성이나 음악을 들을 수도 있다.

청색광을 피하라

지금처럼 화면에 중독되기 이전에도 세계적으로 수면 부족을 가져오는 요인들이 있긴 했다. 하지만 지금은 수면을 방해하는 요인들이 더 늘었다. 잠자러 갈 때 스마트폰이나 태블릿, 기타 화면 장치를 가져가는가? 화면에서 나오는 청색광은 수면 호르몬인 멜라토닌을 억제할 수 있다. 수면 연구자 찰스 체이슬러Charles Czeisler 연구진은 잠들기 직전에 전자책 단말기로 읽은 이들이 종이책을 읽은 이들보다 멜라토닌을 약 50퍼센트 덜 분비한다는 것을 알아냈다.[17] 전자책을 읽는 이들은 잠드는 데 더 오래 걸렸고, 렘수면 시간이 더 적었고, 아침에 정신이 맑다는 느낌을 덜 받았다.

그러니 잠들기 한 시간 전부터 화면을 피하려 애써라. 그럴 수 없다면, 더 작은 화면을 쓰고 눈에서 더 멀리 떼어 청색광 노출을 최소화하려고 애써라. 블랙번은 화면의 불빛을 하루의 시간에 맞추어 조정함으로써 저녁으로 갈수록 청색광을 줄여서 화면을 노랗게 만드는 f.lux라는 무료 소프트웨어를 쓴다. 다음 웹사이트에서 내려받으면 된다(https://justgetflux.com.) 애플 컴퓨터의 새 운영체제에는 밤에 파란색을 노란색으로 자동 전환하는 나이트시프트Night Shift라는 프로그램이 있다.

하지만 모든 빛은 멜라토닌을 억제하므로, 가능한 한 어둡게 하는 것이 좋다. 밤에 자신의 방을 둘러보라. 불빛이 보이는 곳이 있는가?

창밖과 디지털 시계에서 나오는 불빛도 최소로 줄여라. 안대를 껴서 멜라토닌이 많이 흐르게 하자.

소음 관리

사람마다 수면 환경이 다르다. 소음이 몹시 거슬리는 사람이 있는 반면, 그렇지 않은 사람도 있다. 뇌파 검사에서 방추 돌발파spindle라는 갑자기 치솟는 양상을 보이는 뇌파가 나타나는 독특한 뇌 활성 양상을 지닌 사람들은 밤 시간의 소음에 더 탄력성을 띠는 듯하다.[18] 우리 같은 나머지 사람들은 자동차 경적이나 사이렌 같은 소리를 들을 때 심장 박동이 빨라지고 수면 주기가 교란된다.[19] 당신이 주변 환경에 고도로 민감하다면, 환경 요인에 덜 노출되도록 조치를 취할 필요가 있다. 자신의 환경을 더 완벽하게 통제할수록, 소음 걱정이 줄어들어서 더 안심할 수 있고, 더 깊이 잠들 것이다. 귀마개로 시작해도 좋다.

자신의 뇌를 체내 시계와 같게

당신의 시교차상핵, 즉 체내 시계는 일주기 리듬이 올바로 진행되도록 애쓰고 있다. 규칙적으로 먹고 잠으로써 그 일을 도와라. 이런 규칙적인 행동을 통해, 뇌가 언제 멜라토닌을 분비할지 알도록, 세포가 DNA를 수선하는 등의 복원 기능을 언제 수행할지 알도록 돕자. 또 규칙적인 식사와 충분한 수면은 인슐린 민감성을 더 높임으로써, 지방을 더 효율적으로 태울 수 있도록 돕는다.

규칙적인 취침 시간

잠이 부족해질 것이라고 충분히 예상되는 시기들이 있다. 아기가 태어났을 때, 배우자가 코골이 단계로 진입할 때, 우울하거나 스트레스를 느낄 때, 얼굴 홍조가 일어날 때, 나이에 따른 수면 패턴 변화에 처음 적응할 때 그렇다. 이런 사건들이 미치는 영향은 대개 일시적이다. 일어났다가 지나간다. 하지만 현재의 유행병 수준의 수면 부족은 이런 사건들 때문이 아니다. 대부분의 수면 부족은 '자발적인 수면 단축voluntary sleep curtailment'으로 일어난다. '잠 미루기' 또는 '일찍 잠자리에 들지 않기'라고도 하는 것이다.

이 용어를 처음 들었을 때 어떤 반응을 보였는가? 나(에펠)처럼 반응했을지도 모르겠다. "나는 자발적으로 잠을 줄이는 것이 아니야. 그저 할 일이 너무 많아서 그런 거야." 하지만 마음속으로 변명거리를 준비하는 대신에, 수면 부족이 책임 떠넘기기 게임이 아니라는 사실을 스스로에게 상기시키자. 아기가 있거나 간병해야 하는 가족이 있는 게 아니라면 수면의 구성 요소 중 취침 시간이 스스로 통제할 수 있는 것에 속한다는 사실을 차분히 떠올려라. 그 통제력을 발휘하여 더 일찍 잠을 청하자. (한 가지 예외가 있다. 심각한 불면증과 나이에 따른 수면 패턴 변화에는 더 일찍 자려고 해보았자 별 효과가 없다. 일찍 자려고 애쓰다가는 오히려 역효과가 나서 밤새도록 잠을 설칠 수 있다.)

수면 무호흡증과 코골이 치료

잠잘 때 호흡이 반복해서 끊기곤 하는 심각한 수면 무호흡증이 있는 성인들은 텔로미어가 더 짧다.[20] 수면 무호흡증이 세포에 미치는 효과는 자궁 속 태아에까지 전달될 수도 있다. 임신부들에게 자신의 수면을 평가해 달라고 했더니, 30퍼센트는 무호흡증 증상들이 있음을 시사하는 답변을 했다. 그들이 출산했을 때, 아기의 제대혈을 조사하니 텔로미어가 더 짧았다.[21] 코를 고는 여성들도 마찬가지로 텔로미어가 더 짧았다.

그 외에 코를 고는 많은 이들에게 안 좋은 소식이 있다. 적어도 한국의 많은 성인들을 대상으로 한 연구에서는 코를 고는 시간이 더 길수록 텔로미어가 더 짧다고 나왔다.[22] 자신에게 수면 무호흡증이 있는지 의심스럽다면, 검사를 받아보고 효과적인 새 치료법들을 써보자. 마스크를 통해 가압 공기를 주입하는 전통적인 CPAP 장치보다 더 편한 방법들이다.

모두의 수면을 위해

당신은 잠을 푹 자는 사람을 몇 명 알고 있을 것이다. 그들을 알아보기는 쉽다. 눈이 초롱초롱하고 피부가 환한 사람, 피곤하다고 끊임없이 불평하지 않는 사람, 한 손에 대용량 커피 컵을 늘 들고 있지 않은 사람, 왜 아무 때나 배가 고픈지 궁금해 할 이유가 없는 사람이 그렇다. 그런 이들은 우리 같은 사람들이 갖고 있지 않은 무언가를 갖고 있는 것일까? 음, 몇 가지 있긴 하다. 그들에게는 잠을 잘 자라고 다독이는, 그리고 휴대전화를 밤새 저쪽 부엌에서 충전하라고 말하는 배우자가 있을지도 모른다. 밤 10시에 긴급 전자우편을 보내는 동료들이 없을 수도 있다. 이불 속에 들어가면 세상모르게 곤히 자는 자녀들이 있을 수도 있다!

여기서 우리가 말하고자 하는 바는 때로 수면이 단체 과제라는 점이다. 우리는 잠 미루기를 줄이고, 더 일찍 잠자리에 들고, 밤늦게까지 일을 하지 않음으로써 서로를 지원해야 한다. 격언에 나오듯이, 세상이 바뀌기를 원한다면 먼저 자신을 바꾸어라. 스트레스 상태인 마음에서 빠져나올 전이 기간을 갖도록, 밤에 몇 분 동안은 서로 건드리지 말자고 배우자와 약속을 하자. 동료들과는 밤늦게 메시지를 보내지 말자고 약속을 하자(밤에 써두어야 한다면, 아침까지 임시 폴더에 저장해두자.) 자녀들에게는 새벽 2시에 당신에게 달려오도록 만드는 악몽을 꾸지 말라고 말할 수 없겠지만, 성년기의 좋은 수면 습관이 어떤 것인지 본보기를 보여줄 수 있다.

늙지 않는 비밀

- 잠을 충분히 자면, 배가 덜 고프고, 감정 기복이 덜하고, 텔로미어 염기쌍도 덜 줄어들 것이다.
- 텔로미어는 적어도 7시간을 자는 것을 좋아한다. 침실에서 전자기기의 화면을 없애는 단순한(하지만 어려운) 조치를 비롯하여 수면의 질을 높이는 데 도움이 될 수 있는 전략들이 많이 있다.
- 수면 무호흡증, 코골이, 불면증의 영향을 최소화하려고 노력하자. 그런 문제들은 나이를 먹을수록 더 잦아지므로 더욱 노력을 해야 한다. 불면증이 찾아오면, 마음을 편안하게 하는 생각을 해서 걱정들을 가라앉혀라. 중증 불면증이라면, 인지 행동 요법이 도움이 될 수 있다.

텔로미어 재생 실험실

다섯 가지 취침 의식

잠자는 공간을 평온하게 만들면 잠을 잘 자는 데 도움이 된다. 먼저 다음날 할 일 목록을 만드는 것으로 시작하자. 그런 다음 작성한 목록을 딴 데 치운다. 그러고 나면, 내일을 생각할 때 더 평온한 느낌을 받을 것이다. 또 경계 및 예측 모드를 유지하려는 정신적 노력을 얼마간 덜해도 될 것이다. 그런 뒤 취침 의식을 준비하자. 다음은 평온과 이완을 최대화하는 다섯 가지 취침 의식이다.

1. 호흡이나 명상, 독서를 하면서 5분을 보내라 잠자기 전에 책을 읽는 수세기 동안 이어져 온 행동도 마음을 지나치게 활동적인 상태에서 몰입한 상태로 옮기는 데 도움을 줄 수 있다. 초점을 자신에게서 책의 내용으로 옮기면 마음이 차분해질 수 있다. 물론 매우 흥분을 불러일으키는 책이 아닐 때 그렇다.

2. 마음을 진정시키는 음악을 듣자 진정시키는 음악은 신경계와 마음을 가라앉히고, 휴식 상태로 옮겨가기 시작하라는 신호를 보낸다. 스

포티파이Spotify 같은 음악 앱은 취침용 음악 목록을 제공한다. 클래식 음악 애호가를 위한 '취침용 바흐 음악', 뉴에이지 음악을 선호하는 이들을 위한 '긴장을 풀어주는 온천용 음악', 자연의 소리를 좋아하는 이들을 위한 '바다의 소리' 등 졸음이 쏟아지게 하는 음악들이다.

3. 긴장을 풀어주는 분위기를 조성하자 정유를 뿌리고, 촛불을 켜고, 조명을 은은하게 하는 등 편안하고 평화로운 환경에 있으면, 우리도 그렇게 된다. 라벤더, 삼나무, 백단향처럼 마음을 가라앉히는 향기는 몸 전체와 뇌를 진정시킨다. 인공조명을 약하게 했다가 완전히 끄는 것이 잠 들기 좋은 평온한 분위기를 조성하는 데 반드시 필요하다.

4. 잠자기 한 시간 전에 따뜻한 허브차를 끓이자 향기를 풍기는 따뜻한 차는 하루 일과의 흔적을 떨쳐내는 데 도움이 될 것이다. 캐모마일, 라벤더, 장미꽃잎, 신선한 레몬이나 생강 조각으로 자신만의 허브차를 만들어보라. 자기 직전에는 차를 마시지 말라. 누웠다가 화장실에 가야할 수도 있으니까.

5. 스트레칭을 하거나 편안한 요가를 하자 머리와 목을 돌리는 것만으로도 하루의 긴장과 불안을 푸는 데 도움이 된다. 더 체계적으로 취침 전 요가를 하겠다면, 다음과 같은 것도 좋다. 요가 매트 위에서 해도 되고 이불 위에서도 해도 좋다.

- **머리와 목을 부드럽게 돌린다** 길게 심호흡을 하면서 머리와 목을

시계 방향으로 천천히 부드럽게 돌린다. 날숨에 특히 주의를 기울이자. 낮 동안 쌓인 스트레스를 날려 보내는 데 도움이 된다. 1분이 지나면 부드럽게 방향을 바꾼다. 머리와 목을 1분 동안 시계 반대 방향으로 돌린다.

- **앞으로 구부린다** 매트나 이불에 허리를 똑바로 펴고 다리를 앞으로 쭉 뻗고 앉는다. 숨을 길고 깊게 들이마신다. 숨을 내쉴 때 발을 향해 두 손을 뻗으면서 허리를 구부리기 시작한다. 종아리나 허벅지 옆 매트나 이불, 발끝에 손을 댈 수도 있다. 구부린 자세에서 적어도 3회 길게 호흡을 한다. 준비가 되면 주의를 기울인 채 천천히 허리를 똑바로 편다. 처음 자세로 돌아온다.
- **아기 자세** 아기 자세를 취하고 호흡을 함으로써 잠자리에 들 준비를 마무리한다. 아기 자세는 전통적으로 요가에서 쉬는 자세로 쓰이며, 몸 전체의 긴장을 풀어준다. 무릎을 대고 앉은 자세에서 시작한다. 길게 숨을 들이마셨다가 내뱉으면서 팔을 쭉 뻗고 허리를 앞으로 굽힌다. 머리가 매트나 요에 닿을 때까지 구부린다. 완전히 편안하다는 느낌이 올 때까지 호흡에 주의를 기울이면서 몇 분 동안 아기 자세로 있자. 그런 다음 다시 처음 자세로 돌아온다.

이제 꿀잠을 잘 준비가 되었다.

09

오래 살기 위한 최적의 몸무게

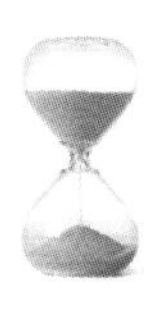

텔로미어는 당신의 몸무게가 얼마나 나가는지 관심을 갖고 있다. 당신이 상상하는 만큼은 아닐지라도 말이다. 텔로미어에 진정으로 중요한 것은 당신의 대사적 건강인 듯하다. 인슐린 내성과 복부 지방은 단지 저울에 표시되는 무게가 아니라, 당신의 진정한 적이다. 다이어트는 좋은 쪽으로도 나쁜 쪽으로도 텔로미어에 영향을 미친다.

내(에펠) 친구인 피터는 유전학자이면서 올림픽 경기 수준의 철인 3종 경기를 뛰는 운동선수이다. 그는 근육질의 억센 모습이며, 매일 운동하는 덕에 멋진 얼굴이 뽀얗게 빛난다. 피터는 먹성이 아주 좋다. 그래서 너무 많이 먹지 않기 위해서 무척 애를 쓴다. 나는 식사의 심리학을 연구하면서 많은 시간을 보냈기에, 그에게 먹지 않기 위해 많은 생각을 한다는 것이 어떠한지를 물었다.

> 내가 수렵채집인이었다면 엄청났을 겁니다. 나는 1초 안에 음식 냄새, 특히 단 것 냄새를 맡을 수 있어요. 내 직장에는 이런 농담까지 있어요. 음식이 있는 곳에 피터가 있다고요. 나는 사람들이 어디에 먹을 것을 두는지 압니다. 한 사람은 정기적으로 자신의 사탕병을 채우고요, 또 한 사람은 연구실 근처 탁자에 음식 접시를 올려놓지요. 많은 사람들은 모임이나 아이의 할로윈 파티에서 남은 간식 같은 것들을 주방 식탁에 올려놓고요.
>
> 나는 그런 음식을 보지 않으려 애써요. 사탕 그릇을 지닌 여성을 만날 때면, 그쪽을 보지 않으려 무척 애를 쓰지요(그녀는 내 상사여서 그녀의 말에 귀를 기울여야 하지만, 때로는 사탕을 보지 말자라는 생각에 집중하곤 해요). 화장실에 가려고 일어날 때면, 주방 가까이 가지 않는 경로를 택해요. 하지만 그 말은 소변을 누러 갈 때도 음식 생각을 한다는 뜻이지요. 뭐가 있는지 보러 주방 옆으로 지나가볼까? 아니면 강한 의지력을 발휘해서 다른 경로로 갈까? 나는 거의 책상을 떠날 때마다 그 질문에 답해야 합니다. 음식이 있을 만한 곳 옆을 지나가기가 너무나 쉬우니까요.
>
> 내 식사 계획이 언제나 잘 먹히는 것은 아닙니다. 예를 들어, 나는 종종 건강한 샐러드를 직장에 가져오지만, 늘 먹지는 않아요. 주방에 보관해야 하기 때문이지요. 샐러드를 가지러 가는데, 누군가가 주방 식탁에 올려놓은 파운드케이크가 눈에 띄어요. 그러면 결국 케이크 한 파운드(약 500그램)를 먹게 되지요. 그래서 파운드케이크라고 하는 게

아닐까요? 샐러드는 잊힌 채 말라 비틀어가지요.

피터가 알아차렸듯이, 줄곧 음식 생각을 한다는 것은 힘든 일이며, 줄곧 체중을 줄일 생각을 하는 것은 더욱 힘들다. 하지만 피터를 비롯하여 체중, 다이어트, 스트레스 문제로 시달리는 사람들에게 희망을 주는 소식이 있다. 음식과 열량 섭취에 관해 그렇게 신경을 쓰는 것은 불필요하며, 건강하지도 않다는 것이다. 당신의 텔로미어가 당신의 체중에 신경 쓰긴 하지만, 당신이 생각하는 만큼은 아닐 것이기 때문이다.

문제는 복부 지방이다

너무 많이 먹으면, 텔로미어가 너무 짧아질까? 빠르면서도 쉬운 답은 "그렇다"이다. 지나친 체중이 텔로미어에 영향을 미친다는 것은 사실이다. 하지만 우울증과 텔로미어의 관계(약 3배 더 크다) 등 다른 관계들에 비하면 미미한 수준이다.[1] 체중의 효과는 작으며, 아마 직접적인 인과관계도 없을 것이다. 이런 발견은 피터 같은 사람들에게는 놀랍게 여겨질 수도 있다. 정신적 자원의 상당 부분을 덜 먹기 위해 노력하는 데 써온 이들 말이다. 체중 감소가 공중 보건 분야에서 가장 시급한 과제라는 말을 들어온 모든 사람들에게도 좀 충격적으로 다가올지 모르겠다. 하지만 놀랍게도 과체중(비만은 아닌)은 더 짧은 텔로미어와 그리 강하게 연관되어 있지 않다(사망률과도 마찬가지다).

이유는 이렇다. 체중은 진정으로 중요한 것, 즉 대사적 건강을 알려주는 엉성한 대리 척도다.[2] 대다수의 비만 연구는 체질량 지수BMI(체중을 키로 나눈 값)라는 척도에 의존하지만, 그 척도는 무엇이 진정으로 중요한지는 잘 말해주지 않는다. 우리 몸의 근육과 체지방이 얼마나 되고, 지방이 어디에 저장되느냐 하는 것들이 그렇다. 팔다리에 저장된(근육이 아닌 피하, 즉 피부 밑에 저장된) 지방은 몸을 보호해줄 수도 있지만, 몸속 깊이, 배, 간, 근육에 저장된 지방은 진정으로 근본적인 위협이 된다. 그래서 우리는 안 좋은 대사 건강이 무슨 뜻인지 설명하고, 다이어트가 더 건강해지기 위한 방법이 아닐 수도 있음을 보여주고자 한다.

자라면서 세라는 엄청난 식욕으로 친구들과 식구들에게 깊은 인상을 심어주었다. "나는 방과 후 간식으로 이탈리아 서브샌드위치를 먹고, 달콤한 아이스티를 두 잔씩 들이켰는데도, 전혀 체중이 불지 않았어요." 그녀는 그립다는 듯이 회상한다. 세라는 고등학교와 대학에서도 줄곧 그렇게 먹었다. 매력적인 성년기 초 내내 그녀는 날씬했다. 그러다가 갑자기 몸매가 변했다. 그녀는 똑같은 것을 먹고 똑같은 양의 운동을 하고 있었다(거의 안 했다는 소리다). 그녀의 상체와 다리는 아직 날씬했지만, 바지는 더 이상 맞지 않았다. 세라는 뱃살이 나오고 있었다. "중간에 미트볼이 들어 있는 스파게티 가닥처럼 보이죠." 그녀는 지금 그렇게 말한다. 그녀는 걱정했다. 부모 모두 고지혈증 처방약을 먹고 있기 때문이다. 별 노력 없이도 건강하다는 느낌을 받으면서 30년을 보낸 뒤, 그녀는 부모를 따라 약국에 가서 줄을 서야 하는 것이 아닌지 걱정하고 있다.

그녀가 걱정하는 것은 당연하며, 위험한 것은 콜레스테롤 농도만이

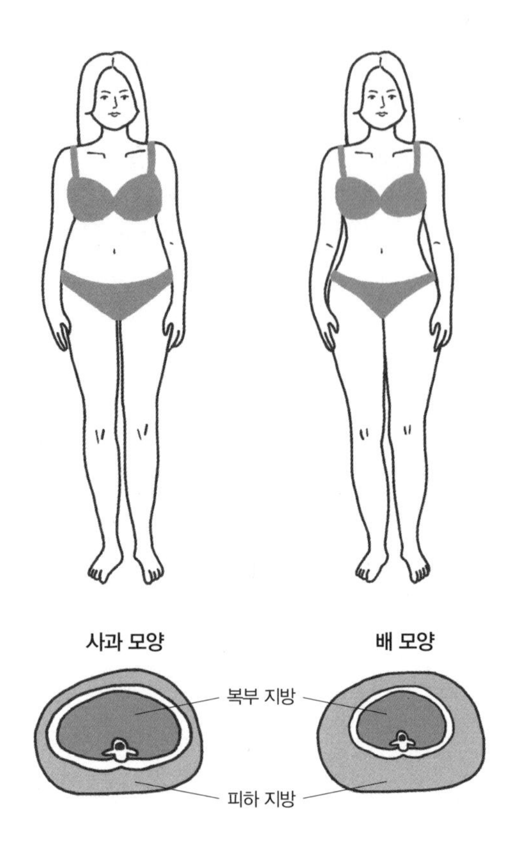

그림 20 텔로미어와 복부 지방

허리에 지방이 과도하게 많은 사과 모양(허리/엉덩이 비율이 더 큰, 많은 복부내 지방을 반영하는) 대 허벅지와 엉덩이에 지방이 더 많은 서양배 모양이 어떤 의미인지 알아보자. 피부 밑과 팔다리에 있는 피하 지방은 건강에 덜 위험하다. 많은 복부 지방은 대사에 문제를 안겨주며, 포도당 조절에 얼마간 문제가 있고 인슐린 내성이 있음을 시사한다. 한 연구에서는 허리/엉덩이 비율이 클수록 그 뒤로 5년 사이에 텔로미어가 짧아질 위험이 40퍼센트 더 높다고 예측한다.[3]

아니다. 세라의 체형, 즉 배에 체중이 지나치게 집중된 체형은 안 좋은 대사 건강과 밀접한 관계가 있다. 체중이 얼마나 되든 간에 이 말은 참이다. 맥주 통처럼 배가 나온 사람도, 세라에게도 참이다. 그녀의 체질량지수는 정상이지만, 허리둘레는 엉덩이보다 더 크다.

누군가가 대사 건강이 안 좋다고 말한다면, 대체로 그가 위험 요인들을 한 꾸러미 지닌다는 의미다. 바로 복부 지방, 비정상적인 콜레스테롤 농도, 고혈압, 인슐린 내성이다. 이런 위험 요인을 세 가지 이상 지니면 '대사 증후군metabolic syndrome'이라는 꼬리표가 붙는다. 심장 질환, 암, 21세기의 가장 심각한 건강 위협 중 하나인 당뇨병의 전조가 되는 증상들이다.

짧은 텔로미어와 당뇨병

당뇨병은 전 세계의 공중 보건에 시급한 문제다. 당뇨병은 장기적으로 심각하면서 섬뜩한 문제들을 낳는다. 심장병, 뇌졸중, 시각 상실, 잘라내야 할 수도 있는 혈관 문제 등이다. 전 세계적으로 3억 8,700만 명이 넘는 사람들(세계 인구의 거의 9퍼센트)이 당뇨병에 걸려 있다. 독일에는 730만 명, 영국에는 240만 명, 멕시코에는 900만 명, 미국에는 무려 2,580만 명이 있다.[4]

제2형 당뇨병이 발병하는 방식은 이렇다. 건강한 사람의 소화계는 음식을 포도당으로 분해한다. 췌장의 베타세포는 호르몬인 인슐린을 만든다. 이 인슐린은 혈액으로 분비되어 포도당이 세포로 들어가서 연료로 쓰일 수 있게 해준다. 놀라울 만치 산뜻한 체계에 따라, 인슐린은 열쇠와 자물쇠처럼 세포의 수용체에 결합한다. 열쇠를 돌리면 문이 열리고, 포도당이 몸의 세포들로 들어갈 수 있다. 하지만 배나 간의 지방이 너무 많아지면, 몸은 인슐린 내성을 띠게 된다. 즉 세포가 본래 해야 하는 방식으로 인슐린에 반응하지 않는다는 뜻이다. 그들의 '자물쇠', 즉 인슐린 수용체는 엉겨 붙고 끈적거린다. 열쇠는 더 이상 들어맞지 않는다. 포도당은 세포에 들어가기가 어려워진다. 포도당은 문을 통과하지 못하고 혈액에 남게 된다. 포도당은 췌장이 인슐린을 점점 더 많이 분비해도 혈액에 계속 쌓인다.

한편 제1형 당뇨병은 췌장의 베타세포가 제 기능을 못해서 생긴다. 그 세포들은 인슐린을 충분히 만들 수 없다. 그 결과 대사 증후군에 걸릴 위험에 처한다. 또한 몸이 포도당을 정상 범위에서 유지할 수 없어서 당뇨병이 생긴다.

복부 지방이 있는 사람들은 왜 인슐린 내성을 더 띠고 당뇨병에 더 걸릴까? 영양 결핍, 운동 부족, 스트레스는 모두 복부 지방 및 높은 혈당과 관련이 있다. 하지만 복부 지방이 있는 사람들은 여러 해에 걸쳐 텔로미어가 점점 짧아지며,[5] 이 짧아진 텔로미어가 인슐린 내성 문제를 악화시킬 가능성도 있다. 쌍둥이 338쌍을 조사한 덴마크 연구에서는 짧은 텔로미어로 12년에 걸쳐 인슐린 내성이 증가하는 것을 예측할 수 있었다. 쌍둥이 내에서도 텔로미어가 더 짧은 쪽이 인슐린 내성이 더 커졌다.[6]

또 짧은 텔로미어와 당뇨병의 관계도 잘 밝혀져 있다. 선천성 짧은 텔로미어 증후군에 시달리는 사람들은 다른 이들보다 당뇨병에 걸릴 가능성이 훨씬 더 높다. 그들은 일찍 당뇨병에 걸리고 증상도 더 심하다. 아메리카 원주민들을 연구하여 나온 증거도 있다. 그들은 다양한 이유로 당뇨병에 걸릴 위험이 높다. 어떤 아메리카 원주민이 텔로미어가 짧다면, 텔로미어가 긴 원주민보다 앞으로 5년 안에 당뇨병에 걸릴 확률이 2배 더 높다.[7] 약 7천 명을 대상으로 한 메타분석 결과는

혈구의 짧은 텔로미어로 당뇨병에 언제 걸릴지를 예측할 수 있음을 보여준다.[8]

더 나아가 우리는 당뇨병을 일으키는 메커니즘을 들여다보고 췌장에 무슨 일이 일어나는지도 볼 수 있다. 메리 아르마니오스Mary Armanios 연구진은 생쥐 몸 전체의 텔로미어가 짧을 때(유전자 돌연변이를 통해서), 췌장의 베타세포가 인슐린을 분비할 수 없다는 것을 밝혀냈다.[9] 그리고 췌장의 줄기세포들은 소진된다. 즉 인슐린의 생산과 조절을 맡아야 할 췌장 베타세포가 손상되면 보충해야 하는데 텔로미어가 고갈됨으로써 그렇게 할 수가 없다. 손상된 세포들은 죽어 사라진다. 제1형 당뇨병이 생기면서 몸에 문제를 일으키기 시작한다. 더 흔한 제2형 당뇨병에서는 베타세포의 일부가 기능 이상을 일으키며, 따라서 췌장의 짧은 텔로미어는 거기에서도 어떤 역할을 할지 모른다.

다른 면에서는 건강한 사람이 복부 지방에서 당뇨병으로 나아갈 때, 오래된 적인 만성 염증을 경과하여 갈 수도 있다. 복부 지방은 이를테면 허벅지 지방보다 더 염증을 일으킨다. 지방세포는 면역계의 세포를 손상시키는 염증 유발 물질을 분비함으로써, 면역세포의 텔로미어를 줄이고 면역세포를 노쇠하게 만든다. (물론 노쇠한 세포의 징표 중 하나는 염증 유발 신호를 보내는 짓을 멈출 수 없다는 것이다. 악순환이다.)

복부 지방이 심하다면(미국 성인의 절반 이상이 그렇다), 자신을 어떻게 보호할 수 있을지 걱정이 앞설지도 모른다. 염증으로부터, 짧은 텔로미어로부터, 대사 증후군으로부터 말이다. 복부 지방을 줄이기 위해 다이어트를 하기 전에, 이 장의 나머지 부분을 읽어보기를. 다이어트가 상황을 더 악화시키기만 한다는 판단이 들지도 모른다. 괜찮다. 우리는 곧 당신의 대사 건강을 개선할 몇 가지 대안을 제시할 것이기 때문이다.

체중 감소와 대사 건강

다이어트, 텔로미어, 대사 건강 사이에는 관계가 있다. 하지만 체중과 관련된 것들이 다 그렇듯이, 이 관계는 복잡하다. 체중 감소와 텔로미어의 관계를 조사한 연구 결과를 몇 가지 살펴보자.

- 체중 감소는 텔로미어의 정상적인 마모 속도를 늦춘다.
- 체중 감소는 텔로미어에 아무런 영향이 없다.
- 체중 감소는 텔로미어를 늘린다.
- 체중 감소는 텔로미어를 줄인다.

참으로 혼란스럽게 만든다. (마지막 연구는 비만대사 수술을 받은 사람들이 1년 뒤에 텔로미어가 더 짧아졌다는 것인데, 이 효과는 수술에 따른 신체적 스트레스 때문일 수도 있다.)[10]

우리는 이런 혼란스러운 결과들이 사실상 체중이 중요하지 않다는 말을 하고 있다고 생각한다. 체중 감소는 대사 건강에 일어나는 긍정적인 변화를 엉성하게 보여주는 대리 지표일 뿐이다. 그런 변화 중 하나는 복부 지방 감소다. 전체적으로 체중이 줄어들면, 불가피하게 그 '사과'의 일부를 베어 먹게 된다. 섭취하는 열량만을 줄이는 것이 아니라, 운동량도 늘리면 더욱 그럴 것이다. 또 다른 긍정적인 변화는 인슐린 내성이 줄어든다는 것이다. 자원자들을 10~12년 동안 추적 조사한 연구가 있다. 그들의 체중이 늘어날수록(나이가 들수록 늘어나는 경향이 있다), 텔로미어는 더 짧아졌다. 이어서 연구진은 어느 쪽이 더 중요한지 조사했다. 체중 증가와 인슐린 내성은 종종 함께 일어나기 때문이다. 체중을 늘린 것은 인슐린 내성임이 드러났다.[11]

체중 감소보다 대사 건강을 개선하는 것이 더 중요하다는 이 개념이야말로 대단히 중요하다. 반복되는 다이어트는 몸에 부담을 주기 때문이다. 체중을 계속 줄이는 것을 어렵게 만드는 일종의 내부 '반발' 메커니즘이 있다. 우리 몸은 스스로를 방어하는 어떤 기준점을 지니고 있으며, 체중이 줄어들 때면 체중을 다시 늘리기 위한 시도로 대사가 느려진다. 이를 '대사 적응metabolic adaptation'이라고 한다. 물론 잘 알려진 사실이지만, 우리는 이 적응이 얼마나 극적인 양상을 띨 수 있는지는 알지 못했다.

리얼리티 TV쇼인 〈비기스트 루저The Biggest Loser〉에 출연한 용감한 자원자들은 비극적인 교훈을 전한다. 출연자들은 대단히 뚱뚱한 사람들이다. 그들은 운동과 다이어트를 통해 7.5개월 동안 체중을 빼는 경쟁을 벌인다. 국립보건원의 케빈 홀Kevin Hall 연구진은 이렇게 급격히 체중을 뺄 때 대사에 어떤 영향이 미칠지 알아보기로 했다. 쇼가 끝났을 때, 출연자들은 체중의 40퍼센트(약 58kg)를 잃었다. 홀은 6년 뒤에 그들의 체중과 대사를 조사했다. 대부분은 다시 체중이 불었지만, 평균적으로 12퍼센트 덜 찐 상태를 유지하고 있었다. 그런데 문제가 하나 있었다. 쇼가 끝날 즈음, 그들은 하루에 610칼로리를 덜 쓸 정도까지 대사가 느려진 상태였다. 그런데 6년이 흘렀을 때 체중은 다시 불었지만, 대사 적응 양상은 더욱 심각해져 있었다. 그들은 기준선보다 약 700칼로리를 덜 태우고 있었다.[12] 저런. 이것이 극단적인 체중 감소의 사례이긴 하지만, 이 대사 속도 저하는 우리가 살을 뺄 때마다 어느 정도는 일어나며, 살을 다시 쪄도 빨라지지 않는 듯하다.

체중 순환weight cycling 또는 '요요 현상yo-yo dieting'이라는 것이 있다. 다이어트를 하는 사람의 체중이 줄었다 늘었다 반복되는 현상이다. 살을 빼려고 애쓰는 사람들 중에서 다이어트를 계속하여 5년 동안 체중이 줄어든 상태를 유지할 수 있는 사람은 5퍼센트도 채 안 된다. 나머지 95퍼센트는 포기하거나 체중 순환자가 된다. 체중 순환은 많은 이들, 특히 여성들의 생활 방식이 되어 있으며, 웃음을 유발하는 대화 주제이기도 하다. (이런 식이다. "내 속에는 나가게 해달라고 울어대는 날씬한 여자가 있어. 나는 그냥 과자를 쑤셔 넣어서 그녀의 입을 막아버리곤 해.") 하지만 체중 순환은 텔로미어를 단축시키는 듯하다.[13]

체중 순환이 너무나 흔하기에, 우리는 모두가 그것을 이해해야 한다고 강하게 느낀다. 체중 순환자는 얼마간 자제력을 발휘하다가 의지력을 잃으면 다시 간식 같은 건강하지 못한 음식을 탐닉하는 경향이 있다. 이런 간헐적인 절제와 탐닉의 순환이야말로 진짜 문제다. 동물이 오로지 정크 푸드만 먹을 때 어떤 일이 일어날까? 그들은 과식을 하여 비만이 된다. 하지만 대부분의 시간에는 정크 푸드를 주지 않고 며칠에 한 번씩만 준다면, 더욱 심란한 일이 벌어진다.

쥐들의 뇌 화학이 변한다. 뇌의 보상 경로들이 마약 중독에 시달리는 사람들의 뇌와 비슷한 양상을 띠기 시작한다. 쥐에게 당분과 초콜릿이 섞인 정크 푸드를 주지 않으면, 쥐들은 금단 현상을 보이기 시작하며, 그들의 뇌는 스트레스 화학물질인 CRH(코르티코트로핀 방출 호르몬)를 분비한다. CRH는 쥐의 기분을 몹시 안 좋게 만들어서 정크 푸드를 갈구하도록 충동질한다. 정크 푸드를 먹어서 스트레스를 주는 금단 증상을 없애라고 한다. 마침내 초콜릿 범벅인 먹이를 만나면, 쥐는 기회가 두 번 다시 오지 않을 것처럼 허겁지겁 먹어치운다. 난장판이 될 정도다.[14]

많이 듣던 소리가 아닌가? 피터가 점심으로 건강한 샐러드를 먹으러 가다가 도중에 파운드케이크를 먹는다는 이야기처럼 들리지 않는가? 비만인 사람들을 조사한 자료들도, 그들이 뇌의 보상 회로가 조절 기능을 제대로 못해서 비슷하게 강박적인 과식 행동을 보인다는 것을 시사한다.

다이어트는 준중독 상태를 빚어낼 수 있으며, 그것도 스트레스를 준다. 자신이 열량을 얼마나 섭취하는지 계속 지켜보는 일은 인지적 부담을 준다. 즉 뇌의 한정된 주의력을 소모시키고 자신이 느끼는 스트레스를 더 늘린다는 의미다.[15]

다년간 단 것과 열량을 덜 먹기 위해 애쓰고 있는 피터를 생각해보자. 비만 연구자들은 이런 유형의 장기 다이어트 정신 상태에 이름을 붙였다. 의식적 식사 제한cognitive dietary restraint이 그것이다. 그런 이들은 덜 먹기를 바라고 기대하고 애쓰면서 많은 시간을 보내지만, 실제로 그들이 섭취하는 열량은 식사 제한을 하지 않는 이들보다 결코 적지 않다. 우리는 여성들에게 이런 질문을 했다. "식사시간에 먹고 싶은 양보다 덜 먹으려고 애쓰는가?" "체중을 재면서 간식을 안 먹으려고 애쓰는 행동을 얼마나 자주 하는가?" 체중에 상관없이, 식사 제한을 심하게 한다고 답한 여성들은 아무 걱정 안 하고 먹는다는 여성들보다 텔로미어가 더 짧았다.[16] 평생을 덜 먹으려는 생각을 하면서 보내는 것은 건강하지 못하다. 주의력(한정된 소중한 자원)에도 안 좋고, 스트레스 수준에도, 세포의 노화에도 좋지 않다.

열량을 제한함으로써 다이어트를 하는 대신에, 몸을 더 많이 움직이고 영양가 있는 식품을 먹는 데 초점을 맞추어라. 다음 장에서 우리는 텔로미어와 몸의 전반적인 건강에 가장 좋은 식품을 고르는 데 도움을 주고자 한다.

당분은 달콤한 이야기가 아니다

대사 질환을 일으키는 요인들에 초점을 맞추고자 할 때, 우리는 고도로 가공된 당분이 든 식품과 가당 음료를 먼저 지목한다.[17] (포장된 케이크, 사탕, 쿠키, 탄산음료 같은 것들이다.) 강박적 섭취와 가장 관련이 깊은 음식이다.[18] 그것들은 뇌의 보상 회로를 켠다. 거의 즉시 혈액으로 흡수되며, 우리가 굶주리고 있으며 더 많은 음식이 필요하다는 생각을 하게끔 뇌를 속인다. 우리는 '열량은 다 똑같겠지' 하며 모든 영양소가 체중과 대사에 비슷한 효과를 일으킨다고 생각해 왔지만 틀렸다. 똑같은 열량을 섭취한다고 해도, 단순한 환원당은 대사를 개선할 수 있다.[19] 하지만 단순한 탄수화물은 우리 대사를 엉망으로 만들고 다른 식품들보다 더 우리 식욕을 통제한다.

열량 제한의 효과

점심시간이다. 당신은 접시를 들고서 식당에 줄을 서 있다. 맨 앞쪽으로 가니, 모두가 집게로 음식을 조금 집어서 저울에 올리고 꼼꼼히 무게를 재는 모습이 보인다. 음식의 무게에 흡족하면, 그들은 접시를 들고 식탁으로 가서 앉는다. 당신은 옆에 앉아서 그들이 쥐꼬리만 한 음식을 깨작깨작 먹는 모습을 지켜본다. 접시가 비자, 그들은 "아직 배가 좀 고프네"라고 말하면서 웃음을 짓는다.

그들은 왜 조금만 덜어서 먹을까? 왜 배가 고프다면서 웃을까? 이 사례는 사고 훈련용이며 (현실 세계에 그런 식당은 없으니까) 정상적으로 건강하게 먹는 양보다 열량을 25~30퍼센트 더 적게 섭취하면 더 오래 살 것이라고 믿는 사람들의 습관을 반영한 것이다. 열량 제한을 실천하는 사람들은 허기에 다른 반응을 보이라고 스스로를 가르친다. 위장이 비어서 아픔을 느낄 때면, 그들은 스트레스를 받거나 불행하다고 여기지 않는다. 대신에 그들은 스스로에게 이렇게 말한다. "좋았어! 목표에 다가가고 있어." 그들은 미래를 계획하고 생각하는 데 놀라울 만치 능숙하다. 우리 연구에 참여한 열량 제한을 실천하는 사람은 130번째 생일을 어떻게 보낼지 열심히 계획을 짜고 있다. 아직 60세밖에 안 되었는데도 말이다.[20]

그들이 벌레라면 또는 생쥐라면 열량을 극도로 제한했을 때 수명이 늘어날 것이 거의 확실하다. 적어도 일부 생쥐 혈통에서는 먹이를 제한하면, 텔로미어가 길어지는 듯하다. 간에 노쇠한 세포도 더 적어진다. 간은 노쇠한 세포가 가장 먼저 쌓이는 신체기관 중 하나다.[21] 열량 제한은 인슐린 민감성도 높이고, 산화 스트레스를 줄여줄 수 있다. 하지만 더 큰 동물에게서는 열량 제한의 효과가 이렇다고 콕 찍어서 말하기가 더 어렵다. 한 연구에서는 열량을 30퍼센트 덜 섭취한 원숭이가 건강수명이 더 길고 수명도 더 길었다. 하지만 당분과 지방을 많이 먹은 대조군과 비교했을 때에만 그러했다. 두 번째 연구에서는 식사를 비슷하게 제한한 원숭이들을 건강한 음식을 정상적인 양으로 먹은 원숭이들과 비교했다. 건강수명은 조금 길어졌지만, 수명은 별 변화가 없었다. 이 두 연구 결과를 더욱 모호하게 만드는 요인이 하나 있는데, 원숭이들에게 홀로 식사를 하게끔 했다는 것이다. 원숭이는 본래 고도로 사회적인 동물이다. 즉 야생에서 그들은 모여서 식사를 한다. 비정상적인 상황에서, 그리고 스트레스를 주었을 가능성이 아주 높은 환경에서 식사를 한 것이 우리가 아직 모르는 방식으로 결과에 영향을 미쳤을 수도 있다.

지금까지의 연구 결과로 판단할 때, 열량 제한은 인간의 텔로미어에 아무런 긍정적인 효과도 미치지 않는 듯하다. UCLA 심리학 교수인 재닛 토미야마Janet Tomiyama는 UCSF 박사후 연구원으로 있을 때 흥미로운 연구를 수행했다. 그녀는 미국 전역에서 장기 열량 제한에 성공한 사람들을 찾아내어 집중적인 연구를 했다. 또한 그들의 혈구별 텔로미어도 조사했다. (상상할 수 있겠지만, 그렇게 열량 제한에 성공한 사람은 극히 드물다.) 놀랍게도 그들의 텔로미어는 정상이거나 과체중인 대조군보다 더 길지 않았다. 사실 T세포를 비롯한 면역세포의 일종인 말초혈액단핵세포에서는 좀 더 짧은 경향을 보였다. 한편 정상적인 양보다 식사량을 30퍼센트 제한하면서 붉은털원숭이를 살펴본 연구도 있다. 연구진은 텔로미어 측정에 흔히 쓰이는 혈액뿐만 아니라 지방과 근육 등 다양한 조직의 텔로미어를 측정했다. 마찬가지로 열량 제한을 한 원숭이도 텔로미어 길이에 아무런 차이가 없었다. 모든 종류의 세포들에서 마찬가지였다.

정말 다행이다. 대부분의 사람들은 극도의 열량 제한을 할 필요가 없으며, 원하는 사람도 거의 없다. 한 친구는 이렇게 말했다. "100세까지 굶으며 사느니 80세까지 잘 먹으며 살래." 정곡을 찌른 말이다. 텔로미어와 건강수명에 좋은 방식으로 먹겠다고 고생을 사서 할 필요가 없다. 더 알고 싶다면 다음 장을 보시라.

늙지 않는 비밀

- 텔로미어는 체중에 초점을 맞추지 말라고 말한다. 대신에 배가 나온 정도와 인슐린 민감성을 건강의 지표로 삼자. (의사는 공복시의 인슐린과 혈당을 측정하여 인슐린 민감성을 검사한다.)
- 열량에 집착하다가는 스트레스를 받으며, 텔로미어에도 안 좋을 수 있다.
- 당분 함량이 적은 저혈당 지수 음식과 음료를 먹고 마시면 내면의 대사 건강이 촉진될 것이다. 체중보다 사실상 그쪽이 더 중요하다.

10

세포 건강을 위한 식사법

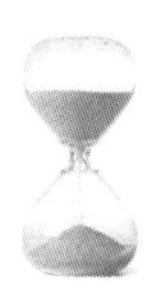

텔로미어에 건강한 식품과 보충제도 있고, 그렇지 않은 것도 있다. 우리는 건강을 위해 탄수화물이나 유제품을 포기할 필요가 없다고 말할 수 있어서 행복하다! 신선한 야채, 과일, 통곡물, 견과, 콩, 오메가-3 지방산으로 이루어진 홀푸드 식단은 텔로미어에만 좋은 것이 아니다. 산화 스트레스, 염증, 인슐린 내성을 줄이는 데에도 도움을 준다. 뒤에서 설명하겠지만 건강수명을 줄일 수 있는 요소들을 말이다.

매일의 식단 아침이 찾아온다. 나(블랙번)는 아침형 인간이 아니지만, 침대에서 빠져나와 어기적거리면서 부엌으로 향한다. 가는 동안 서서히 잠이 깬다. 남편 존은 본래 일찍 일어나는 사람인지라, 다정하게도 나를 위해 커피를 끓여놓는다.

"우유 넣을까?" 그가 묻는다.

동트기 전이니 대답하기 쉽지 않은 질문이다. 종종 혼란스럽게 만드는 영양학적 권고 때문에 더욱 그렇다. 나는 커피에 우유를 넣는 것을 좋아한다. 하지만 왕창 쏟아 부어야 할까? 아무튼 우유에는 칼슘과 단백질이 들어 있고, 비타민 D가 첨가되어 있다. 하지만 전유를 써야 할까, 탈지유를 써야 할까? 아니면 그냥 넣지 말까?

아침 식단에 새로운 재료가 추가될 때마다 영양 균형을 어떻게 맞추어야 할지 문제가 생긴다.

토스트 통곡물이라고 해도, 탄수화물이 너무 많은 것은 아닐까? 글루텐에는 어떤 반응을 보일까?

버터 지방이 조금 늘어나면 맛이 더 풍부해질 테지만, 동맥이 더 막히지 않을까?

과일 토스트를 만들 생각을 버리고 스무디를 만드는 편이 더 낫지 않을까? 아니면 과일에 당분이 많아서 더 위험할까?

아직 잠이 덜 깬 상태이고 커피 기운이 작용하지 않고 있을 때 대답해야 할 이런 질문은 많이 있다. 우리는 둘 다 복잡한 증거들을 훑어서 걸러내는 훈련을 받은 과학자이지만, 무엇이 가장 건강한 음식인지를 파악하기 어려울 때가 종종 있다.

이런 아침에 텔로미어는 우리에게 가장 좋은 식품이 무엇인지 알려주는 근본적인 지침을 제공한다. 우리는 텔로미어 증거를 신뢰한다. 몸이 미시적인 수준에서 식품에 어떻게 반응하는지를 알려주기 때문이다. 그리고 우리는 그 증거를 진지하게 받아들인다. 영양학에서 새로 쏟아지는 연구 결과들에 들어맞기 때문이다. 그런 연구들은 다이어트가 효과가 없으며, 우리가 할 수 있는 가장 효과적인 선택은 가공식품 대신에 신선한 홀푸드를 먹는 것이라고 말해준다. 텔로미어의 건강을 위해 먹으면 즐겁고 흡족하며, 억누를 필요가 없다.

세포의 3대 적

우리는 염증, 인슐린 내성, 산화 스트레스를 경고해 왔다. 그것들은 텔로미어와 세포에 해로운 환경을 조성한다. 우리 각자의 몸속에 숨어 있는 3대 적이라고 생각하자. 당신은 이런 악당들을 먹여 살릴 음식을 먹을 수도 있다. 아니면 그것들에 맞서 싸움으로써, 세포 환경을 텔로미어에 더 건강한 쪽으로 바꿀 수도 있다.

세포의 첫 번째 적 : 염증

염증과 텔로미어 손상은 상호 파괴적인 관계에 있다. 한쪽이 다른 쪽을 더 악화시킨다. 앞서 설명했듯이, 텔로미어가 짧고 손상된(게다가 DNA에 끊긴 채 수선되지 않은 부위들이 더 있는) 노화한 세포는 몸의 면역계가 화살을 자기 몸 쪽으로 돌림으로써 전신의 조직을 손상시키게끔 하는 염증 유발 신호를 보낸다. 또 염증은 면역세포의 분열과 복제를 촉진함으로써 가뜩이나 짧은 텔로미어를 더욱 짧게 만들 수도 있다. 악순환이 일어나는 것이다.

염증이 생긴 생쥐에게 어떤 일이 일어날 수 있는지 살펴보자. 연구진은 염증에 맞서 몸을 보호하는 유전자의 일부를 제거한 생쥐를 만들어냈다. 그 유전암호 부위가 없어진 생쥐들은 금방 심각한 만성 염증을 일으켰다. 조직에는 텔로미어가 짧아진 늙은 세포들이 쌓여 갔다. 간과 창자에 노쇠한 세포가 더 많이 쌓일수록, 생쥐는 더 빨리 죽었다.[1]

염증에 맞서 자신을 보호하는 가장 좋은 방법은 염증을 먹여 살리지 않는 것이다. 감자튀김이나 정제된 탄수화물(흰빵, 흰쌀, 파스타), 사탕, 탄산음료, 주스, 바싹 구운 음식을 통해 흡수하는 포도당은 금방 대량으로 혈액으로 유입된다. 이렇게 혈당이 급상승하면 염증의 전령인 사이토카인 농도도 증가한다.

알코올도 일종의 탄수화물로 작용하며, 술을 너무 많이 마시면 C-반응성 단백질C-reactive protein, CRP이 증가하는 듯하다. 이 단백질은 간에서 생산되며, 몸에 염증이 더 심해질수록 증가한다.[2] 알코올은 DNA를 손상시킬 수 있는 화학물질(발암물질인 아세트알데히드)로 전환되며, 고용량일 때 텔로미어를 손상시킬 수도 있다. 적어도 연구실에서는 세포의 텔로미어에 해를 끼치는 것으로 나타났다. 사람에게는 그렇게 높은 용량을 투여한다는 것이 불가능하다. 지금까지 만성적인 과음은 더 짧은 텔로미어를 비롯한 노쇠한 면역계의 징후들과 관련이 있어 보이지만, 가벼운 알코올 섭취와 텔로미어 사이에는 일관성 있는 관계가 보이지 않는다.[3] 그러니 이따금 술을 즐겨도 괜찮다!

희소식은 더 있다. 만성 염증이 일어나도록 유전자를 조작한 생쥐를 생각하면 더욱 그렇다. 그 생쥐에게 항염증제나 항산화제를 투여하면, 텔로미어의 기능 이상이 복구된다. 생쥐의 텔로미어는 다시 길어지고, 노쇠한 세포들도 더 이상 늘어나지 않으면서, 세포들은 분열과 재생을 계속할 수 있었다. 이는 우리가 텔로미어를 염증으로부터 보호할 수 있음을 시사한다. 하지만 약물 없이 그렇게 하는 것이 가장 안전하고 영리한 방법이다. 우선, 우리는 애초에 염증 반응이 일어나지 않도록 예방하는 데 도움을 주는 식품을 먹을 수 있다. 식물성 식품 중에서도 우리는 달콤하면서 맛있는 것들을 얼마든지 고를 수 있다. 붉은색, 자주색, 파란색의 장과들, 붉은 포도, 사과, 케일, 브로콜리, 양파, 붉은 토마토, 부추 등. 이런 식품에는 플라보노이드와 카로티노이드가 풍부하다. 식물에 색깔을 주는 화학물질들이다. 플라보노이드 중에서도 염증과 산화 스트레스를 줄이는 안토시아닌과 플라보놀 함량이 특히 높다.[4]

기름진 생선, 견과, 아마씨, 아마유, 잎채소도 항염증 식품에 속한다. 오메가-3 지방산이 풍부하기 때문이다. 우리 몸은 염증을 줄이고 텔로미어를 건강하게 유지하려면 오메가-3가 필요하다. 오메가-3는 몸 전체에서 세포막 형성을 도움으로써, 세포가 유연하면서 안정된 구조를 유지하도록 해준다. 게다가 세포는 오메가-3를 염증과 혈액 응고를 조절하는 호르몬으로 전환할 수 있다. 그런 호르몬은 동맥의 벽이 경직될지 느슨할지를 결정하는 일을 돕는다.

오메가-3 혈중 농도가 더 높은 사람들이 심혈관 질환 위험이 더 낮다는 것은 오래전부터 알려져 있었다. 그런데 더 놀라운 가능성을 시사하는 새로운 연구가 나왔다. 오메가-3가 텔로미어가 너무 빨리 줄어들지 않게 유지함으로써 그 일을 돕는 것일 수도 있다는 내용이다. 텔로미어는 나이를 먹을수록 짧아진다는 것을 명심하자. 우리의 목표는 이 단축 과정을 가능한 한 늦추는 데 있다. 안정형 심장병이 있는 중년 608명의 혈구를 조사한 연구가 있다. 혈구에 오메가-3가 더 많이 들어 있을수록, 그 뒤 5년에 걸쳐 텔로미어가 더 적게 줄어들었다.[5] 그리고 텔로미어가 더 적게 줄어들수록, 실험을 시작할 당시에 그다지 건강하지 못한 사람들은 그 뒤로 5년 동안 생존할 확률이 더 높았다.[6] 텔로미어가 짧아진 이들 중에는 39퍼센트가 사망했다. 반면에 더 길어진 이들 중에는 12퍼센트만 사망했다. 텔로미어가 덜 줄어들수록, 질병수명 단계에 일찍 진입하고 일찍 사망할 가능성은 그만큼 줄어든다.

그러니 신선한 기름진 생선(회를 포함하여), 연어와 다랑어, 잎채소,

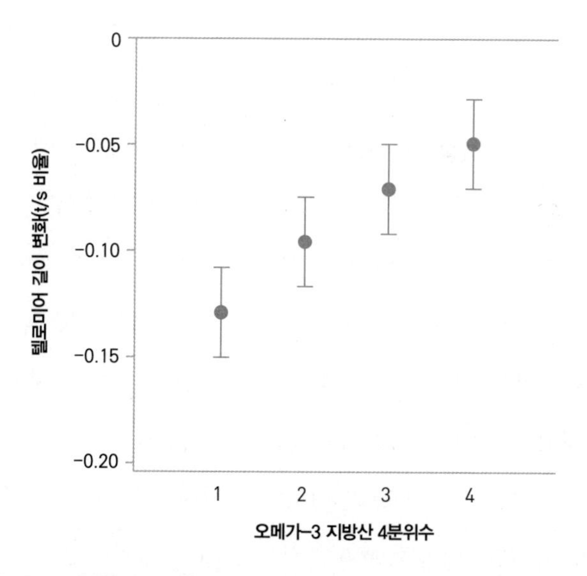

그림 21 오메가-3 지방산과 시간별 텔로미어 길이

혈액의 오메가-3(EPA와 DHA) 농도가 높을수록, 그 뒤 5년 동안 텔로미어는 덜 짧아졌다. 오메가-3 농도 표준편차에서 평균보다 위쪽에 놓인 이들은 텔로미어가 줄어들 확률이 32퍼센트 더 낮았다. 이 효과는 처음에 텔로미어가 더 길었던 사람들에게서 더 강하게 나타났다(텔로미어가 길수록 더 빨리 짧아지기 때문이다)[7]

아마유와 아마씨를 많이 드시라. 하지만 간유(肝油)라고도 하는 오메가-3 보충제를 먹어야 할까? 무작위 대조 실험으로 오메가-3 보충제와 텔로미어의 관계를 조사한 연구는 한 건밖에 없다. 오하이오주립대학교의 심리학자 재니스 키컬트 글레이저Janice Kiecolt Glaser가 한 이 연구는 시사적이다. 4개월 동안 간유 보충제를 먹은 사람들이나 속임약(플라세보)을 먹은 사람들이나 텔로미어 길이에 차이가 없었다. 하지만 실험 참가자들을 전체적으로 보면, 오메가-3 혈중 농도가 본래 수준보다 더 많이 증가한 사람일수록, 실험 기간에 걸쳐 텔로미어가 더 많이 늘어났다.[8] 한편 오메가-3 보충제는 염증을 줄여주었고, 염증이 더 많이 줄어들수록 텔로미어 길이는 증가했다. (한편 오메가-6 다가불포화 지방은 옥수수기름, 콩기름, 해바라기기름, 씨, 몇몇 견과류에 들어 있다.) 보충제를 먹은 이들에게서 다른 중요한 텔로미어 친화적 변화들이 일어났다는 점도 주목해야 한다. 산화 스트레스와 염증 수준이 낮아졌다는 것 말이다. 이 결과는 개인이 보충제에 든 오메가-3 다가불포화 지방을 얼마나 잘 흡수하느냐에 달려 있는 듯하다.

하지만 오메가-3나 다른 어떤 영양소의 혈중 농도가 당신이 먹는 음식이나 보충제와 반드시 직접적으로 관계가 있는 것은 아니다. 온갖 복합적이면서 대체로 알려지지 않은 요인들이 이 수치에 영향을 미친다. 영양소를 얼마나 잘 흡수하는지, 세포가 그것을 얼마나 잘 이용하는지, 그것을 얼마나 빨리 대사하여 잃는지에 따라 달라진다. (식단과 보충제에 관한 글을 읽을 때면 이 점을 꼭 염두에 두어야 한다.)

일반적으로 우리는 모든 사람이 식단을 통해 영양소를 얻으려고 노력해야 한다고 제안하지만, 그것이 불가능할 때에는 보충제가 합리적인 대안일 수 있다고 본다. 하지만 먼저 반드시 의사와 상담을 해야 한다. 가장 무해해 보이는 보충제도 부작용이 있거나 당신이 투여하고 있는 처방약과 상호작용을 할 수도 있다. 또 개인의 건강 상태에 따라 역효과를 일으킬 수도 있다. EPA와 DHA를 섞어서 하루에 적어도 1,000밀리그램은 먹어야 한다는 데 전문가들은 전반적으로 견해가 일치하는 듯하며, 오하이오주립대학교의 연구도 그와 비슷한 용량으로 실험을 했다. 지속 가능성을 고려할 때, 우리는 식물성 원료로 만든 보충제를 강력하게 제안하는 바이다. 즉 해조류로 만든 보충제다. 생선에 오메가-3가 들어 있는 이유는 그들이 바닷말을 먹기 때문이다. 우리도 바닷말을 먹을 수 있다. DHA가 든 해조류를 지속 가능한 방식으로 양식하여 얻으면 된다. 바다는 전 세계 인류의 텔로미어를 건강하게 유지할 만큼 많은 간유를 생산할 수가 없다. 지금까지의 연구 결과를 보면, 해조류에서 추출한 DHA는 생선의 DHA와 비슷하게 심혈관계의 건강에 기여하는 듯하다.

텔로미어 연구는 오메가-3 섭취를 우선순위에 놓아야 한다고 시사한다. 하지만 오메가-3와 오메가-6 사이의 균형도 유념해야 한다. 서양 식단은 대개 오메가-3보다 오메가-6 쪽으로 치우쳐 있기 때문이다. 오메가 지방산의 균형을 유지하려면, 견과와 씨 같은 가공되지 않은 건강한 식품을 많이 먹기를 권한다. 또한 튀긴 음식, 포장 과자, 쿠키, 칩, 간식 등을 대폭 줄이자. 그런 것들은 요리하거나 가공할 때 오메가-6의 함량이 높은 기름을 쓰곤 하기 때문이다. 게다가 그런 식품들에는 심혈관 질환의 위험 요인인 포화 지방도 많이 들어 있다.

우리가 알아야 할 중요한 화학물질이 하나 더 있다. 호모시스테인homocysteine이다. 단백질의 구성성분인 시스테인이라는 아미노산의 화학적 친척이다. 호모시스테인은 나이가 들수록 혈중 농도가 높아지며, 염증, 심장병을 촉진하는 심혈관 벽의 손상과 관련이 있다. 높은 호모시스테인 농도가 짧은 텔로미어와 관련이 있다는 연구 결과는 많다. 하지만 텔로미어에는 많은 요인들이 관여한다. 따라서 텔로미어와 사망률의 관계가 어느 정도는 높은 염증과 높은 호모시스테인 농도 양쪽의 산물이라는 연구 결과가 한 편 나온 것도 놀랄 일은 아니다.[9] 어느 쪽이 먼저인지는 아직 모른다. 여기서 희소식은 자신의 호모시스테인 농도가 유달리 높다면, 비타민제가 도움이 될 수도 있다는 것이다. 비타민 B(엽산이나 B_{12})는 호모시스테인을 줄이는 듯하다.[10] (이 비타민 보충제를 먹어야 할지 먼저 의사의 상담을 받도록 하자.)

두 번째 적 : 산화 스트레스

사람의 텔로미어에는 TTAGGG라는 DNA 서열이 계속 반복되어 나타난다. 각 염색체 끝에 1천 번 넘게 반복되어 있다. 산화 스트레스(세포에 자유 라디칼이 너무 많고 항산화물질이 부족할 때 나타나는 위험한 증상)는 바로 이 서열, 특히 GGG 부분을 손상시킨다. 자유 라디칼은 줄줄이 늘어선 GGG 서열을 표적으로 삼으며, 이 서열은 유달리 예민하다. 자유 라디칼이 공격하면 그 DNA 가닥은 끊어진다. 그리하여 텔로미어는 점점 더 빨리 짧아진다.[11] 마치 세포의 적인 산화 스트레스에 GGG가 풍부한 음식을 제공하는 듯하다. 연구실에서 키우는 세포를 대상으로 실험했을 때 산화 스트레스는 텔로미어를 손상시켰으며, 짧아진 텔로미어를 보충할 수 있는 텔로머라아제의 활동도 줄였다.

이중으로 타격을 입힌다.[12]

하지만 세포의 배지(실험 플라스크에 들어 있는 세포를 먹여 살리는 액상 수프)에 비타민 C를 넣으면, 텔로미어는 자유 라디칼로부터 보호를 받는다.[13] 비타민 C를 비롯한 항산화물질(비타민 E 등)은 자유 라디칼을 먹어치움으로써 자유 라디칼이 텔로미어와 세포에 해를 끼치지 못하게 막는 청소물질이다. 비타민 C와 E의 혈중 농도가 더 높은 사람은 텔로미어가 더 길다. 하지만 F2-이소프로스탄F2-isoprostane이라는 분자의 농도가 더 낮을 때에만 그랬다. 이 물질은 산화 스트레스의 한 지표다. 혈액의 항산화물질과 F2-이소프로스탄의 비가 더 높을수록, 몸은 산화 스트레스를 덜 받는다. 바로 이것이 매일 과일과 채소를 먹어야 하는 이유 중 하나다. 과일과 채소는 항산화물질을 가장 많이 공급하는 원천에 속하기 때문이다. 식단을 통해 항산화물질을 충분히 얻으려면, 농산물, 특히 감귤류, 장과류, 사과, 자두, 당근, 녹색 잎채소, 토마토를 많이 먹도록. 감자와 고구마도 얼마간 도움이 된다. 콩, 견과, 씨, 통곡물, 녹차에도 항산화물질이 들어 있다.

목표가 텔로미어의 건강이라고 할 때, 우리는 현재로서는 보충제를 통해 항산화물질을 섭취하는 쪽은 권하지 않는다. 항산화물질 보충제와 건강한 텔로미어가 관계가 있는지가 아직 확실하지 않기 때문이다. 특정한 비타민의 혈중 농도가 더 높을 때 텔로미어가 더 길다는 연구 결과도 있으며, 그 내용은 이 장의 뒤쪽 표에 실었다. 하지만 종합비타민제를 먹으면 텔로미어가 더 길어진다는 연구도 일부 있다.[14] 반면에 종합비타민제를 먹자 텔로미어가 더 짧아졌다는 연구도 한 건 있다.[15] 또 실험실에서 배양하는 사람 세포에 항산화물질을 고농도로

최초의 영양 공급

아기의 텔로미어도 잘 먹일 수 있을까? 아마 그럴 것이다. 첫 몇 주 동안 수유만 한다면 말이다. 같은 시기에 임신한 여성들을 추적 조사해온 UCSF의 건강 연구자 재닛 보이치키Janet Wojcicki는 생후 첫 6주 동안 수유만 한(이유식이나 고형식을 전혀 먹이지 않은) 아기가 텔로미어가 더 길다는 것을 밝혀냈다. 아기의 창자가 아직 준비가 안 된 상태일 때 고형식을 주면 염증과 산화 스트레스가 생길 수 있다.[16] 아마 생후 6주 이내에 고형식을 주면 텔로미어가 더 짧아지는 이유가 그 때문일 수도 있다.

투여하자 특정한 발암성을 띠게 되었다는 연구도 있다. 좋은 것도 지나치면 안 좋을 수 있다는 경고다. 일반적으로 식품에 든 항산화물질이 보충제보다 몸에 더 잘 흡수되고 더 강력한 효과를 미칠 수 있다.

세 번째 적 : 인슐린 내성

고향에 있는 한 병원에서 의사이자 관리자로 일하고 있는 니키에게는 한 가지 나쁜 습관이 있다. 가당 탄산음료인 마운틴듀Mountain Dew를 많이 마신다는 것이다. 전문의 과정을 이수할 때 들인 습관이었다. 깨어 있기 위해 당과 카페인에 의지하다 보니 그렇게 되었다. 그 습관은 계속 이어져 왔다. 매일 아침 그녀는 차고의 소형 냉장고에서 마운틴듀 1리터 병을 꺼낸다. 아예 그 음료 전용으로 마련한 냉장고다. 그녀는 운전석 옆자리에 그 병을 놓고 출근길에 나선다. 신호등에 걸려 차를 멈출 때마다, 그녀는 뚜껑을 열고 한 모금 마신다. 직장에 도착하면 병을 냉장고에 넣는다. 회진을 한 뒤, 한 모금. 회의를 한 뒤, 한 모금. 피곤한 긴 하루가 끝날 무렵이면 병은 텅 빈다. "그것 없이는 헤쳐 나갈 수가 없어요." 니키는 숙명론자 같은 태도로 어깨를 으쓱이면서 말한다.

의사이기에 니키는 마운틴듀를 매일 1리터씩 마시는 것이 건강에 안 좋은 습관임을 잘 안다. 하지만 미국인의 거의 절반이 그렇듯이, 그녀도 탄산음료를 마신다. 그들은 세 번째 적에게 빨대를 주면서 이렇게 말하는 것인지도 모른다. "마셔. 원하는 만큼 크고 끔찍한 짓을 저지르는 데 도움이 될 거야."

가당 탄산음료, 즉 '액체 사탕'을 삼킬 때 어떤 일이 일어나는지 단계적으로 살펴보자. 거의 즉시, 췌장은 인슐린을 더 많이 분비하여 포도당(당)이 세포 안으로 들어가도록 돕는다. 20분 이내에 혈액에 포도당이 늘어나면서 혈당이 높아진다. 간은 당을 지방으로 바꾸기 시작한다. 약 60분 이내에 혈당이 다시 떨어진다. 그러면 떨어진 혈당을 다시 높이기 위해 당을 더 섭취하고 싶다는 생각을 하기 시작한다. 이런 일이 충분히 반복되면 인슐린 내성이 생길 수 있다.

탄산음료가 새로운 흡연일까? 아마 그럴 것이다. UCSF의 영양역학자이자 우리 동료인 신디 렁Cindy Leung은 매일 가당 탄산음료를 600밀리리터씩 마시는 사람이 텔로미어 길이로 측정할 때 생물학적 노화가 4.6년 더 빨라진다는 것을 알아냈다.[17] 즉 놀랍게도 흡연으로 텔로미어가 짧아지는 것과 거의 같은 수준이다. 매일 탄산음료를 240밀리리터씩 마시면, 텔로미어가 2년 더 늙는 것에 해당하는 길이

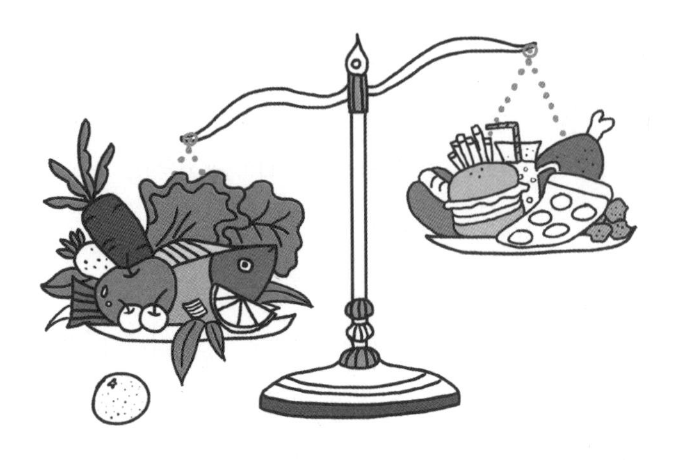

그림 22 균형 찾기

과일과 채소처럼 섬유질, 항산화물질, 플라보노이드가 더 많이 든 식품을 골라라. 해조류와 생선처럼 오메가-3 함량이 높은 식품을 포함시켜라. 정제당과 붉은 살코기를 줄여라. 이 그림처럼 건강하게 균형 잡힌 식단을 따른다면, 혈액이 영양소가 많고 산화 스트레스, 염증, 인슐린 내성이 적은 건강한 상태로 바뀔 것이다.

만큼 짧아진다. 탄산음료를 마시는 사람들이 연구 결과에 영향을 미칠 수 있는 다른 건강하지 못한 습관들도 지니고 있지 않을까 생각할지도 모르겠다. 좋은 질문이다. 약 5천 명을 조사한 이 연구에서는 혼란을 줄 수 있는 요인들을 다 배제시켰다. 먼저 식단과 흡연 등 몇몇 관여할 수 있는 요인들을 고려하여 살펴본 다음 식단, 흡연, BMI, 허리둘레(복부 지방의 척도), 소득, 연령 등 이 관계를 다른 식으로 설명할 수 있을 만한 요인들을 모두 고려하여 다시 살펴보았다. 그렇게 했음에도 이 관계는 사라지지 않았다. 탄산음료와 텔로미어의 이 관계는 아동에게서도 나타난다. 재닛 보이치키는 만 3세 아동들 중에서 일주일에 탄산음료를 서너 차례 마시는 이들이 텔로미어가 더 빨리 짧아진다는 것을 알아냈다.[18]

스포츠 음료와 설탕을 넣은 커피도 액체 사탕이다. 일반적인 탄산 음료 못지않게 당분이 들어 있으므로(스타벅스의 페퍼민트모카 350밀리리터에는 42그램), 아예 멀리하거나, 특별한 날에만 마시는 것이 현명하다.[19] 탄산음료와 감미료가 든 음료는 당분이 텔로미어에 해롭다는 것을 보여주는 극적인 사례다. 이것은 전달 방법 때문인데, 흡수를 늦출 섬유질이 전혀 없이 당분이 빨리 왈칵 밀려드는 방식이다. 우리가 후식이라고 여기는 것들은 거의 다 당분 함량이 높다. 쿠키, 사탕, 케이

비타민 D와 텔로머라아제

비타민 D의 혈중 농도가 더 높으면 전반적으로 사망률이 더 낮다고 예측할 수 있다.[20] 비타민 D가 긴 텔로미어와 관련이 있고, 남성보다 여성에게서 그러하다는 연구 결과들도 있지만, 그런 관계를 찾아내지 못한 연구들도 있다. 지금까지 우리가 찾아낸 바로는 비타민 D 보충제의 효과를 조사한 연구는 단 한 건이었다. 그 소규모 연구에서는 비타민 D(비타민 D3 형태의)를 하루에 2,000IU씩 4개월 동안 투여하자 플라세보 대조군에 비해 텔로머라아제 농도가 약 20퍼센트 증가했다.[21] 따라서 비타민 D와 텔로미어의 관계는 아직 확정되지 않았지만, 당신이 어디에 살고 햇볕에 얼마나 노출되느냐에 따라, 비타민 D 수치가 낮아지곤 한다는 것은 잘 알려져 있다. 비타민 D를 공급하는 최고의 식품은 연어, 다랑어, 혀가자미, 넙치, 강화우유와 시리얼, 달걀이다. 사는 지역에 따라서는 음식과 햇볕만으로는 비타민 D를 충분히 얻지 못할 수도 있다. 그럴 때 보충제가 필요할 수도 있다(의사의 자문을 받아서).

크, 아이스크림이 다 그렇다. 흰빵, 흰쌀, 파스타, 프렌치프라이 같은 정제된 식품도 단순 탄수화물, 즉 빨리 흡수되는 탄수화물 함량이 높고, 혈당 조절을 망가뜨릴 수 있다.

궁극적으로 인슐린 내성으로 이어질 수 있는 인슐린 급증을 막으려면 섬유질 함량이 더 높은 식품에 초점을 맞추어야 한다. 통밀 빵, 통밀 파스타, 현미, 보리, 씨, 채소, 과일이 아주 좋다. (과일은 단순 탄수화물을 지니긴 하지만, 섬유질과 전반적인 영양가 측면에서 건강하다. 반면에 과일 주스는 섬유질을 제거한 것이므로 대개 건강하지 못하다.) 이런 식품들은 포만감도 주므로, 열량의 지나친 섭취도 막아준다. 인슐린 내성 및 대사 장애와 밀접한 관련이 있는 복부 지방을 줄이는 데에도 도움이 된다.

텔로미어를 위한 건강한 식습관

갓 잡은 생선 요리, 짙고 선명한 색깔의 과일과 채소가 수북하게 쌓인 바구니, 먹음직한 콩 요리, 통곡물, 견과와 씨 … 이것이야말로 산해진미다. 또 건강한 세포 환경을 지원하는 요리법이기도 하다. 이런 식품들은 염증, 산화 스트레스, 인슐린 내성을 줄인다. 텔로미어와 심신 전체의 건강에 아주 좋은 식습관에 들어맞는 식품들이다.

유럽에서 아시아와 아메리카에 이르기까지 세계 전역에서 식습관은 대강 두 범주로 나눌 수 있다. 식단이 정제된 탄수화물, 가당 탄산음료, 가공육, 붉은 살코기 위주인 사람들이 있다. 반면에 채소, 과일, 통곡물, 콩, 해산물 같은 저지방 고단백질을 주로 먹는 사람들도 있다.

이런 건강한 식단을 종종 지중해 식단이라고 부르지만, 세계 대다수 문화에는 비슷한 유형의 식단이 있다. 어떤 문화에서는 유제품이나 해조류를 더 많이 먹는 등 세부적인 면이 좀 다르지만, 전체적으로 볼 때 다양한 신선한 홀푸드를 먹자는 것이 기본 개념이며, 이런 식품들은 대부분 먹이사슬의 아래쪽에서 나온다. 일부 연구자들은 이를 '신중한 식습관prudent dietary pattern'이라고 한다. 정확한 표현이긴 하지만, 이런 식품들이 얼마나 맛있고 건강한지를 제대로 포착하지는 못하고 있다.

이런 신중한 식습관을 따르는 이들은 사는 곳이 어디든 간에, 텔로미어가 더 길다. 예를 들어, 이탈리아 남부에서 지중해 식단을 따르는 노인들은 텔로미어가 더 길었다. 이런 유형의 식단을 더 충실히 지킬수록, 전반적으로 건강이 더 좋고 일상 활동에 더 적극적으로 참여할 수 있다.[22] 한국의 중년층과 노년층을 대상으로 한 연구에서도 그 나라의 신중한 식습관(즉 해조류와 생선을 더 많이 먹는)을 따르는 사람들은 붉은 살코기와 정제 가공된 식품 위주의 식사를 하는 사람들보다 10년 뒤에 텔로미어가 더 길었다.[23]

우리는 폭넓은 식사 패턴을 이야기해 왔지만, 텔로미어의 건강을 위한 최고의 식품은 무엇일까? 한국의 연구가 단서를 제공한다. 콩, 견과, 해조류, 과일, 유제품을 더 많이 먹고, 붉은 살코기나 가공육과 가당 탄산음료를 덜 먹는 사람일수록, 백혈구의 텔로미어가 더 길었다.[24]

세계 어디에서든 간에 가공되지 않은 건강한 식품과 붉은 살코기나 가공육을 적게 먹는 습관의 혜택은 성년기를 거쳐 노년기까지 강하게 지속된다. 2015년, 세계보건기구는 붉은 살코기가 암의 원인일 가능성이 있고 가공육은 암의 원인이라고 발표했다.[25] 텔로미어 연구에서 고기의 종류를 조사해보니, 가공육이 가공하지 않은 붉은 살코기보다 더 텔로미어에 안 좋은 듯하다.[26] 가공육은 핫도그, 햄, 소시지, 콘비프처럼 변형시킨(훈제, 가염, 절임) 고기를 가리킨다.

물론 평생 동안 신중하게 잘 먹는 것이 가장 좋겠지만, 지금 시작해도 결코 늦지 않았다. 다음 표는 매일 먹을 식품을 고르는 데 도움을

커피에 관해

커피가 건강에 미치는 영향을 다룬 논문이 수백 편 나와 있다. 아침에 커피 한 잔을 즐기는 우리 같은 사람들은 커피가 무해하다는 결과가 나온다면 기쁠 것이다. 예를 들어, 메타 분석 결과들은 커피가 인지력 쇠퇴, 간 질환, 흑색종 등의 위험을 줄인다는 것을 보여준다. 커피와 텔로미어 길이의 관계를 살펴본 예비 실험은 단 한 건뿐이지만, 지금까지는 좋은 소식이다.

연구진은 커피가 만성 간 질환자 40명의 건강에 도움이 될 수 있는지 조사했다. 참가자들을 무작위로 나누어서 한쪽은 1달 동안 하루에 커피 4잔을 마시게 하고, 다른 쪽은 안 마시게 했다(대조군). 그런 다음 텔로미어 길이를 조사했더니, 커피를 마신 이들은 대조군보다 텔로미어가 유의미하게 더 길었고 혈액의 산화 스트레스가 더 낮았다.[27] 또 여성 4천여 명을 조사했더니, 카페인 함유 커피(카페인을 제거하지 않은)를 마신 이들이 텔로미어가 더 길 가능성이 높았다.[28] 그러니 모닝커피의 향을 즐길 이유가 더 늘어난 셈이다.

줄 수 있다. 하지만 전반적으로 우리는 개별 식품의 종류에 신경을 덜 쓰고(그러면 블랙번으로서는 아침식사를 차리기가 더 쉬워진다), 다양한 신선한 홀푸드를 먹는 데 초점을 맞추자고 제안하고 싶다. 그러면 미리 꼼꼼히 식단을 짤 필요 없이 염증, 산화 스트레스, 인슐린 내성에 맞서 싸울 식품을 즐기게 될 것이다. 또한 자신의 텔로미어에 건강한 식단을 자연스럽게 따르게 될 것이다. 게다가 매일 어떤 음식을 먹을지 몹시 고민하느라 텔로미어를 단축시키지도 않을 것이다!

영양과 텔로미어 길이

식품	
더 짧은 텔로미어와 관련 있는 것	더 긴 텔로미어와 관련 있는 것
붉은 살코기, 가공육[29] 흰빵[30] 가당 음료[31] 가당 탄산음료[32] 포화 지방[33] 오메가-6 불포화 지방(리놀레산)[34] 지나친 음주(하루에 4잔 이상)[35]	섬유질(통곡물)[36] 채소[37] 견과, 콩[38] 해조류[39] 과일[40] 오메가-3(연어, 북극곤들메기, 고등어, 다랑어, 정어리 등)[41] 과일, 채소, 콩, 견과, 씨, 통곡물, 녹차 등 항산화물질이 든 식품[42] 커피[43]
비타민	
더 짧은 텔로미어와 관련 있는 것	더 긴 텔로미어와 관련 있는 것
철분제[44](아마 대개 고용량이라서일 것이다)	비타민 D[45](증거가 일관적이지 않다) 비타민 B(엽산), C, E 종합 비타민제(증거가 일관적이지 않다)[46, 47]

• 관련된 과학 문헌이 계속 늘어나고 바뀌고 있음을 유념하자. 새 자료는 우리 웹사이트를 참고하라!

앞서 비타민 D와 오메가-3 보충제를 이야기한 바 있다. 둘 다 몸에서 결핍되기 쉬운 성분이다. 하지만 우리는 이 두 가지 외의 다른 보충제는 그다지 권하지 않는다. 사람마다 필요한 영양소가 다르고, 보충제에 관한 영양학 연구 결과는 새로운 연구가 나올 때마다 바뀌기로 악명이 높기 때문이다. 무언가가 고용량일 때 효과와 안전성을 확신하기란 쉽지 않다.

당신의 재생된 하루

매일 당신은 자기 세포의 노화를 예방하거나, 유지하거나, 앞당길 기회가 있다. 잘 먹고, 회복에 필요한 잠을 충분히 자고, 운동으로 건강을 도모하거나 유지하고, 의미 있는 활동을 통해 자신을 함양하고, 남을 돕고, 사회적 유대를 통해서 균형 잡힌 상태를 유지하거나 더 나아가 생물학적 노화의 불필요한 가속을 억제할 수도 있다.

또는 정반대로 할 수도 있다. 정크 푸드를 먹거나 단 것을 아주 많이 먹거나, 잠을 너무 적게 자거나, 온종일 앉아 있거나 건강을 망가뜨리는 것이다. 취약한 몸에 극심한 스트레스를 추가하면, 온종일 당신의 세포는 마모되어 갈 것이다. 텔로미어의 염기쌍 중 몇 개를 잃을 수도 있다. 우리는 텔로미어가 하루하루 어떻게 반응하는지는 사실상 알지 못하지만, 만성적인 행동이 중요한 효과를 미친다는 것은 안다. 우리는 마모되기보다는 재생이 이루어지는 날이 더 많도록 노력할 수 있다. 작은 변화를 일으키는 것으로 시작하자.

우리는 이 책에서 텔로미어에 건강한 변화를 가져올 방안들을 제

당신의 재생된 하루

시간	텔로미어 단축 행동	텔로미어 지원 행동
기상	스트레스나 지겨움을 느낀다. 할 일을 머릿속으로 죽 떠올린다. 눈을 뜨자마자 휴대전화를 확인한다.	자신의 스트레스 반응을 재평가한다. 기뻐하면서 깨어난다. 하루의 목표를 설정하고 어떤 것이든 긍정적인 측면을 예상한다.
이른 아침	운동할 시간이 없다고 아쉬워한다.	심장 강화 운동이나 인터벌 운동을 한다. 또는 기공 수련을 한다.
아침식사	소시지와 베이글	과일과 오트밀, 요구르트와 땅콩버터를 섞은 과일 스무디, 야채 오믈렛.
출근 시간	적대적인 생각을 갖고 부랴부랴 가다가 도로에서 분노를 터뜨릴 수도 있다.	짬을 내어 3분 호흡을 한다.
직장에 도착	도착한 순간부터 따라잡으려 애쓴다. 무슨 일이 일어나지 않을까 예견하고 걱정한다.	일을 시작하기 전에 10분 동안 습관화와 안정을 이룰 시간을 가져라. 상황이 생기면 그때 대처하라.
업무 시간	자기 비판적 사고를 주로 한다. 다중 작업으로 과중한 업무를 처리한다.	자신의 생각에 주목하자. 자기 연민 시간을 갖거나 자신의 열심인 조수를 관리하자. 한 번에 한 과제에 초점을 맞추자. (휴대전화와 전자우편을 한 시간만 끌 수 있는가?)
점심식사	패스트푸드, 가공육을 먹는다. 후닥닥 먹는다.	신선한 홀푸드로 만든 점심을 즐긴다. 마음챙김 식사를 실천한다. 다른 누군가와 유대한다. 동료와 점심을 먹거나 산책을 한다. 지지해주는 사람과 문자, 전자우편, 전화 통화를 한다.

오후 시간	가당 음료, 구운 간식, 사탕을 갈망하는 욕구를 충족시킨다.	욕구를 흘려보내라. 텔로미어 친화적 간식을 먹는다. 스트레칭을 한다.
퇴근 시간	반추를 한다. 부정적인 생각을 떠올린다.	자기 자신과 거리를 둔다. 3분 호흡 시간을 갖는다.
저녁식사	가공식품을 먹는다. 화면을 들여다본다.	홀푸드 식사를 한다. 남들에게 주의를 집중하는 선물을 준다.
저녁 시간	휴식 없이 저녁 활동과 잡일을 해나간다. 쉴 새 없이 바쁘게 일해 머리가 멍멍해져 있다.	운동을 하거나 스트레스를 줄이는 방법을 시도한다. "오늘 목표한 대로 살았나?"라고 자문한다. 자신의 하루를 돌이켜 본다. 재검토에 도전해보라. 행복감을 주는 것을 즐겨라. 이완시키는 수면 의식을 하라.

시해 왔으며, 그런 행동들 중 일부를 일상생활에 끼워 넣을 방안을 보여주기 위해 앞의 사례들을 만들었다. 시도하고 싶은 항목에 동그라미를 쳐라.

직접 재생된 하루 시간표를 만들어 기록해보는 것도 추천한다. 자신의 하루에 추가하고 싶은 몇 가지 새로운 행동으로 시간표를 채워라. 아침에 깨면 스스로에게 뭐라고 말하고 싶은가? 몇 분짜리 아침 재생 심신 활동을 끼워 넣고 싶은가? 하루 중 신체 활동을 더 끼워 넣을 자리가 있는지 생각하고, 스트레스 탄력성을 함양하도록 그 순간에 주의를 집중하고, 남들과 연대하고, 텔로미어에 건강한 음식을 식단에 추가하자.

변화를 지속시키는 경로는 한 번에 한 단계씩 나아가는 것임을 명심하자.

늙지 않는 비밀

- 염증, 인슐린 내성, 산화 스트레스는 당신의 적이다. 그것들에 맞서 싸우려면, '신중한' 식습관이라고 부르는 것을 따르자. 지방이 적고 질 좋은 단백질이 많은 식품과 함께 과일, 채소, 통곡물, 콩, 견과, 씨를 많이 먹어라. 이런 식단을 지중해 식단이라고 한다.
- 오메가-3가 많은 식품을 먹어라. 연어와 다랑어, 잎채소, 아마씨와 아마유가 그렇다. 해조류에서 추출한 오메가-3 보충제도 고려해보라.
- 붉은 살코기(특히 가공육)를 최소화하라. 매주 적어도 며칠은 채식주의자가 되도록 애쓰자. 육류를 제거하면 당신의 세포뿐 아니라 환경에도 혜택이 갈 수 있다.
- 당을 추가한 음식과 음료, 가공식품을 피하라.

텔로미어 재생 실험실

텔로미어 친화적인 간식

건강한 간식을 수중에 지니고 있는 것이 중요하다. 우리가 주로 먹는 전형적인 간식은 가공된 것이고, 건강하지 못한 지방, 당분, 염분이 들어 있다. 우리는 단백질 함량이 높고 당분 함량이 낮은 홀푸드 간식을 권한다. 항산화물질이나 오메가-3 불포화 지방의 함량이 높은 간식을 몇 가지 제시한다.

집에서 만드는 견과류바 견과류바를 만들기는 쉬우며, 당분 함량을 줄이는 가장 좋은 방법이다. (상점에서 산 견과류바에는 설탕을 입힌 말린 열매가 들어 있곤 한다.) 다음 견과류바에는 오메가-3와 항산화물질이 풍부하다. 단 열량도 풍부하므로, 너무 많이 먹지는 말자.

요리법

- 호두 1컵
- 카카오 닙스나 다크 초콜릿 조각 1/2컵
- 구기자 같은 말린 열매 1/2컵

추가해도 좋은 것들

- 무가당 말린 코코넛 플레이크 1/2컵
- 무염 또는 생해바라기씨 1/2컵
- 생아몬드 1컵

집에서 만드는 치아씨 푸딩chia pudding 치아씨에는 항산화물질, 칼슘, 섬유질이 풍부하다. 남아메리카 원산인 이 보잘 것 없어 보이는 작은 씨 30그램에는 오메가-3가 약 5그램 들어 있다. 치아씨 푸딩은 간식으로도 아주 좋지만, 아침 식사용으로도 좋다.

요리법

- 치아씨 1/4컵
- 무가당 아몬드나 코코넛 밀크 1컵
- 계피 1/8 작은술
- 바닐라 추출액 1/2 작은술

섞어서 잘 저은 뒤, 5분 동안 놔둔다. 다시 잘 저은 다음 냉장고에 20분 동안 두거나 끈끈해질 때까지 둔다. 밤새도록 두어도 된다.

추가해도 좋은 것들

- 말린 코코넛 플레이크
- 구기자
- 카카오 닙스

- 사과
- 꿀

해조류 구하기 쉽고, 텔로미어 친화적이다. 미국의 건강식품 전문점에는 올리브유를 발라서 소금을 뿌려 구운 조미 김을 시스낵스SeaSnax라는 간식으로 판다. 여러 가지 맛이 있으며(우리는 고추냉이나 양파가 들어간 것을 특히 좋아한다) 짭짤한 간식을 좋아하는 이들에게 안성맞춤이다. 해조류에는 미량 영양소도 아주 풍부하므로 많이 드시라. 나트륨이 걱정된다면, 조미가 안 된 김을 고르면 된다.

나쁜 식습관을 버릴 때

식단에 건강한 식품을 추가하는 것도 중요하지만, 더욱 중요한 것은 세포의 적들을 부양하는 당분 가득한 가공된 정크 푸드를 피하는 것일 수 있다. 건강하지 못한 식습관을 버리기란 말처럼 쉽지 않다. 습관을 바꿀 개인적 동기를 파악하면, 사람들은 그 변화를 이루는 데 성공할 가능성이 더 높다. 다음은 식단을 바꾸려 시도할 때 가장 의미 있는 목표를 파악하도록 우리가 실험 자원자들에게 묻는 질문 중 몇 가지다.

- 당신의 식단은 당신에게 어떻게 영향을 미치는가? 누군가가 당신에게 무언가를 줄이라고 권한 적이 있는가? 이유는? 당신이 가장 바꾸고 싶은 것은 무엇인가?

- 패스트푸드(또는 정크 푸드, 당분, 기타 건강하지 못한 식품)를 얼마나 많이 먹는지 걱정하는 이유가 정확히 뭘까? 집안에 당뇨병이나 심장병 내력이 있는가? 체중을 줄이고 싶은가? 자신의 텔로미어가 걱정되는가?
- 자신의 어떤 부분을 바꾸고 싶은가? 바꾸고 싶지 않은 부분은 어디인가? 자신이 가장 신경 쓰는 것이 무엇인가? 이 변화가 당신 자신과 당신을 걱정하는 사람들에게 어떤 영향을 줄까?

동기 부여를 하는 원천을 파악했다면, 그것을 시각화하자. 당신의 동기가 건강하게 오래 사는 것이라면, 90세에도 활기찬 자신이나, 손자의 졸업식을 축하하는 모습을 떠올리자. 자녀들이 자란 모습을 볼 때까지 살고 싶은가? 자녀의 혼례식 피로연 때 춤을 추는 자신의 모습을 그려보라. 아마 몸 전체의 수십억 개의 세포에 들어 있는 염색체의 미래를 그 작은 텔로미어가 용감하게 지키고 있다는 생각을 하면 동기 부여가 될지 모른다! 유혹에 직면할 때마다 그 이미지를 떠올리자. 버펄로에 자리한 뉴욕주립대학교의 우리 동료 렌 엡스타인Len Epstein은 미래를 생생하게 떠올리는 것이 과식을 비롯한 충동적인 행동에 맞서는 데 도움이 된다는 것을 발견했다.[48]

THE
TELOM
EFFEC

4

평균수명을 늘리는 사회

ERE

11

장수하는 사람들과 동네

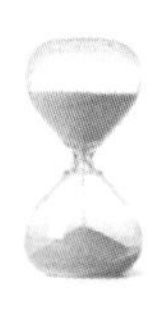

우리가 하는 생각이나 먹는 음식과 마찬가지로, 우리 피부 바깥의 요인들(인간관계와 사는 동네)도 텔로미어에 영향을 미친다. 서로를 믿지 못하고, 폭력이 일어나지 않을까 두려워하는 공동체는 텔로미어 건강에 해를 끼친다. 반면에 안전하다고 느끼고 아름다워 보이는, 푸른 녹지와 공원이 있는 동네는 더 긴 텔로미어와 관련이 있다. 주민들의 소득이나 교육 수준과 상관없이 그렇다.

나(에펠)는 예일대 대학원에 다닐 때, 으레 밤늦게까지 일하곤 했다. 심리학과 건물을 나와 집으로 걸어 돌아올 때면 어두컴컴했다. 몇 년 전에 살인 사건이 일어난 교회도 지나야 했다. 밤 11시쯤에는 대개 아무런 인기척도 없었지만, 그래도 내 심장은 더 두근거리곤 했다. 그곳을 지나면, 내가 사는 거리가 나왔다. 장학금으로 월세를 감당할 만한 곳이었다. 긴 길이었고, 이따금 강도 사건이 일어난다고 알려져 있었다. 걸으면서 나는 뒤에서 발자국 소리가 들리는지 계속 귀를 기울였다. 그럴 때면 심장이 더욱 쿵쿵 뛰는 것을 느낄 수 있었다. 혈압이 올라가고 간에 저장되어 있던 포도당이 혈액으로 유입되면서, 필요할 때 달아날 에너지를 주기 위해서였다. 매일 밤, 내 몸과 마음은 스스로를 위험에 대비시켰다. 그 경험은 매일 밤 고작 10분 동안 지속되었을 뿐이다. 위험이 훨씬 심하고, 시간이 더 길고, 달아날 여지조차 없었다면, 스트레스를 얼마나 더 느꼈을지 상상해보라.

사회적 결속력과 수명

우리가 사는 곳은 우리의 건강에 영향을 미친다. 사는 동네는 우리의 안전 감각과 경계심을 빚어내고, 그 느낌들은 생리적 스트레스 수준, 감정 상태, 텔로미어 길이에 영향을 준다. 폭력과 안전 부족 외에도, 동네가 건강에 영향을 미칠 수 있는 또 하나의 중요한 측면이 있다. 바로 '사회적 결속social cohesion' 수준이다. 같은 지역에 사는 사람들 사이의 유대감을 말한다. 이웃들이 서로 도움을 주는가? 서로를 믿는가? 잘 지내고 가치를 공유하는가? 필요하다면, 이웃에게 의지할 수 있는가?

사회적 결속이 반드시 소득이나 사회 계층의 산물인 것은 아니다. 우리 친구 중에는 굽이치는 언덕의 넓은 면적에, 멋진 현관이 딸려 있는 집에 사는 이들이 있다. 그런 동네는 미국 독립 기념일에 함께 소풍을 가고 기념일에는 무도회를 여는 등 사회적 결속의 긍정적인 징후들을 보여준다. 하지만 불신과 갈등의 징후들도 있으며, 범죄도 일어난다. 의사와 변호사가 가득한 동네이지만, 그곳에 산다면 집 바로 위에서 현관을 뛰어넘은 무장 강도 용의자를 수색하는 경찰 헬기의 요란한 소리에 잠이 깰 수도 있다. 쓰레기를 버리러 나가면, 집을 고치려는 당신의 계획에 불만을 가진 이웃사람이 항의를 할 수도 있다. 전자우편함을 확인하면, 동네 순찰 경비원을 고용할지, 누가 비용을 댈지를 놓고 이웃들끼리 전자우편으로 열띤 논쟁을 벌이는 모습을 지켜볼 수도 있다. 옆집에 누가 사는지 아예 모를 수도 있다. 반면에 가난하지만 사람들이 서로를 잘 알고 강한 공동체 의식과 신뢰감을 지닌 동네도 있다. 소득이 나름의 역할을 하긴 하지만, 동네의 건강은 소득을 넘어선다.

사회적 결속력이 낮은 동네에서 범죄 걱정을 하면서 사는 사람들은 가장 서로를 신뢰하고 안전한 공동체의 주민보다 세포 노화가 더 심하다.[1] 미시건주 디트로이트에서 이루어진 연구에 따르면, 자기 동네에 갇혀 있다고 느끼는, 즉 이사를 가고 싶지만 돈이 없거나 기회가 없어서 그렇게 못하고 있다고 느끼는 것도 짧은 텔로미어와 관련이 있다.[2] 네덜란드 우울증과 불안 연구NESDA에 따르면, 조사한 표본 중 93퍼센트는 자기 동네가 전반적으로 좋다(또는 더 낫다)고 응답했다. 동네 환경이 전반적으로 좋다고 해도, 텔로미어 길이와 연관된 것은 파괴 행위와 안전감 수준 등 동네 질의 더 구체적인 평가 척도였다.

아마 질 낮은 동네에 사는 이들은 우울증에 더 많이 걸릴 것이다. 그 가능성이 당신에게 일어났는가? 사회적 결속력이 낮은 동네에 사는 이

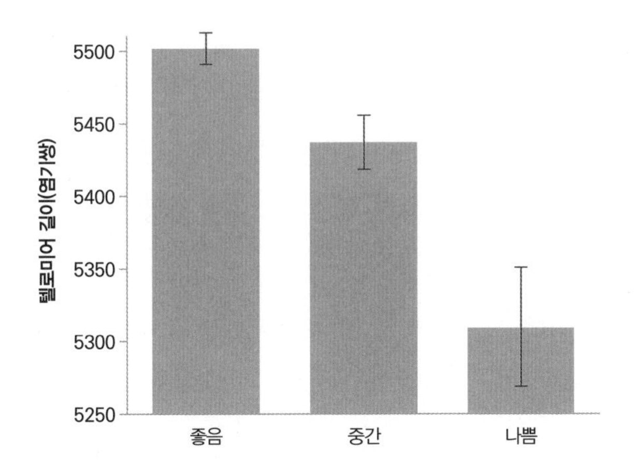

그림 23 텔로미어와 동네의 질

NESDA 연구에서, 더 질 좋은 동네에 사는 이들은 질이 중간이거나 안 좋은 동네의 주민보다 텔로미어가 상당히 더 길었다.[3] 나이, 성별, 인구통계, 공동체, 진료 기록, 생활 방식을 감안한 후에도 그랬다.

들이 심리적으로 더 안 좋은 느낌을 지니고 있다고 해도 이해가 간다. 우리는 우울한 이들이 텔로미어가 더 짧다는 사실도 안다. NESDA 연구진은 그 연관성도 조사했는데, 불안한 동네에 살면서 느끼는 정서적 스트레스는 우울증이나 불안 증세의 정도와 상관없이 텔로미어에 영향을 미치는 것으로 드러났다.[4]

낮은 사회적 결속력이 정확히 어떻게 세포와 텔로미어에 침투하는 것일까? 한 가지 답은 경계심, 즉 안전을 지키려면 고도의 경계 상태를 유지할 필요가 있다는 마음 자세와 관련이 있다. 독일의 한 연구진은 시골 사람들과 도시 사람들의 경계심을 비교한 흥미로운 연구를 했다. 양쪽 집단에 스트레스 반응을 일으키도록 고안된 신경을 건드리는 수학 문제를 풀게 했다. 참가자들이 복잡한 암산을 하면 연구진이 즉시 피드백을 하는 방식이었다. 문제를 푸는 동안 참가자들은 뇌 기능 MRI 장치에 들어가 있었다. 연구진은 참가자의 뇌 활성을 지켜보면서 헤드폰으로 "더 빨리 풀 수 없나요?", "틀렸습니다! 처음부터 다시 해주세요." 같은 말로 즉시 피드백을 했다. 도시 거주자들은 수학 문제를 풀 때, 시골 사람들보다 편도체에 위협 반응이 더 강하게 일어났다.[5] 편도체는 공포 반응을 일으키는 뇌의 작은 영역이다. 왜 두 집단에 차이가 나타났을까? 도시 거주는 덜 안정적이고 더 위험한 경향이 있다. 도시에 사는 사람은 더 경계심을 갖는 법을 배운다. 그들의 몸과 뇌는 늘 크고 강한 스트레스 반응을 일으킬 준비가 되어 있다. 극도의 준비 상태는 적응하기 위한 것이지만, 건강한 것은 아니다. 그리고 위협적인 사회 환경에 사는 이들이 텔로미어가 더 짧은 이유의 일부일 수도 있다. (한 가지 흥미로우면서 우리 도시 주민들을 안심시키는 내용은 도시의 소음과 혼잡이 짧은 텔로미어와 무관하다는 것이다.)[6]

어떤 동네는 건강한 습관을 유지하기가 어려운 곳이라서 텔로미어를 단축시킬 수도 있다. 이를테면, 무질서하고 치안이 불안하고 사회적 결속력이 낮은 동네에 살면 수면 시간이 줄어드는 경향이 있다.[7] 잠을 제대로 못 자면, 텔로미어가 손상된다.

나(블랙번)도 뉴헤이븐에서 얼마간 살 때, 동네가 다른 방식으로 건강한 습관을 방해할 수 있다는 것을 직접 경험했다. 뉴헤이븐으로 오기 전에, 나는 영국 케임브리지에서 공부를 했다. 평탄한 케임브리지는 자전거의 천국이며, 나는 어디든 자전거로 돌아다녔다. 뉴헤이븐에 와서 예일대에서 박사후 연구원 생활을 시작했을 때, 나는 그곳도 자전거를 타기에 딱 좋은 지형임을 알아차렸다. 연구실의 새 동료들에게 내가 첫 번째로 한 질문 중 하나는 이러했다. "자전거로 통학하고 싶은데, 어디서 사면 좋을까요?"

그러자 잠시 침묵이 깔렸다. 누군가 입을 열었다. "밤에 자전거로 퇴근하겠다는 건 그리 좋은 생각이 아닌 것 같네요. 자전거를 훔쳐가곤 하거든요."

나는 케임브리지에서도 그런 일을 겪었다고, 그냥 싸구려 자전거를 사서 타면 된다고 쾌활하게 답했다. 그러자 다시 침묵이 깔리더니, 누군가 친절하게 설명했다. 동료가 말한 "훔쳐간다"는 말은 "자전거를 타고 있을 때 훔쳐간다"는 뜻이라고. 그래서 나는 뉴헤이븐에서는 자전거를 타지 않았다.

신뢰도가 낮고 범죄율이 높은 동네의 다른 주민들에게서도 비슷한 결론을 이끌어낼 수 있을 것이다. 많은 이들은 시간이 없어서 운동할 짬을 내기가 어렵거나 편안한 의자의 유혹을 떨치기가 어렵다. 게다가 안전하지 못한 도시에 사는 이들에게, 어떤 운동은 생각하는 것조차 위험할 수 있다. 안전은 하나의 방벽에 불과하다. 공원과 운동할 장소 부족도 그렇다. 가난한 동네의 사회적 환경과 주거 환경은 운동을 더욱 하기 어렵게 만든다. 운동하지 않으면, 텔로미어는 짧아진다.

녹색 공간이 주는 혜택

샌프란시스코는 세계 최대의 도시 중 하나다. 박물관, 식당, 극장 등은 얼마든지 걸어서 갈만한 거리에 있다. 주민들은 언덕과 만의 장관이 펼쳐지는 곳으로 산책을 갈 수 있다. 하지만 많은 도시들이 그렇듯이, 샌프란시스코에도 아주 지저분한 구역들이 있다. 쓰레기 문제로 골치를 썩이는 곳들이다. 그런 환경은 주민들, 특히 어린이들에게 좋지 않다. 거리에 빈 건물과 쓰레기가 넘치는 물리적으로 무질서한 동네에 사는 아이들은 텔로미어가 더 짧다. 집 바로 바깥에 쌓인 쓰레기나 깨진 유리창은 텔로미어에 문제가 있다는 강한 예측 지표가 된다.[8]

홍콩에 가본 적이 있는지? 화려한 네온 불빛 아래 사람들이 우글거리는 혼잡한 도심인 주룽과 바로 외곽인 언덕에 녹지대가 펼쳐져 있는 신제 지역은 극명하게 대비된다. 신제 주민들은 나무, 공원, 강을 향유한다. 2009년 홍콩의 노인 900명을 조사한 자료가 있다. 주룽에 사는 이들도 있었고, 녹음이 우거진 신제에 사는 이들도 있었다. 어느 쪽의 텔로미어가 더 짧았을까? 도심에 사는 이들이었다. (사회 계층과 건강 관련 행동까지 고려한 연구였다.) 다른 요인들도 그 관계에 기여할 수 있긴 하지만, 이 연구는 녹색 공간이 텔로미어 건강에 관여함을 시사한다.[9]

울창한 숲에서 상쾌한 맑은 공기를 마실 때 텔로미어가 혜택을 볼 수 있다고 믿기는 어렵지 않다. 우리는 이 가능성에 흥미를 느끼고 있다. 자연과 심리적 회복이라는 현상에 관해 우리가 이미 알고 있는 사실들과 들어맞기 때문이다. 자연에 있으면 맥락에 극적인 변화가 일어난다. 자연의 아름다움과 고즈넉함은 우리를 고양시킬 수 있다. 사소한 문제를 붙들고 아웅다웅하고 있었음을 깨닫게 된다. 또 우리의 각성 체계를 계속 닦달하는 움직이고 깜박거리고 울부짖고 오싹하게 하고 뒤흔들고 시끄러운 도시의 자극들로부터 벗어날 수 있다. 우리 뇌는 위험을 의미할 수도 있는 동시에, 밀려드는 수십 가지 감각들을 파악하는 일을 쉴 수 있다. 녹색 공간을 접하면서 살면 스트레스가 더 낮고 매일 분비되는 코르티솔도 더 건강하게 조절된다.[10] 경제적으로 박탈당한 영국인은 가장 부유한 영국인에 비해 조기 사망률이 거의 2배(93퍼센트)에 달한다. 하지만 녹음으로 에워싸인 동네에 살 때는 예외다. 그럴 때에는 사망률이 급감한다. 어떤 사망 원인으로 일찍 사망할 확률이 43퍼센트에 불과해진다.[11]

돈으로 텔로미어를 늘릴 수 있을까?

긴 텔로미어를 갖기 위해 부자가 될 필요는 없지만, 기본 생활 욕구를 충족시킬 만큼의 돈은 도움이 된다. 루이지애나주 뉴올리언스의 아프리카계 미국인 아동 약 200명을 대상으로 한 연구에서는 가난이 더 짧은 텔로미어와 연관이 있다고 나왔다.[12] 일단 기본 욕구가 충족되면, 돈이 더 있다고 해도 별 도움을 주지 않는 듯하다. 돈을 얼마나 버느냐와 텔로미어의 길이 사이에는 일관성 있는 관계가 보이지 않는다. 하지만 교육면에서는 용량-반응 관계가 있는 듯하다. 즉 교육 수준이 높을수록, 텔로미어가 더 길다.[13] 교육 수준은 조기 질환의 가장 일관된 예측 지표 중 하나이므로, 이 결과는 그리 놀라운 것이 아니다.[14]

영국의 한 연구에서는 직업이 다른 사회적 지위의 지표들보다 더 중요하다고 나왔다. 육체 노동에 비해 사무직의 텔로미어가 더 길었다. 함께 자랐지만 어른이 되어 서로 다른 직업을 가진 쌍둥이들에게서도 이 차이는 나타났다.[15]

피해야 할 화학물질

일산화탄소는 냄새도 맛도 색깔도 없다. 지하 깊숙한 석탄 광산에서는 알아차리지 못한 상태에서 일산화탄소가 축적될 수 있다. 폭발이나 화재가 일어난 뒤에 특히 그렇다. 농도가 충분히 높아지면, 광부는 질식사할 수 있다. 그래서 1900년대 초부터 광부들은 카나리아가 든 새장을 들고 광산으로 들어갔다. 광부들은 카나리아를 친구로 여겼고, 일하면서 카나리아에게 노래를 불러주곤 했다. 그런데 광산에 일산화탄소가 많아지면, 카나리아는 몸을 좌우로 흔들거나 비틀거리거나 횃대에서 떨어지는 등 스트레스 징후를 보이곤 했다. 그러면 광부들은 광산이 일산화탄소에 오염되었다는 것을 알아차리고, 밖으로 나오거나 호흡기를 쓰곤 했다.[16]

텔로미어는 우리 세포의 카나리아다. 새장의 새처럼, 텔로미어도 우리 몸속에 사로잡혀 있다. 텔로미어는 자신의 화학적 환경에 취약하며, 텔로미어의 길이는 우리가 살아오는 동안 독소에 얼마나 노출되었는지를 알려주는 지표다. 화학물질은 우리 동네의 쓰레기와 같다. 우리의 물질 환경의 일부로, 그중에는 소리 없는 독도 있다.

살충제부터 이야기해보자. 지금까지 7종류의 살충제가 농민들의 짧은 텔로미어와 관련이 있다는 것이 밝혀졌다. 이는 알라클로르, 메톨라클로르, 트리플라린, 2,4-D, 페르메트린, 톡사펜, DDT다.[17] 한 연구에 따르면, 살충제에 더 자주 노출될수록, 텔로미어는 짧아진다고 한다. 어느 한 살충제가 다른 것들보다 텔로미어에 더 나쁜지 덜 나쁜지를 알아내지는 못했다. 그 연구는 7종류를 종합적으로 살펴보았을 뿐이다. 살충제는 산화 스트레스를 일으키며, 산화 스트레스는 축적될 때 텔로미어를 단축시킨다. 이 연구 결과를 뒷받침하는 다른 연구도 있다. 담배밭에서 일하면서 살충제 혼합 제제에 노출된 농민들이 텔로미어가 더 짧아졌다는 논문이다.[18]

다행히도 이런 화학물질 중 일부는 세계 각지에서 금지되어 왔다. 예를 들어, DDT는 전 세계적으로 농업에 쓰는 것이 금지되어 있다(인도에서는 지금도 쓰고 있지만). 하지만 일단 뿌려지면 이 화학물질은 그냥 사라지지 않는다. 먹이 사슬 속에 계속 살아 있으며('생물 농축'), 따라서 이 화학물질로부터 완전히 자유롭게 살아간다는 것은 불가능하다. 우리 세포 하나하나에는 미량의 많은 유해 화학물질들이 들어 있을 것이다. 화학물질들은 심지어 모유에까지 들어간다. 하지만 수유는 화학물질에 노출되는 단점보다 훨씬 더 많은 혜택을 준다고 여겨진다. 불행히도 이 유해물질 목록 중 많은 화합물(알라클로로, 메톨라클로르, 2,4-D, 페르메트린)은 농경지와 정원에 지금도 쓰이며, 여전히 고농도로 생산되고 있다.

또 다른 화학물질인 카드뮴은 건강에 큰 해를 끼치는 중금속이다. 카드뮴은 주로 담배 연기에 들어 있다. 하지만 우리가 집 먼지, 오물, 석탄과 석유 같은 화석 연료의 연소, 생활 쓰레기 소각 등 카드뮴 배출원과 늘 접촉하고 있으므로, 우리 모두의 몸에는 카드뮴이 낮은 농도로 들어 있으며, 유해한 수준까지 높아질 수도 있다. 담배 연기는 짧은 텔로미어와 관련이 있음이 드러나 왔다. 흡연이 여러 모로 위험한 영향을 미친다는 사실은 놀랄 일도 아니다.[19] 그 연관성 중 일부는 카드뮴 때문이다.[20] 흡연자는 비흡연자보다 혈액의 카드뮴 수치가 2배 높다.[21] 일부 지역이나 산업체에서는 공장에서 카드뮴에 노출되기도 한다. 카드뮴 오염이 심하다고 알려진, 주민 전체가 전자제품 폐기물을 재활용하는 일을 하는 중국의 소도시에서는 높은 카드뮴 혈중 농도가 태반의 짧은 텔로미어와 관련이 있다고 나타났다.[22] 미국 성인들을 대상으로 한 대규모 연구에서는 카드뮴에 가장 심하게 노출된 이들에게서 세포 노화가 최대 11년 더 일찍 찾아온다는 것이 드러났다.[23]

납도 주의해야 할 중금속이다. 납은 일부 공장, 일부 오래된 집, 아직 납 함유 페인트와 유연 휘발유가 쓰이는 개발도상국에서 배출되며, 텔로미어를 줄이는 또 하나의 잠재적인 범인이다. 비록 전자제품 폐기물 재활용 시설 노동자들의 납 혈중 농도와 텔로미어 길이 사이에 아무런 관계가 없다는 연구 결과가 있긴 하지만, 작업 환경에서 납에 노출되는 중국 배터리 공장 노동자들을 조사한 연구에서는 그 관계가 놀라울 만치 잘 드러났다.[24] 조사한 노동자 144명 중 약 60퍼센트는 납 혈중 농도가 만성 납 중독이라고 할 만한 수준이었고, 그들은 납 농도가 그보다 낮거나 정상 수준인 사람들보다 면역세포의 텔로미어 길이가 상당히 더 짧았다. 두 집단의 유일한 차이점은 중독된 이들이 공장에서 더 오래 일했다는 것뿐이다. 다행히도 납 중독임이 밝혀진 뒤, 그들은 병원에서 치료를 받았다(납 킬레이트화 요법). 치료를 받는 동안, 납이 얼마나 배출되는지 소변 검사를 하여, 납의 '전신 부하total body burden'를 측정했다. 전신 부하가 클수록 납에 장기간 노출되었음을 시사한다. 납의 전신 부하가 클수록, 텔로미어는 더 짧았다. 상관관계는 0.7로서 매우 높았다(상관관계는 최대가 1이다). 이 관계가 너무나 강했기에, 납에 노출된 사람들에게서는 연령, 성별, 흡연, 비만과 텔로미어의 통상적인 관계가 다 가려질 정도였다. 납 노출이 그 모든 요인들을 압도했다.[25] 직업상의 위해가 가장 심하고 가장 강한 효과를 미치긴 하지만, 가정에도 유전자 독성을 일으킬 수 있는 위해 요소가 있다. 오래된 집에는 납 페인트가 남아 있을 수 있으며, 페인트가 벗겨지고 있다면 위험할 수 있다. 많은 도시들은 아직 납관을 쓰고 있으며, 그 납이 수돗물에 녹아서 집안으로 들어올 수도 있다. 미시건주 플린트에서 일어난 비극적이면서 치욕스러운 재해를 생각해보라. 납관이 부식되어 수돗물에 녹아나오면서 벌어진 재해다. 물이 심하게 오염되었고, 주민들의 피도 그랬다. 이 심란한 소식이 언론을 통해 폭로되고 있을 때, 낡은 관을 쓰는 다른 많은 도시에서도 암암리에 같은 일이 벌어지고 있었다. 더욱 심각한 점은 아이들이 어른보다 납에 더 민감하다는 사실이다. 납에 노출된 만 8세 아이들은 그렇지 않은 아이들보다 텔로미어가 더 짧다는 연구도 나와 있다.[26]

다환 방향족 탄화수소polycyclic aromatic hydrocarbon, PAH라는 화학물질들은 공기 중으로 퍼지기 때문에, 피하기가 훨씬 더 어렵다. PAH는 연소의 부산물이며, 담배, 석탄과 콜타르, 가스레인지, 산불, 유해 폐기물, 아스팔트, 자동차 연료 등에서 나오는 증기와 연기를 통해 들이마실 수 있다. 또 오염된 토양에서 기른 식품이나 그릴에 구운 식품을 통해서도 PAH에 노출될 수 있다. 조심하라. PAH에 많이 노출되면 텔로미어 길이가 더 짧아진다는 연구 결과가 몇 편 나와 있다.[27] 임신부가 경각심을 가질 만한 PAH 연구 결과도 있다. 임신부가 큰 도로 가까이에 살수록, 동네에 식생(대기 오염물질을 흡수할 수 있는)이 더 적을수록, 평균적으로 태반의 텔로미어가 더 짧았다.[28]

더 긴 텔로미어와 암

더 긴 텔로미어와 관련이 있는 화학물질도 있다. 좋은 것처럼 들릴지 모르지만, 아주 긴 텔로미어가 제한 없는 세포 성장, 즉 암과 관련된 사례들도 있다는 사실을 기억하자. 즉 유전자 독성 화학물질이 우리 몸에 들어오면, 세포에 돌연변이가 생겨서 암세포로 변할 가능성이 더 높아지며, 그런 세포의 텔로미어가 길다면 분열을 계속함으로써 악성 종양으로 변할 가능성이 더 높다. 그것이 바로 우리가 텔로미어를 늘여준다는 보충제를 비롯한 제품들이 광고되어 널리 쓰이는 것을 몹시 우려하는 이유 중 하나다.

우리는 화학물질 노출과 텔로머라아제를 활성화하는 보충제가 세포를 손상시킬 수도 있지 않을까 걱정스럽다. 즉 우리 몸이 아직 대처하는 법을 알지 못하는 근본적이거나 부적절한 방식으로 텔로머라아제를 증가시키고 텔로미어를 바꿀 수도 있다고 말이다. 하지만 스트레스 관리, 운동, 좋은 영양, 좋은 수면 같은 본래 건강한 습관을 꾸준히 실천할 때에는 텔로머라아제의 효율이 시간이 흐르면서 서서히 꾸준히 증가한다. 이 자연적인 과정은 텔로미어를 보호하고 유지한다. 때로 생활 방식을 바꾸면 통제 불능의 세포 성장을 촉발하지 않으면서 텔로미어를 좀 더 늘일 수 있다. 더 긴 텔로미어와 상관관계가 있음이 드러난 건강한 생활 방식은 결코 암 위험을 증가시킨 적이 없다. 생활 방식 변화는 화학물질 노출이나 보충제보다 더 안전하면서 그것들과 다른 메커니즘을 통해 텔로미어에 영향을 미친다.

어떤 화학물질이 텔로미어를 부자연스럽게 길게 늘일 수 있을까? 다이옥신과 퓨란(다양한 산업 공정에서 나오는 유독한 부산물로 축산품에 흔히 들어 있다), 비소(음료와 일부 식품에 흔하다), 대기 입자물질, 벤젠(담배 연기뿐 아니라 휘발유를 비롯한 석유 제품들을 통해 노출), 다염화바이페닐PCB(사용 금지된 화합물이지만 아직도 고지방 축산품에 함유되어 있다)에 노출되면 텔로미어 길이가 더 늘어난다.[29] 흥미로운 점은 이런 화학물질 중 일부는 발암 위험과 관련이 있다는 사실이다. 일부는 동물의 암 발생률 증가와 관련이 있었다. 나머지는 실험실에서 세포에 고용량을 주입하자 암을 촉진하는 분자 변화가 일어나는 것이 드러난 화학물질들이다. 화학물질이 돌연변이와 암세포가 생길 비옥한 토대를 조성하는 동시에, 텔로머라아제를 증가시키고 텔로미어 길이를 늘임으로써 그 암세포가 복제되어 불어날 가능성을 높이는 것일 수도 있다. 따라서 우리는 텔로미어가 화학물질과 암의 관계에서 한 연결고리가 될지 모른다고 추정한다.

비교를 하자면, 미국 암 연구학회의 2014년 암 현황 보고서에는 전반적인 암 위험에 기여하는 각 요인들 중에서 흡연이 무려 33퍼센트를 차지하고, 직장이나 환경에서의 오염물질 노출이 약 10퍼센트를 차지한다고 나와 있다.[30] 하지만 그 낮은 비율은 미국에만 해당한다. 환경오염과 직장에서의 노출이 훨씬 덜 규제를 받는 세계 각지에서는 그 비율이 얼마나 높을지 알려져 있지 않다. 게다가 위험이 10퍼센트 증가한다는 것이 작아 보일지 모르지만, 해마다 미국에서만 160만 명이 넘는 암 환자가 새로 발생하고 있으므로, 10퍼센트는 한 해의 새 암 환자 중 16만 명이 해당한다. 해마다 16만 명이 암이라는 진단을 받음으로써 자신과 가족의 삶이 돌이킬 수 없이 변한다. 그리고 그 수치는 미국만의 것이다. 세계보건기구는 해마다 전 세계에서 1,420만

텔로미어 독소

더 짧은 텔로미어와 연관된 화학물질	더 긴 텔로미어와 연관된 화학물질
카드뮴과 납 같은 중금속	다이옥신과 퓨란 비소 입자물질 벤젠 PCB
농사용 및 원예용 살충제 알라클로르 메톨라클로르 트리풀라린 2,4-D 페르메트린 이제는 거의 생산되지 않지만 아직 환경에 남아 있는 화학물질 톡사펜 DDT	
다환 방향족 탄화수소PAH	

* 더 긴 텔로미어와 연관된 화학물질 상태에서의 긴 텔로미어는 통제되지 않은 세포 성장과 몇몇 유형의 암이 생길 위험을 시사한다.

명의 암 환자가 생긴다고 추정한다. 따라서 우리는 환경 오염 때문에 해마다 140만 명이 새로 암에 걸린다고 추정할 수 있다.[31]

그렇다면 자신이 할 수 있는 일이 무엇일까? 이런 화학물질과 세포 손상의 관계를 온전히 이해하려면 더 많은 연구가 필요하지만, 그동안은 할 수 있는 모든 예방 조치를 취하는 것이 합리적이다. 나는 예전부터 늘 천연 제품을 선호해 왔지만, 구입하기 편할 때에만 그랬다. 가정 세정제와 화장품에 유전자 독성을 띠고 텔로미어를 손상시키는 화학물질이 아주 많이 들어 있다는 사실을 깨달은 지금은 적극적으로 천연 제품을 찾아 나서고 있다.

당신은 먹고 마시는 방식을 바꾸고 싶어 할 수도 있다. 비소는 우물과 지하수에 자연적으로 들어가므로, 수질 검사를 하거나 여과할 수 있다. 플라스틱 병이나 요리 기구를 피하라. BPA(비스페놀 A)가 들어 있지 않은 플라스틱 병이라고 해도 다른 유해한 화학물질이 있을 수 있다. BPA 대체물질도 안전하지 않을 수 있다. 아직 BPA 수준까지 연구가 이루어지지 않았기 때문이다(게다가 플라스틱병 의존도를 줄이지 않는다면 머지않아 바다에 물고기보다 플라스틱이 더 많아질지 모른다). 전자렌지용 플라스틱을 쓰지 말라. 음식에 플라스틱이 섞여 들어가지 않는다고 결코 장담할 수 없다.

담배 연기, 공기, 자동차 오염물질에의 노출을 어떻게 줄일 수 있을까? 가능한 한 주요 도로 가까이에 사는 것을 피하라. 흡연을 하지 말고(담배를 끊을 또 하나의 타당한 이유다), 간접흡연도 피하라. 식물(나무, 녹지대, 집안의 화분도)은 휘발성 유기화합물을 포함하여 집과 도시의 대기 오염물질 농도를 줄이는 데 도움이 될 수 있다. 더 많은 식물과 산다고 해서 텔로미어가 길어진다는 직접적인 증거는 전혀 없지만, 식물을 더 많이 접할수록 보호 효과를 볼 수 있음을 시사하는 상관관계들이 있다. 공원을 산책하고, 나무를 심고, 도시 숲을 가꾸는 일을 돕자.

정서적 연결의 중요성

오래전 인류가 대부분 부족 생활을 할 때, 각 집단은 구성원 중 몇 명에게 야간 경비를 맡기곤 했다. 야경꾼들은 화재, 적, 포식자 동물을 경계하면서 깨어 있었을 것이고, 다른 사람들은 보호를 받는다는 것을 알기에 푹 잠들 수 있었다. 그런 위험한 시대에는 집단에 소속되는 것이 안전을 확보하는 방편이었다. 야경꾼을 신뢰하지 못한다면, 몹시도 필요한 잠을 제대로 자지 못했을 것이다. 사회적 자본이 빈약하고 신뢰가 부족한 것이 수면 부족이라는 형태로 드러났을 것이다!

이제 시간을 빨리 돌려서 현대로 오자. 밤에 잠자리에 누워 있을 때, 아마 당신은 표범이 위에서 덮치거나 적의 전사가 커튼 뒤에 숨어 있지 않을까 하는 걱정을 하지 않을 것이다. 그럼에도 인간의 뇌는 부족 시대 이래로 거의 변하지 않았다. 우리 뇌는 여전히 등 뒤를 지켜줄 누군가를 필요로 하도록 배선되어 있다. 남과 이어져 있다는 느낌을 원하는 것은 인간의 가장 기본적인 욕구 중 하나다. 사회적 연결은 여전히 위험 신호를 약화시키는 가장 효과적인 방법 중 하나다. 그것이 없으면 위험 신호는 증폭될 것이다. 결속력이 강한 집단에 소속되어 있으면 행복한 기분이 드는 이유가 그 때문이다. 남들과 이어져 있을 때, 즉 조언을 주고받거나, 무언가를 빌리고 빌려주거나, 함께 일하거나, 함께 슬퍼하고 서로를 이해한다고 느낄 때 우리는 마음이 편해진다. 이런 유형의 상호 지원을 허용하는 관계를 지닌 사람들은 더 건강한 경향이 있는 반면, 사회적으로 고립된 사람들은 스트레스에 더 반응하고 우울해하며, 더 일찍 사망할 가능성이 높다.[32]

동물 연구를 보면, 사회적 동물인 쥐조차도 홀로 우리에 두면 견디기 힘들어 한다. 우리는 이 사회적 동물에게 고립이 얼마나 스트레스일지 거의 알지 못했다. 지금은 쥐를 우리에 홀로 가두면 가까이 있는 다른 쥐들로부터 안전 신호를 받지 못해서 더 스트레스를 느낀다는 것을 안다. 홀로 갇힌 쥐는 모여 사는 쥐보다 유방 종양에 3배 더 많이 걸린다.[33] 그 연구에서는 쥐의 텔로미어를 측정하지 않았다. 하지만 비슷한 실험에서는 홀로 가둔 앵무가 짝과 함께 있는 앵무보다 텔로미어가 더 빨리 줄어든다는 것이 밝혀졌다.[34]

자전거를 못 타게 되어서 실망하긴 했지만, 나(블랙번)는 예일대에서 전반적으로 행복하게 박사후 연구원 생활을 했다. 하지만 직장을 구할 생각을 할 때가 되자, 걱정이 앞섰다. 직장을 과연 구할 수나 있을까 하는 걱정에, 불안해서 밤에 식은땀을 흘리면서 깨어나곤 했다. 내가 넘어야 할 장애물 중 하나는 공개 세미나를 준비하는 일이었다. 교수직에 지원할 때 해야 하는 강의였다. 너무 불안한 나머지 나는 과욕을 부렸다. 내 과학적 결론의 타당성을 미심쩍게 보는 이들을 설득하겠다는 절실한 심경이 앞선 나머지, 나는 강의록에 모든 자료를 다 쏟아 부었다. 동료들 앞에서 시범 강의를 했을 때, 좀 줄여서 말하자면 침묵이 깔렸다. 너무 많은 내용을 빽빽하게 집어넣는 바람에 알아들을 수가 없었던 것이다. 공동 연구실로 돌아온 나는 절망하여 울음을 터뜨리고 말았다. 그러자 실장인 조 걸Joe Gall이 오더니, 다정하게 격려하는 말을 했다. 듣고 나니 좀 기운이 났다. 이어서 다이앤 저리섹Diane Juricek(나중에 성이 래벗Lavett으로 바뀌었다)이 찾아왔다. 다이앤은 이웃 연구실에서 일하던 방문 조교수였다. 그녀와 나는 몇몇 연구 모임과 점심 모임의 회원이었다. 다이앤은 내가 지나치게 많은 양의 자료 설명들을 덜어내고 강의 전체를 일목요연하게 다듬을 수 있도록 도와주었다. 게다가 우리가 일하는 건물 근처의 구식 대강당에서 강의 연습을 하게 도와주었다. 경험이 부족한 젊은 동료에게 이렇게 엄청난 도움을 베푸는 모습에 나는 깊이 감명을 받았다. 더군다나 그녀는 나를 잘 알지도 못하는 사이였다. 나는 과학 공동체가 어떠한 곳이 될 수 있는지를 깨달았다.

당시 나는 다이앤의 도움이 그저 고마울 뿐 그 도움에 내 세포들도 똑같이 반응하고 있었다는 것을 알지 못했다. 좋은 친구는 믿음직한 야경꾼과 같다. 그들이 주위에 있을 때, 텔로미어는 더 보호를 받는다.[35] 당신의 세포는 수치가 높아지면 심장병의 위험 인자로 여겨지는 염증 유발 신호인 C-반응성 단백질C-reactive protein, CRP을 더 적게 만든다.[36]

당신의 삶에서 가깝지만 한편으로 불편함을 일으키는 누군가가 있는가? 모든 관계의 절반은 나름대로 긍정적이지만 그다지 도움이 안 되는 측면들을 지닌다. 버트 우치노Bert Uchino는 이를 '뒤섞인 관계mixed relationship'라고 했다. 불행히도 이런 뒤섞인 관계가 많은 사람은 텔로미어가 더 짧다.[37] (뒤섞인 우정을 지닌 여성은 텔로미어가 더 짧다. 남녀 모두 부모와 뒤섞인 관계에 있을 때는 텔로미어가 더 짧다.) 일리가 있다. 이런 뒤섞인 관계는 어떻게 지원해야 할지 잘 모를 때가 많은 친구들 사이에서 나타난다. 친구가 당신의 고민을 오해하거나 당신이 진정으로 원하는 도움을 주지 않을 때, 당신은 스트레스를 받는다. (이를테면, 당신은 친구의 어깨에 기대어 울고 싶은데, 친구는 격려의 말을 계속해주면 되겠구나 하고 생각할 때가 있다.)

혼인 생활은 온갖 양상을 띠며, 금슬이 좋을수록 건강에도 좋다. 비록 통계적으로 보면 효과가 작다고 할 수 있지만 말이다.[38] 만족스러운 혼인 생활을 하고 있는 사람을 다른 상황에 놓으면, 더 탄력성 있는 스트레스 반응 양상을 보일 가능성이 높다.[39] 또 행복하게 혼인 생활을 하는 이들은 조기 사망할 위험도 낮다. 혼인의 질을 텔로미어 길이와 연관 지어 살펴본 연구는 아직 없지만, 우리는 혼인을 했거나 반려자와 함께 사는 사람들이 텔로미어가 더 길다는 것은 안다.[40] (이 놀라운 발견은 2만 명의 유전자를 조사하여 얻은 것이며, 혼인 기간이 길수록 이 관계가 더 강하게 나타났다.)[41]

부부의 성적 친밀도도 텔로미어에 중요할 수 있다. 우리는 최근에 한 연구에서, 바로 앞 주에 친밀한 신체 접촉을 가졌는지 부부들에게 물어보았다. 예라고 답한 부부는 텔로미어가 더 긴 경향을 보였다. 남녀 모두 마찬가지였다. 이 효과는 부부 금슬이나 건강과 관련이 있는 다른 요인들과 떼어내어 설명할 수 없다. 나이든 부부의 성행위는 우리가 으레 짐작하는 것만큼 심하게 줄어드는 것이 아니다. 30~40세의 부부 중 약 절반, 60~70세의 부부 중 35퍼센트는 매주 또는 한 달에 몇 번 성관계를 갖는다. 80대까지 활발하게 성관계를 갖는 부부도 많다.[42]

반면에 금슬이 좋지 못한 부부는 고도의 '침투성permeability'에 시달린다. 즉 서로의 스트레스와 부정적인 기분을 포착한다. 부부 싸움을 할 때 한쪽의 코르티솔 수치가 높아지면, 다른 쪽도 그 수치가 올라간다.[43] 한쪽이 아침에 깨어날 때 심한 스트레스 반응을 일으키면, 다른 쪽도 그럴 가능성이 높다.[44] 둘 다 스트레스 수준이 높은 상태에서 지내고, 어느 쪽도 그 긴장을 억제할 수 있는 상황에 있지 않으며, 서로가 이런 말을 할 수도 없다. "와, 잠깐. 당신 지금 흥분했어. 잠시 숨 좀 돌린 다음에 이야기를 하자고. 상황이 통제 불능으로 치닫기 전에 말이야." 이런 관계가 심신을 지치게 하고 소모시킨다는 것은 짐작하고도 남는다. 매순간의 우리 생리적 반응은 스스로가 생각하는 것보다 배우자의 반응에 더 동조된다. 한 연구에서는 부부를 연구실로 불러서 긍정적인 토론과 스트레스를 주는 토론을 시켰더니, 심장 박동이 배우자의 박동 양상을 조금 늦게 따라가는 양상을 보였다.[45] 우리는 후속 연구를 통해 가까운 사람끼리 훨씬 더 다양한 방식으로 생리적으로 연결되어 있음이 드러날 것이라고 예상한다.

인종 차별과 건강

어느 일요일 아침, 만 13세인 리처드는 자신이 사는 미국 중서부 도시에서 외곽으로 몇 킬로미터 떨어져 있는 친구의 교회에 가기로 했다. 흑인인 리처드는 이렇게 말한다. "그 교회에 흑인이 별로 없을 것이라고 미리 짐작하긴 했어요. 우리 둘만 옷차림이 다를 것이라고도요." 리처드는 친구와 함께 예배가 시작되기를 기다리면서 대기실에 조용히 앉아 있었다. 아빠가 목사였기에 리처드는 교회에서 자랐다. 그에게 교회는 언제나 따뜻하게 환영해주고 안전하다는 느낌을 주는 장소였다. 그때 진행을 맡은 여성이 그들에게 다가왔다.

"너희, 대체 여기서 뭐하는 거니?" 그녀는 날카로운 어조로 물었다.

그들은 주일 예배를 드리려고 왔다고 설명했다.

“잘못 찾아온 것 같구나.” 그녀는 그렇게 말하면서 가라고 했다.

리처드는 그 일을 떠올리며 말했다. “너무 속상했어요. 그 여자는 내가 진짜로 교인이 아니라는 확신에 차 있었어요. 결국 우리는 나오고 말았죠. 다시는 그 교회에 가지 않을 거예요. 이런 일이 일어난다는 게 도무지 믿기지가 않아요. 아빠가 그 교회의 목사님께 이메일을 보냈더니 그 여자가 정말로 그랬다고 했대요. 교회에서 나를 쫓아낼 만큼 자신이 옳다고 확신하다니 정말로 비인간적이에요.”

차별은 심각한 유형의 사회적 스트레스를 안겨준다. 성적 지향성, 성별, 인종, 민족, 나이 등 어떤 것을 표적으로 삼든 간에 차별 행위는 해롭다. 여기서는 인종에 초점을 맞추기로 하자. 텔로미어와 관련지어 주로 연구가 이루어진 쪽이기 때문이다. 미국에서 흑인, 특히 흑인 남성이라는 것은 리처드가 겪은 것 같은 일을 당하기가 더 쉽다는 의미다. 리처드는 말한다. “내가 인종 차별을 이야기하면, 사람들은 극단적인 사례일 뿐이라고 생각해요. 인종 차별은 아프리카계 미국인 십대 청소년이 옆을 지나갈 때 백인 엄마가 아이의 손을 꽉 쥐는 것 같은 사소한 행동에서도 드러날 수 있어요. 그럴 때면 속상해요.”

불행히도 극단적인 형태의 인종 차별도 흔하다. 아프리카계 미국인 남성은 범죄 혐의를 받고 경찰에게 공격당할 확률이 더 높다. 자동차 블랙박스 카메라와 아이폰으로 찍은 그런 고통스러운 영상들이 종종 TV에서 비친다. 경찰관도 남들과 똑같은 인간이다. 그들도 눈에 띄게 다른 사회 집단에 속한 사람들에 관해 자동적으로 판단을 내린다. 새로운 사람과 마주칠 때, 우리 뇌는 몇 밀리초 사이에 그 사람이 ‘같다’

또는 '다르다'라는 판단을 내린다. 모습이 나와 비슷한가? 친숙하게 와 닿는 측면이 있나? 그렇다는 답이 나오면, 우리는 본능적으로 그 사람이 더 따뜻하고 더 호의적이고 더 믿을 만하다는 판단을 내린다. 그 사람이 우리와 다르게 보이면, 우리 뇌는 위험하고 적대적인 사람이라고 판단한다.[46]

앞서 말했듯이, 이것은 즉각적이고 무의식적인 반응이다. 피부색이 자동적인 판단을 촉발할 수 있는 데에는 나름의 이유가 있지만, 그렇다고 해서 그런 판단에 따라 행동하는 것이 용납되지는 않는다. 우리 모두는 그런 내면의 편견에 의식적으로 맞서야 한다. 1960~70년대에 루이지애나주의 인종 차별주의적인 동네에서 자란 팀 패리시Tim Parrish는 현재 50대가 되어 있다. 백인인 팀은 이따금 인종 차별적인 가정들이 머릿속에 떠오르곤 한다고 인정한다. 그런 가정들을 원치도 않고, 그것들이 옳다고 믿지 않는 데에도 그렇다. 패리시는 〈뉴욕 데일리 뉴스〉 칼럼에서 이렇게 설명했다. "우리에게 신념으로 주입되는 것이 전적으로 우리가 선택한 것은 아니다. 우리는 끊임없이 경계하고, 자신이 내리는 가정을 타파하고, 자신이 어떤 식으로든 피해를 입고 있는 더 개화된 인종이라는 생각을 품게 하는 충동에 맞서 싸우는 쪽을 선택할 수 있다."[47] 빠르게 변하는 긴장된 상황보다 스트레스가 비교적 낮은 상황에서는 편견에 맞서려는 이 정신 활동을 해내기가 더 쉬울 수 있다. 영어에서 "흑인이 운전하다driving while black"라는 관용어가 교통경찰의 단속을 받을 가능성이 더 높다는 표현으로 쓰이는 이유도 그 때문이다. 미국에서 당신이 흑인이고 당신의 행동의 위험해 보이거나 해석하기가 어렵다면, 총에 맞을 확률이 더 높다. 내(에펠) 남편 잭 글레이저는 버클리에 있는 캘리포니아대학교 공공정책학 교수인데, 경찰관들에게 인종 차별 편향을 줄이는 방법을 가르친다. 인종 차별로 이어질 수 있는 자동적인 판단에 좌우되지 않도록 경찰 복무 지침을 개선하는 일도 돕고 있다. 비록 남편과 동료 교수들은 이것을 경찰 업무라고 분류하지만, 나는 그것이 사회적 수준에서의 스트레스 감소 문제이며, 텔로미어와도 관련이 있다고 본다!

차별의 표적이 된 사람이 겪는 고통은 극도로 심각한 수준이다. 아프리카계 미국인들은 노화의 만성 질환들에 더 많이 걸리는 경향이 있다. 예를 들어, 그들은 미국의 다른 인종 및 민족 집단들에 비해 뇌졸중 발병률이 더 높다. 건강하지 못한 행동, 가난, 좋은 의료 서비스를 못 받는 것으로 이런 통계를 어느 정도 설명할 수 있겠지만, 평생 더 심한 스트레스에 노출되기 때문이라는 것으로도 설명할 수 있다. 장년층을 조사하니, 일상적인 차별을 더 많이 겪는 아프리카계 미국인들은 텔로미어가 더 짧았고, 백인(애당초 차별을 덜 겪는)에게서는 이 관계가 나타나지 않았다.[48] 하지만 이 관계가 뻔히 드러나는 단순한 형태는 아닐 것이다. 스스로도 알아차리지 못하는 마음 자세에 따라 달라질 수도 있다.

메릴랜드대학교의 데이비드 채David Chae는 샌프란시스코의 젊은 저소득 흑인들을 대상으로 흥미로운 연구를 했다. 그는 흔한 사회적 편견을 내면화할 때, 즉 자신을 향한 사회의 부정적인 견해를 무의식 수준에서 믿게 될 때, 텔로미어에 어떤 일이 일어나는지 알고 싶었다. 차별 자체의 효과는 약했다. 차별을 받아 왔으며 흑인을 깔보는 문화적 태도를 내면화한 사람이야말로 텔로미어가 더 짧았다.[49] 흑인을 향한 편견의 내면화는 검은색이라는 단어와 부정적인 단어를 얼마나 빨리 짝짓는지를 알아보는 반응 시간을 이용한 컴퓨터 과제를 통해 검사했다. 다음 웹사이트에서 자신의 편견을 직접 검사해볼 수 있다(https://implicit.harvard.edu/implicit/user/agg/blindspot/indexrk.htm). 자동적인 편견을 지녔다고 스스로를 나무라지 말라. 우리는 대부분 그러하니까. 차별과 텔로미어의 관계를 연구한 자료는 앞으로 계속 늘어날 것이다.

장소와 얼굴이 텔로미어 건강에 어떻게 영향을 미치는지를 알면 안심이 되거나 불편해질 수 있다. 자신의 상황에 따라, 즉 어디에 사는지, 인간관계의 질은 어떠한지, 차별(인종, 성별, 성적 지향, 나이, 장애 등 자기 자신의 어떤 측면을 향한 차별)을 얼마나 내면화하는지에 따라 다르다. 하지만 우리 모두는 해로운 노출을 줄이고, 동네를 더 건강한 곳으로 만들고, 자신이 남들에게 어떤 편견을 갖고 있는지를 더 잘 의식하고, 긍정적인 사회관계를 맺는 조치를 취할 수 있다.

늙지 않는 비밀

- 우리는 볼 수 없는 방식으로 상호 연결되어 있고, 텔로미어는 그 관계를 드러낸다.
- 우리는 해로운 차별 스트레스에 영향을 받는다.
- 우리는 독성 화학물질에 영향을 받는다. 우리는 동네에서 어떻게 느끼는지, 인근에 녹지대가 얼마나 있는지, 주변 사람들의 정서적 및 심리적 상태는 어떠한지에 따라 더 미묘한 방식으로 영향을 받는다.
- 주변 환경에 어떻게 영향을 받는지를 알면, 우리는 가정과 동네에서 건강하고 든든하게 뒷받침하는 환경을 조성하는 일을 시작할 수 있다.

텔로미어 재생 실험실

유해한 노출을 줄여라

우리는 당신의 텔로미어를 줄일 수 있는 플라스틱과 오염에 대한 몇 가지 예방책을 제시한 바 있다. 여기서는 좀 더 구체적으로 제시해 보자.

동물성 지방과 유지방 섭취를 줄여라 고기의 지방 부위는 체내에 들어온 생물 농축성 화합물들이 모여서 쌓이는 곳이다. 오래 사는 커다란 어류에 든 지방도 마찬가지다. 하지만 어류는 장단점을 따질 필요가 있다. 연어와 다랑어 같은 지방이 많은 어류에는 텔로미어에 좋은 오메가-3 같은 성분도 들어 있다.

고기를 가열할 때에는 공기를 생각하자 그릴이나 가스레인지에서 고기를 요리할 때에는 환기를 하도록. 식품이 불꽃에 직접 닿지 않도록 하고, 탄 부위는 아무리 맛있든 간에 먹지 말자. 이 말은 모든 음식에 적용된다.

식품에 든 살충제를 피하자 가능한 한 살충제를 안 쓴 식품을 먹고, 적어도 철저히 씻은 다음 먹자. 유기농 과일, 채소, 고기를 사거나, 직접 길러 먹자. 베란다의 화분에 상추, 바질, 허브, 토마토를 기르도록 하자. 성가신 해충들을 없애는 데 쓸 수 있는 안전한 대체물질은 다음 사이트를 참조하기를(http://www.pesticide.org/pests_and_alternatives).

천연 성분이 든 집 청소 제품을 써라 청소 제품을 직접 만들어 사용할 수도 있다. 우리는 다음 사이트에 나온 제조법을 주로 참조한다(http://chemical-free-living.com/chemical-free-cleaning.html).

안전한 개인 위생용품을 찾아라 비누, 샴푸, 화장품 같은 개인 위생용품에 붙은 라벨을 꼼꼼히 읽자. 자신의 미용용품에 어떤 화학물질이 들어 있는지는 다음 사이트를 참조하기를(http://www.ewg.org/skindeep). 성분이 의심스러우면, 유기농 성분이나 천연 성분만 든 제품을 사자.

무독성 가정용 페인트를 쓰자 카드뮴, 납, 벤젠이 든 페인트를 피하자.

집을 푸르게 하자 집에 식물을 더 많이 키우자. 공기를 정화하려면 약 9제곱미터에 화분 2개가 적당하다. 필로덴드론, 보스턴고사리, 스파티필름, 서양송악 등이 좋다.

도시에 숲을 가꾸는 일에 참여하자 녹색 공간은 심신뿐만 아니라, 건강한 공동체에 아주 많은 혜택을 준다. 식물을 충분히 심을 수 없는 조밀한 거대도시에서 고려할 만한 새로운 방안이 하나 있다. 도시에 산다면, 지방자치단체에 공기를 정화하는 알림판을 설치해 달라고 청원을 하자. 이런 알림판은 나무 1,200그루에 맞먹는 일을 할 수 있다. 먼지와 금속 알갱이 같은 대기 오염물질을 제거함으로써 10만 세제곱미터에 달하는 공간을 정화할 수 있다.[50]

유해한 제품들을 알아두자 침묵의 봄Silent Spring이 제공하는 '디톡스 미Detox Me' 앱을 내려받아서 유해한 제품에 관한 정보를 받자(http://www.silentspring.org).

자신의 동네를 더 건강하게

우리 샌프란시스코 동네의 사례를 본받아, 자기 동네의 구석구석을 더 밝게 하자. 시멘트가 드러난 인도에 벤치와 탁자 몇 개를 놓고 식물도 좀 심으면 된다. 이런 '쌈지공원parklet'은 사람들이 모여서 편안히 이야기를 나누는 공간이 된다. 또 다음과 같은 것들을 생각해보자.

예술을 덧붙이자 벽화나 멋진 포스터 하나도 칙칙한 공간을 희망, 진리, 신념, 긍정으로 채울 수 있다. 시애틀의 한 동네 주민들은 판자로 가린 빈 가게들에 아이스크림 가게, 춤 교습소, 서점 등 들이고 싶은 업종의 그림을 그렸다. 그림에 힘입어서 투자자들은 그 동네가 성장 잠재력을 지니고 있음을 알아차렸다. 소규모 업체들이 들어오기 시

작하면서 지역이 활기를 띠고 지역 경제도 살아났다.[51]

더 푸르게 만들자 도시 거주자라면 더욱 그렇다. 동네에 푸른 공간이 늘수록 코르티솔 수치는 낮아지고 우울증과 불안에 시달리는 사람 수도 줄어든다.[52] 빈터를 과일이나 채소를 기르는 공동체의 지속 가능한 텃밭으로 조성하거나, 작은 주차 공간에 나무나 꽃을 심자. '녹화Greening'는 폭력과 파괴 행위의 감소 및 주민의 전반적인 안전감 향상과 관련이 있다.[53]

동네 분위기를 따뜻하게 하자 사회적 자본은 건강을 예측하는 가치를 따질 수 없는 자원이다. 이는 공동체의 참여와 적극적인 활동 수준, 동네의 자원들을 가리킨다. 그런 자원 중 가장 중요한 요소는 신뢰다. 따라서 그것을 원동력으로 삼자. 간편한 음식이나 간식을 만들어서 작은 접시에 담아 이웃들에게 돌리자. 집에서 키운 채소나 꽃을 나누어 주자. 눈 치우기를 돕거나, 노인을 차에 태워주거나, 동네 방범 활동을 시작하자. 또 새로 이사 온 사람에게 환영 카드를 쓰거나 환영 모임을 갖자. 집 앞에 작은 책꽂이를 두고 함께 읽을 책들을 꽂아두어서 작은 무료 도서관 확산 활동을 시작할 수도 있다.

웃음이 중요하다 거리에서 지나치는 사람들에게 인사를 하자. 사회적 동물이기에, 우리는 수락하거나 특히 거부하는 것 같은 의사 표현들을 금방 눈치 채는 등 사회적 단서들에 절묘할 만치 예민하다. 매일 우리는 낯선 이들이나 지인들과 상호작용을 하며, 그들로부터 소외되었다고 느낄 수도 있고, 긍정적인 효과를 지닌 사소한 방식으로 그들과 연결될 수도 있다. 사람들에게 "허공을 응시하라"고 하면(시선을 마주치지 않고 얼굴 뒤편을 바라보도록 한다면), 서로 더 단절되어 있다고 느끼는 경향을 보일 것이다. 웃음을 지으면서 눈을 맞추면 더 연결되어 있다고 느낀다.[54] 게다가 웃음을 지어 보이면, 사람들은 다음 순간에 누군가를 도울 가능성이 더 높아진다.[55]

친밀한 관계를 강화하라

거의 매일 함께 하는 사람들이 있다. 식구들, 함께 일하는 동료들이다. 이런 관계의 질은 우리 건강에 중요하다. 우리는 늘 보는 사람들을 당연시하기에, 별 생각 없이 대하기 쉽다. 자신의 가까운 이들을 한 가지 중요한 방식으로 진정으로 인정한다면 어떻게 될지 알아보자.

감사와 존중을 보여주어라. "설거지해줘서 고마워." "회의 때 도와줘서 고마워."

지금 이 순간에 충실하라. 화면을 보거나 방을 둘러보지 말라는 의미다. 온전히 진심으로 주의를 기울여라. 그것이 당신이 남에게 줄 수 있는 선물이다. 그리고 그 일에는 돈 한 푼 들지 않는다.

사랑하는 이를 자주 껴안고 어루만져라. 접촉은 옥시토신 분비를 촉진한다.

12

텔로미어는 자궁에서부터 시작된다

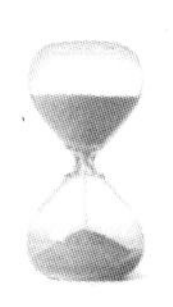

임신했음을 알았을 때, 나(블랙번)는 태어나지 않은 자그마한 아기에게 즉시 보호 본능을 느꼈다. 검사 결과 임신임이 확인되자, 나는 즉시 담배를 끊었다. 다행히 나는 골초가 아니었다. 기껏해야 하루에 몇 개비 피우는 정도였기에 쉽게 끊을 수 있었다. 아기의 건강이 무척 신경 쓰였기 때문에 더더욱 그러했다. 나는 두 번 다시 담배를 입에 물지 않았다. 또 먹는 것에도 매우 신경을 쓰게 되었다. 나는 담당 산부인과 의사와 간호사가 하는 말에 귀를 기울였고, 식품(생선, 닭, 잎채소 같은)의 영양소도 주의 깊게 살펴보았다. 또한 의사가 권하는 철분과 비타민 보충제도 먹었다.

여러 해가 지난 지금, 우리는 엄마의 영양 상태와 건강 상태가 태아에게 어떻게 영향을 미치는지를 훨씬 더 깊이 이해하고 있다. 또 자궁에 있는 태아의 텔로미어에 어떤 일이 일어나는지도 알아내고 있다. 그 옛날에 나는 내 결정이 태아의 텔로미어를 보호하는 데 도움이 될 수도 있다는 생각은 전혀 하지 못했다. 내가 한 선택들(아기가 태어나기 여러 해 전에 내게 일어났던 사건들)이 내 아들의 텔로미어의 출발점에 영향을 미칠 수도 있다는 생각은 더더욱 한 적이 없었다.

텔로미어는 성년기까지 내내 형성된다. 우리의 선택은 텔로미어를 더 건강하게 만들 수도 있고, 더 빨리 짧아지게 할 수도 있다. 하지만 무엇을 먹을지 또는 얼마나 운동을 할지 결정을 내릴 수 있을 만큼 자라기 훨씬 전에, 만성 스트레스가 우리의 DNA 염기쌍에 위협을 가하기 훨씬 전에, 우리는 텔로미어의 첫 설정값이 정해진 상태로 삶을 시작한다. 우리 중 일부는 더 짧은 텔로미어를 가지고 세상에 나온다. 일부는 운 좋게도 더 긴 텔로미어를 갖고 시작한다.

짐작할 수 있겠지만, 태어날 때의 텔로미어 길이는 유전학에 영향을 받지만, 그것이 전부는 아니다. 우리는 부모가 아이의 텔로미어에 어떻게 영향을 미칠 수 있는지에 관해 놀라운 사실들을 발견하고 있다. 영향은 아기가 태어나기 전부터 나타난다. 그리고 이 점은 중요하다. 태어날 때와 영아기의 텔로미어 길이는 우리가 어른이 될 무렵에 우리에게 무엇이 남았는지를 알려줄 중요한 예측 지표이기 때문이다.[1] 임신부가 먹는 영양소와 겪는 스트레스 수준은 태아의 텔로미어 길이에 영향을 미칠 수 있다. 더 나아가 부모의 생활사가 다음 세대의 텔로미어 길이에 영향을 미칠 가능성도 있다. 한마디로 요약하면 이렇다. 노화는 자궁에서 시작된다.

자녀에게 텔로미어를 전달하는 방식

지금 만 19세인 클로이는 2년 전 임신을 했다. 부모는 딸을 이해하고 도우려고도 하지 않았기에, 클로이는 집을 나와 친구와 함께 살기로 했다. 월세를 벌기 위해, 그녀는 고등학교를 중퇴하고 최소 임금을 받으면서 소매점에서 일하기 시작했다. 힘겨운 상황이었지만, 클로이는 아기가 좋은 환경에서 인생의 첫걸음을 내딛기를 원했다. 그녀는 산전 건강관리를 위해 최선을 다했다. 처방받은 산전 비타민제도 꾸준히 먹었다. 먹었을 때 몸이 안 좋아져도 그랬다. 아들이 태어나자, 그녀는 아들이 언제나 사랑받는다고 느끼게 하겠다고 맹세했다.

클로이는 아이에게 자신보다 더 나은 건강과 더 나은 만족감을 제공하고, 아이가 훌륭한 인물로 자랄 수 있도록 지원하겠다고 결심했다. 하지만 클로이의 낮은 교육 수준이 아기의 텔로미어에 간접적으로 영향을 미칠 수 있다는 충격적인 증거가 있다. 아기가 자궁에 있을 때부터 말이다. 고등학교를 졸업한 엄마의 아기에 비해, 마치지 못한 엄마의 아기는 제대혈의 텔로미어 길이가 더 짧다. 즉 더 짧은 텔로미어를 갖고 삶을 시작한다는 뜻이다.[2] 부모의 교육 수준이 낮은 아이는 좀 더 자란 뒤에도 텔로미어가 더 짧았다.[3] 태어날 때의 체중 등 결과에 영향을 미칠 수 있는 다른 요인들을 다 감안했을 때 나온 결과다.

이 문제를 좀 더 살펴보자. 후속 연구들을 보면, 혁신적인 의미가 담겨 있기 때문이다. 부모의 교육 수준이 어떻게 태아의 텔로미어 길이에 영향을 미칠 수 있는 것일까?

답은 텔로미어가 세대 간에 전달된다는 데 있다. 물론 부모는 텔로미어 길이에 영향을 미치는 유전자를 물려줄 수 있다. 하지만 진정으로 심오한 점은 부모가 직접 전달이라는 제2의 방식으로 텔로미어의 길이 자체를 물려준다는 데 있다. 직접 전달 때문에, 부모의 텔로미어(난자와 정자가 만나서 잉태가 될 당시에 길이가 어떻든 간에)는 태아에게 전달된다(후성유전학의 한 형태로).

텔로미어 길이의 직접 전달은 연구자들이 텔로미어 증후군을 조사하다가 발견했다. 앞서 말했듯이, 텔로미어 증후군은 노화가 가속되는 유전 장애다. 그 장애가 있는 사람들은 텔로미어가 아주 짧다. 텔로미어 증후군이 있는 사람들은 십대 때 벌써 머리가 세곤 한다. 뼈도 물러지고, 허파도 제 기능을 잃을 수 있고, 몇몇 암에 걸릴 수도 있다. 다시 말해, 그들은 일찍, 비극적으로 질병수명 단계에 들어선다. 텔로미어 증후군은 유전된다. 부모가 돌연변이가 일어난 텔로미어 관련 유전자 하나를 물려줄 때 생긴다.

하지만 수수께끼가 하나 있다. 이런 집안에서도 운 좋게 텔로미어 증후군을 일으키는 나쁜 유전자를 물려받지 않은 아이들이 있다. 그런 아이는 조기 세포 노화를 안 겪지 않을까? 하지만 나쁜 유전자가 없는 아이들 중에도 일부는 어느 정도 조기 노화의 징후를 보였다. 전형적인 텔로미어 증후군처럼 심각하지는 않지만, 머리가 일찍 세는 등 정상적인 범위는 넘어서 있었다. 연구자들이 그런 아이들의 텔로미어를 조사했더니 비정상적으로 짧았다. 그 아이들은 유전병인 텔로미어 증후군을 일으키는 유전자는 피했지만, 어떤 식으로든 간에 짧은 텔로미어를 물려받았고 그 짧은 상태가 유지되었던 것이다. 그 아이들은 부모로부터 짧은 텔로미어를 물려받았다. 하지만 나쁜 유전자를 물려받음으로써 아니었다. 그들은 정상적인 텔로미어 유지 관리 유전자를 지니고 있었지만, 처음에 아주 짧은 텔로미어를 지니고 삶을 시작했기에, 텔로미어를 보충하여 정상적인 길이까지 늘일 수가 없었을 뿐이다.[4]

어떻게 그럴 수 있을까? 아이가 유전자를 통하지 않고서도, 부모로부터 짧은 텔로미어를 어떻게 물려받을 수 있는 것일까? 답은 일단 알고 나면, 즉시 납득이 된다. 부모는 자신의 텔로미어 길이를 태아에게 직접 전달할 수 있다. 과정은 이렇다. 아기는 아빠의 정자가 엄마의 난자를 수정시킬 때 잉태된다. 난자에는 염색체가 들어 있다. 물론 염색체에는 유전물질이 들어 있다. 그것이 바로 유전물질이 아기에게 전달되는 방식이다. 그런데 수정란의 염색체는 끝에 텔로미어가 달려 있다. 태아는 난자로부터 형성되므로, 텔로미어를 직접 받는다. 수정될 때의 길이를 그대로 받는다. 난자를 내놓을 때 엄마의 몸 전체에 있는 세포들(난자도 포함하여)에서 텔로미어가 짧다면, 아기의 텔로미어도 짧을 것이다. 그 태아는 짧은 텔로미어를 지닌 채 발달하기 시작할 것이다. 그것이 바로 나쁜 유전자를 물려받지 않으면서도 짧은 텔로미어를 물려받는 방식이다. 따라서 엄마가 텔로미어의 길이를 줄이는 삶의 요인들에 노출되었다면, 짧아진 텔로미어를 그대로 아기에게 물려줄 수 있다는 뜻이다. 반면에 텔로미어를 건강하게 유지할 수 있었던 엄마는 안정하고 건강한 텔로미어를 자녀에게 물려줄 것이다.

아빠는 어떤 기여를 할까? 난자가 수정될 때, 아빠의 염색체는 정자를 통해 엄마의 염색체와 합쳐진다. 난자처럼 정자도 태아에게 자신의 텔로미어를 직접 전달한다. 지금까지의 연구들은 아빠가 짧은 텔로미어를 직접 전달할 수 있긴 하지만, 아주 짧은 텔로미어를 지닌 엄마에 비해 영향이 덜하다고 시사한다. 최근에 신생아와 부모 490명을 조사했더니, 부모 모두 텔로미어의 길이에 영향을 미치긴 하지만, 제대혈 텔로미어가 아빠보다 엄마의 텔로미어 길이와 더 관련이 있다는 것이 드러났다.[5]

지금까지 사람에게서 텔로미어 길이의 직접 전달을 살펴본 연구는 극소수에 불과하다. 그런 연구들은 텔로미어의 유전자와 텔로미어 길이를 둘 다 조사하므로, 우리는 인생 경험과 유전자가 미치는 효과를 각각 분리할 수 있다. 지금까지 그런 연구들은 모두 텔로미어 증후군이 있는 집안에 초점을 맞추었다.[6] 하지만 우리를 비롯한 여러 연구자들은 그런 일이 정상 집단에서도 일어난다고 추정하고 있다.[7] 뒤에서 살펴보겠지만, 직접 전달의 과학은 가난과 열악한 환경이 여러 세대에 걸쳐 울려 퍼지는 영향을 미칠 수도 있음을 시사한다.

열악한 환경이 후대로 전달될까?

당신이 태어나기 전, 부모가 장기간 극도의 스트레스를 경험한 적이 있는가? 부모가 가난했는가, 위험한 동네에 살았는가? 우리는 당신을 잉태하기 전에 부모가 살았던 환경이 그들의 텔로미어에 어떻게 영향을 미쳤을지 이미 안다. 그리고 그 환경은 당신의 텔로미어에도 영향을 미쳤을지 모른다. 당신의 부모가 만성 스트레스, 가난, 안전하지 못한 동네, 화학물질 노출, 기타 요인으로 텔로미어가 짧아졌다면, 그 짧아진 텔로미어를 자궁에서의 직접 전달을 통해 당신에게 물려주었을 수도 있다. 더 나아가 당신이 그 짧은 텔로미어를 다시 자녀에게 물려줄 수도 있다.

직접 전달은 후손들을 걱정하는 우리 모두에게 강력하면서도 오싹하게 만드는 의미를 지니고 있다. 또한 논란거리가 될 법한 개념을 떠올리게도 한다. 텔로미어 증후군 집안들을 조사하여 얻은 증거들은 열악한 사회적 환경의 영향이 대대로 누적될 수 있음을 시사하는 듯하다. 우리는 이미 대규모 인구통계학 연구들에서 그런 양상이 나타나는 것을 보아 왔다. 열악한 사회적 환경은 가난, 안 좋은 건강, 그리고 더 짧은 텔로미어와 관련이 있다. 이 열악한 환경 때문에 텔로미어가 짧아진 부모는 그 짧은 텔로미어를 태아에게 직접 전달할 수도 있다. 그런 아이는 부모의 생활환경 때문에 짧아진 텔로미어를 지닌 채 한 걸음 뒤처져서, 즉 염기쌍이 적은 채로 태어날 것이다.

이제 이 아이들이 자라서 가난과 스트레스에 노출된다고 상상해보자. 이미 짧아져 있는 그들의 텔로미어는 더욱 침식될 것이다. 각 세대는 하향 나선을 그리면서 더욱 짧은 텔로미어를 다음 세대로 직접 전달한다. 그리고 새 아기는 점점 더 뒤처질 수 있다. 또한 세포가 조기 노화와 일찍 질병수명 단계에 진입하기가 더욱더 쉬워진다. 희귀한 텔로미어 증후군 집안에서 바로 그런 양상이 나타난다. 세대가 지날수록, 텔로미어가 점점 더 짧아지면서 이전 세대보다 더 일찍 그리고 더 심하게 질병에 걸린다.

삶이 시작되는 순간부터, 텔로미어는 사회적 불평등과 건강 불평등의 척도가 될 수 있다. 미국의 우편번호별 수명 차이를 이를 통해 어느 정도 설명할 수 있을지도 모른다. 어떤 우편번호는 부유한 지역에

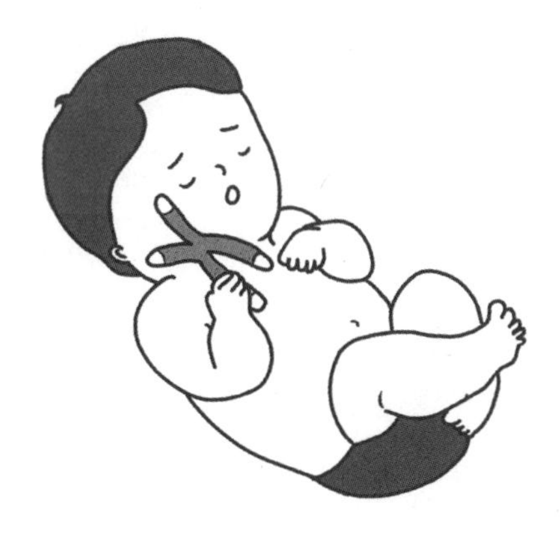

그림 24 태어나는 순간부터 늙는다?
아기는 엄마의 유전자뿐 아니라 엄마의 생물학적 건강, 스트레스 수준, 또 아마도 교육 수준에 따라서 짧은 텔로미어를 지닌 채 태어날 수도 있다.

해당한다. 그런 곳에 사는 사람들은 가난한 우편번호 지역에 속한 사람들보다 기대수명이 최대 10년까지 더 길다. 이런 차이는 흔히 위험한 행동이나 폭력에의 노출로 설명되곤 한다. 그런데 그 동네에서 태어나는 아기의 생물학적 특성 자체가 다를 수 있다. 동네가 미치는 해로운 영향이 세대가 흐를수록 점점 더 쌓일 수도 있다. 하지만 생물학은 운명이 아니다. 한 생애를 살아가는 동안 자신의 텔로미어를 유지하기 위해 할 수 있는 일은 많이 있다.

임신기의 영양 상태와 태아의 텔로미어

"당신은 지금 두 사람 분을 먹고 있는 거야." 임신부는 그런 조언을 줄곧 듣는다. 그 말은 사실이다. 태아는 엄마가 먹는 음식으로부터 열량과 양분을 얻으니까(하지만 엄마가 2인분을 먹어야 한다는 말은 사실이 아니다). 지금은 임신부가 무엇을 먹느냐가 아기의 텔로미어에까지 영향을 미칠 수 있다고 시사하는 연구 결과들이 나오고 있다. 그러니 태아의 텔로미어 길이와 연관이 있는 영양소를 살펴보기로 하자.

단백질

동물 연구는 임신기에 단백질 섭취 부족이 새끼의 생식 계통을 비롯한 많은 조직에서 텔로미어의 길이를 줄이며, 조기 사망을 일으킬 수 있음을 시사한다.[8] 임신한 어미 쥐에게 단백질 함량이 낮은 먹이를 주면, 태어난 새끼 암컷들은 난소의 텔로미어 길이가 더 짧다. 또 산화 스트레스를 더 받고 미토콘드리아 수가 더 많다. 즉 세포가 스트레스를 더 심하게 받고 있어서 대처하기 위해 미토콘드리아를 많이 만들어내고 있음을 시사한다.[9]

손상은 3대까지 이어질 수도 있다. 연구진이 손녀 쥐도 조사했더니, 난소 조직의 노화가 일찍부터 일어났다. 또한 그 쥐들은 산화 스트레스를 더 받았고 미토콘드리아 수가 더 많았으며, 난소의 텔로미어가 더 짧았다. 그리고 조기 세포 노화가 일어났다. 모두 두 세대 전에 단백질 함량이 부족한 먹이를 먹은 결과였다.[10]

코엔자임 Q

인간과 실험동물 양쪽에게서, 임신한 엄마의 영양 부족이 자식의 심장병 위험을 증가시킨다는 강력한 증거가 있다. 임신부가 충분히 먹지 못하거나 영양이 부족한 상태가 되면, 아기는 저체중 상태로 태어난다. 그런 아이에게서는 때로 반발 효과가 나타나기도 한다. 저체중인 아기가 다른 아기들을 따라잡기 위해 많이 먹다가 결국 과식과 비만으로 이어지는 현상을 말한다. 저체중으로 태어난 아기는 자라면서 심혈관 질환에 걸릴 위험이 더 크며, 태어난 뒤 반발 효과로 빠르게 체중이 불어나는 아기는 그 위험이 더욱 커진다.

앞서 말했듯이 이 시나리오에 따르면, 모체의 영양 결핍은 심장병과 관련이 있다. 그리고 그 사슬을 이루는 연결고리 중 하나가 텔로미어 단축일지도 모른다. 단백질을 충분히 먹지 못한 어미 쥐에게서 태어난 새끼들도 사람과 마찬가지로 저체중인 경향이 있다. 그리고 사람의 아기처럼, 그들도 나중에 체중이 빠르게 불어나곤 한다. 케임브리지대학교의 수전 오전Susan Ozanne은 이 새끼 쥐들이 대동맥을 비롯한 몇몇 기관의 세포에서 텔로미어가 더 짧다는 것을 발견했다. 또한 그 쥐들은 코엔자임 QCoQ(유비퀴논)의 수치도 더 낮았다. CoQ는 주로 우리 미토콘드리아에 들어 있는 천연 항산화물질이며, 에너지 생산에 중요한 역할을 한다. CoQ 결핍은 심혈관계의 조기 노화와 관련이 있다고 여겨진다. 그런데 새끼 쥐들의 먹이에 CoQ를 보충하니, 단백질 결핍의 부정적 효과가 완전히 사라졌으며, 텔로미어에 미치는 효과까지 그러했다.[11] 오전 연구진은 "위험성이 있는 사람에게 CoQ를 일찍부터 보충하는 것이 전 세계가 지는 심혈관 질환의 부담을 줄이는 효과적이고 안전한 방법일 수도 있다"라고 결론지었다.

물론 쥐에게서 얻은 결론이 곧바로 사람에게 적용되는 것은 아니다. 한쪽에게 좋은 것이 다른 쪽에게는 그렇지 않을 수도 있다. 또한 쥐만 보더라도, 우리는 그 혜택이 단백질 결핍 상황을 겪은 어미의 새끼에게만 나타나는 것인지 잘 모른다. CoQ는 텔로미어에 긍정적인 효과를 미칠 가능성이 있는지 더 연구해야 할 영양소의 목록에 올려야 한다. 그런 혜택이 존재한다면, 임신 때 영양 결핍을 겪은 엄마의 아기나 심장병 위험이 있는 어른에게도 처방할 수 있을 것이다. 하지만 임신 때 CoQ를 투여하거나, 그 안전성을 검사한 연구는 전혀 없으므로, 우리는 그것을 보충제로 쓰라고는 권하지 않는다.

엽산

엽산은 비타민 B의 한 종류로 임신기의 중요한 영양소다. 엽산이 선천성 장애인 척추갈림증의 위험을 줄인다는 말은 아마 들어보았을 것이다. 엽산은 동원체(염색체의 중간쯤에 있다)라는 염색체 부위와 서브텔로미어subtelomere(텔로미어 바로 옆 부위)를 보호함으로써 DNA 손상도 막아준다. 엽산 수치가 너무 낮아지면, DNA의 메틸화가 약해지고(후성유전학적 표지가 사라진다) 텔로미어가 너무 짧아진다. 비정상적으로 길어지는 사례도 몇 건 있었다.[12] 또 엽산 수치가 낮으면, 우라실이라는 불안정한 화학물질이 DNA에 끼워진다. 아마 텔로미어 부위에도 끼워짐으로써 일시적으로 텔로미어가 늘어나는 것일 수도 있다.

임신기에 엽산 결핍을 겪은 엄마의 아기는 텔로미어가 더 짧다. 그것은 엽산이 텔로미어의 최적 유지 관리에 중요하다는 또 다른 증거다.[13] 또한 몸이 엽산을 이용하기 어렵게 만드는 유전자 돌연변이들이 더 짧은 텔로미어와 관련이 있다는 연구 결과도 몇 편 나와 있다.[14]

미국 보건복지부는 임신부에게 매일 엽산을 400~800밀리그램 섭취하라고 권한다.[15] 더 많이 섭취할수록 더 낫다고 생각하지는 말라. 엄마가 비타민 보충제로 엽산을 지나치게 많이 섭취하면 오히려 아기의 텔로미어 길이가 줄어들 수도 있다는 연구 결과가 적어도 한 편 나와 있다.[16] 이 책의 주제를 한 번 더 되새기자. 절제와 균형이 핵심이다!

엄마의 스트레스와 태아의 텔로미어

엄마의 심리적 스트레스는 태아의 텔로미어 길이에 영향을 미칠 수도 있다. 전에 어바인에 자리한 캘리포니아대학교의 파시크 와드와Pathik Wadhwa와 소냐 엔트링거Sonja Entringer가 우리에게 산전 스트레스와 텔로미어에 관한 연구를 함께 하겠냐고 해서, 우리는 기꺼이 참여하여 생명이 시작되는 과정을 연구했다. 소규모 연구였지만, 엄마가 임신기에 심각한 스트레스와 불안을 겪으면, 제대혈의 텔로미어 길이가 더 짧아지는 경향이 나타났다.[17] 즉 아기의 텔로미어는 산전 스트레스를 겪을 수 있다. 스트레스를 주는 인생 경험들을 조사하여 같은 결과를 내놓은 연구도 최근에 나왔다. 연구진은 출산하기 전해에 겪은 스트레스 사건들을 종합했다. 스트레스 사건을 가장 많이 겪은 엄마의 아기는 태어날 때 텔로미어의 염기쌍이 1,760개 더 짧았다.[18]

소냐와 파시크는 아기에게 미치는 산전 스트레스의 효과가 얼마나 오래 갈지 알고 싶었다. 그들은 성인 남녀들에게 자신의 모친이 임신했을 때 극단적인 스트레스 사건을 겪은 적이 있는지 알아봐 달라고 했다. (그 성인 남녀들은 자신의 모친에게 사랑하는 사람의 죽음이나 이혼 같은 큰 사건을 겪었는지 물었다.) 산전 스트레스에 노출된 바 있는 이들은 몇 가지 측면에서 달랐다. 현재의 건강에 영향을 미칠 수 있는 요인들을 다 배제한 뒤에 나온 결과였다. 그들은 인슐린 내성이 더 강했다. 과체중이나 비만일 가능성이 더 높았다. 실험실 스트레스 요인 검사를 받았을 때, 그들은 코르티솔을 더 많이 분비했다. 면역세포를 자극하자, 염증 유발 사이토카인의 수치가 더 높아졌다.[19] 마지막으로 그들은 텔로미어가 더 짧았다.[20] 즉 임신부의 심각한 심리적 스트레스는 다음 세대로 메아리치면서, 수십 년 동안 자녀의 텔로미어 길이에 영향을 미치는 듯하다.

여기서 이야기하는 것은 아주 심각한 스트레스다. 대부분의 임신부는 어느 정도의 스트레스를 얼마간 경험한다. 딱히 임신해서가 아니라 인간이기 때문이다. 현재로서는 이런 낮은 수준의 스트레스가 아기의 텔로미어에 해롭다고 믿을 이유는 전혀 없다.

임신 스트레스에서 주된 역할을 하는 것은 코르티솔이다. 이 호르몬은 엄마의 부신에서 분비되며, 태반을 통과하여 태아에 영향을 미칠 수 있다.[21] 조류 연구에서는 스트레스를 받는 어미 새의 코르티솔이 알로 들어가서 새끼에게 영향을 미친다고 나왔다. 코르티솔을 알에 주입하거나 어미 새에게 스트레스를 줌으로써, 새끼의 텔로미어를 더 짧아지게 할 수도 있다. 이런 연구들은 사람에게서도 엄마의 스트레스가 짧은 텔로미어의 형태로 아기에게 전달될 수 있음을 시사한다. 여기서도 마찬가지로, 조류에게 일어날 수 있다고 해서 반드시 사람에게도 일어난다고는 볼 수 없다. 하지만 우리는 가장 혹독한 스트레스 요인과 접하지 않도록 임신부를 보호해야 한다고 말할 수 있을 만큼, 만성 스트레스와 텔로미어에 관해 충분히 알고 있다. 정서적 또는 신체적 학대, 폭력, 전쟁, 화학물질 노출, 식량 부족, 지독한 가난 같은 것들이 바로 그렇다. 적어도 우리는 임신 초기에 굶주림과 폭력 같

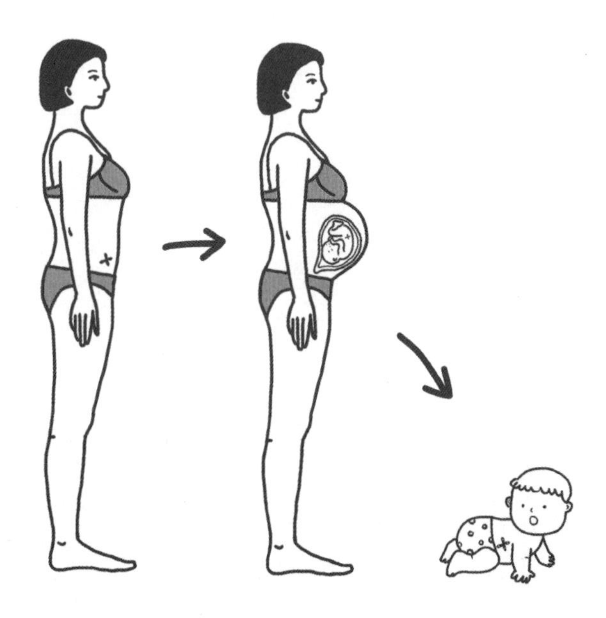

그림 25 텔로미어 전달

부모로부터 손주에게로 텔로미어 전달이 이루어지는 경로는 적어도 세 가지가 있다. 엄마의 난자에 텔로미어가 짧다면, 그 짧은 텔로미어는 직접 태아로 전달될 수 있다(생식세포 전달이라고 한다). 그러면 부모의 생식세포(정자나 난자)를 포함하여 아기의 몸에 있는 모든 세포의 텔로미어는 짧을 것이다. 모체가 스트레스를 받거나 건강이 나빠지면, 태아는 코르티솔에 지나치게 노출되거나 다른 생화학적 요인이 작용하여 텔로미어가 짧아질 수 있다. 태어난 뒤, 아기의 인생 경험도 텔로미어를 줄일 수 있다. 아기의 생식세포에 든 짧은 텔로미어는 훗날 그 아기의 자녀에게로 전달될 수 있다. 마크 하우스만(Mark Haussman)과 브리트 하이딩거(Britt Heidinger)는 동물과 인간에게 있는 그런 전달 경로들을 상세히 설명했다.[22]

은 생존 위협을 겪지 않도록, 지역 공동체 차원에서 임신부를 보호하고 지원하는 노력을 할 수 있다.

부모, 특히 엄마가 아기의 텔로미어 길이에 영향을 미친다는 것은 틀림없다. 뒤에서 살펴보겠지만, 텔로미어 건강은 아동과 십대 청소년을 키우는 방법에 따라 크게 달라진다.

미래 세대의 건강은 모든 사회에 중요한데, 사실 거기에 별 주의를 기울이지 않을 때가 많다. 가장 어린 시민들을 위해 투자하는 것은 건강수명이 늘어난 우리 모두의 미래를 위해 텔로미어 염기쌍에 투자하는 것이라는 관점에서도 생각해볼 수 있다.

늙지 않는 비밀

- 텔로미어 길이의 전달 양상이 통제를 벗어날 때도 있다. 유전자도 그럴 수 있고, 난자와 정자로부터의 직접 전달도 그럴 수 있다. 유전자와 상관없이 부모의 텔로미어가 아주 짧을 때, 짧은 텔로미어가 전달될 수 있다. 이 직접적인 텔로미어 전달을 통해, 우리는 자신도 모르게 건강의 불평등을 전달할 가능성이 있다.
- 우리가 자녀에게 전달하는 것 중에는 우리가 통제할 수 있는 요소들도 있다. 임신기의 심각한 스트레스, 흡연, 엽산 같은 영양소 섭취는 태아의 텔로미어 길이와 관련이 있다.
- 텔로미어를 통한 열악한 사회적 환경의 대물림은 해로운 스트레스 요인들과 식량 부족으로부터 가임기 여성, 특히 임신부를 보호하는 정책을 함으로써 차단할 수 있을 가능성이 높다.

텔로미어 재생 실험실

임신부를 위한 자궁 관리

샌프란시스코의 소아과의사 줄리아 게첼먼Julia Getzelman은 임신부에게 집뿐만 아니라 '자궁 녹화'도 생각하라고 권한다. 임신부를 위해, 이 텔로미어 재생 실험실에서는 앞장에서 말한 화학물질 노출을 최소화할 방안을 제시한다. 자궁을 푸르게 할 몇 가지 중요한 방법이 있다.

- 갈등을 빚으리라는 것을 알고 있는 해로운 관계, 비현실적인 마감 시한, 수면 부족을 야기하거나 며칠 동안 제대로 먹지 못할 수 있을 상황 등 부정적인 스트레스를 피하라. 임신하고 있을 때에도 크고 작은 일들이 일어나면서 삶은 계속되지만, 자신이 할 수 있는 일은 제어하려고 시도하고, 든든하게 지지가 되는 관계에 우선순위를 두라.
- 웰빙 시간을 늘려라. 산전 요가 수업을 듣거나 요가 동영상을 따라 하라. 다른 임신부들과 함께 어울릴 방법을 찾아라. 산책을 즐겨라. 녹지가 있는 곳이라면 더 좋다.
- 짙고 선명한 색깔을 띤 다양한 식품들, 즉 '무지개'를 먹어라. 태아

가 건강하게 자라는 데 도움을 주는 영양소를 늘려라. 단백질, 비타민 D3와 엽산과 B12를 비롯한 B군, 질 좋은 오메가-3 지방산 보충제, 프로바이오틱스를 먹어라.

- 유기농 식품을 먹음으로써 음식에 든 살충제와 화학물질을 피하라. 대량 양식되는 생선의 섭취량을 줄여라. 중금속과 산업용 화학물질이 축적되어 있을 때가 종종 있다. 사카린 같은 인공 감미료의 양을 줄여라. 태반을 통과할 수 있기 때문이다. (더 새로운 인공 감미료들도 마찬가지일 수 있다. 우려할 만한 점들이 점점 더 발견될 것으로 예상된다.) 통조림에는 중요한 내분비계 교란물질인 BPA(비스페놀 A)가 들어 있다. 자연에서 나오는 것만 먹고 가공되지 않은 식품을 먹어라. 의심스러운 첨가제들이 가득한 포장 식품을 피하라.
- 식초를 희석한 물로 집안의 물건 표면들을 자주 닦아냄으로써 집에서 화학물질 노출을 피하라. 더 안전한 세정용품과 화장품에 관한 정보는 다음 사이트를 참조하기를(http://www.ewg.org/consumer-guides). PVC 샤워 커튼, 향수, 향초 같은 방향제가 함유된 것들에는 독소가 꽤 들어 있을 수 있다.

13

건강한 텔로미어를 위한 양육법

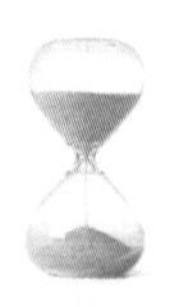

유년기에 스트레스, 폭력, 영양 결핍에 노출되면 텔로미어에 악영향이 미친다. 하지만 취약한 아이를 그 손상으로부터 보호하는 요인들도 있다. 세심한 양육과 가벼운 '좋은 스트레스' 등이 그렇다.

2000년, 하버드 심리학자이자 신경과학자인 찰스 넬슨Charles Nelson은 니콜라에 차우셰스쿠Nicolae Ceausescu 정권의 야만적 정책의 유산인 루마니아의 악명 높은 고아원 중 한 곳으로 향했다. 그 고아원에는 약 400명의 아이가 살고 있었다. 모두 나이별로 그리고 장애별로 구분되어 있었다. 뇌척수액이 다 담을 수 없을 만치 지나치게 많아져서 머리뼈가 늘어나는 장애인 치료가 안 된 수두증(물뇌증)에 걸린 아이들과 척수와 그 척수를 따라 놓인 척추에 결함이 있는 척추갈림증에 걸린 아이들만 따로 모아놓은 병동도 있었다. HIV에 걸린 아이들과 매독균이 뇌까지 퍼진 아이들이 있는 감염병 병동도 있었다. 그날 넬슨은 만 2~3세의 건강하다는 아이들이 가득한 방으로 들어갔다. 한 아이가 방 한가운데에 서서 바지에 쉬를 한 채로 흐느끼고 있었다. 넬슨은 돌보미 중 한 명에게 아이가 왜 우는지 물었다.

"오늘 아침 엄마가 쟤를 여기에 버리고 갔어요. 온종일 울음을 그치지 않아요."

돌봐야 할 아이가 너무 많아서, 직원은 아이를 위로하거나 달랠 시간이 없었다. 직원에게는 막 버려진 아이를 홀로 놔두는 것이 울음 같은 원치 않는 행동을 금방 그치게 하는 방법이었다. 갓난아기와 걸음마를 막 떼려 하는 아기는 한 번에 며칠씩 요람에 방치되곤 했다. 그들은 멀뚱멀뚱 천장만 쳐다보고 있어야 했다. 낯선 사람이 지나갈 때면, 그 아이들은 요람 난간 사이로 팔을 내밀곤 했다. 안아달라고 애원하고 있었다. 아이들은 충분히 먹고 보호를 받고 있긴 했어도, 발달에 꼭 필요한 애정이나 자극은 거의 받지 못했다. 넬슨 연구진은 영유아기의 방치가 발달하는 뇌에 미치는 영향을 조사하기 위해 그 고아원 안에 연구실을 차렸다. 그들은 아이들의 스트레스를 가중시키지 않기 위해 나름의 행동 규칙을 정했다. 아이들 앞에서 결코 울지 말자는 것이었다.

넬슨과 동료인 스테이시 드러리Stacy Drury는 고아원에서 연구를 하면서 가슴이 에이긴 하지만, 한편으로 희망적이기도 한 결과를 얻었다. 영유아기에 방치되면 텔로미어가 짧아진다. 하지만 일찍 조치를 취할 수 있다면, 방치되거나 마음에 상처를 입은 아이들을 도울 수 있는 방법이 있다는 것이다. 비록 루마니아의 고아원 상황이 전반적으로 개선되어 왔긴 하지만, 아직도 약 7만 명의 고아가 고아원에서 지내고 있으며, 그들을 빼내줄 국제 입양 건수는 점점 줄어들고 있다.[1] 고아원 같은 시설에 들어가는 아이의 수는 현재 세계적인 위기 수준에 이르고 있다. 전쟁, HIV와 에볼라 같은 질병 등으로 부모를 잃고 고아원에서 지내는 아이들이 현재 전 세계에 8백만 명에 이른다고 추정된다. 더 이상 외면할 수가 없는 심각한 문제이다.[2]

이는 우리 자신의 가정과도 관련 있는 이야기일 수도 있다. 텔로미어 지식은 텔로미어에 건강한 방식으로 자녀를 키울 방법을 보여줌으로써, 부모로서 어떻게 행동하는 것이 좋은지 안내자가 되어줄 수 있다. 어릴 때 정신적 외상을 겪은 어른에게는 과거가 세포에 장기적인 영향을 미친다는 지식이 현재 자신의 텔로미어를 잘 돌보려는 동기를 부여할 수도 있다.

텔로미어는 유년기의 상흔을 추적한다

당신이 어렸을 때, 부모님이 술을 너무 많이 마셨는가? 집안에 우울증에 걸린 사람이 있었나? 부모로부터 모욕을 당하거나 심지어 매를 맞지 않을까 자주 걱정하곤 했는가?

미국인 1만 7천 명에게 이와 흡사한 10가지 질문에 답해 달라고 요청함으로써, 유년기의 암울한 초상을 조사한 연구가 있다. 응답자 중 약 절반은 유년기에 적어도 한 차례 그런 힘든 사건이나 상황을 겪었고, 25퍼센트는 두 번 이상 겪었다고 했다. 적어도 4번 이상 겪은 사람도 6퍼센트나 되었다. 가정 내 마약 남용이 가장 흔했고, 그 다음이 성적 학대와 정신 질환이었다. 유년기의 불행한 사건은 소득과 교육 수준에 상관없이 모든 계층에서 일어난다. 그리고 그 사건 목록에 겪었다고 표시한 항목의 수가 많은, 특히 4개 이상인 사람일수록 성년기에 비만, 천식, 심장병, 우울증 등의 건강 문제를 지니고 있을 가능성이 더 높았다.[3] 불행한 사건을 4가지 이상 겪은 이들은 자살을 시도할 가능성도 더 높았다.

생물학적 각인biological embedding은 유년기의 역경이 몸에 새겨지는 효과를 가리키는 용어다. 유년기에 불행한 사건을 겪은 건강한 어른의 텔로미어를 측정해보니, 용량-반응 관계가 종종 드러나곤 했다. 어릴 때 마음에 상처를 입히는 사건을 더 많이 겪은 사람일수록, 텔로미어가 더 짧았다.[4] 더 짧은 텔로미어는 어릴 때의 역경이 세포에 각인되는 한 방법이다.

이런 짧은 텔로미어는 아이에게 심각한 영향을 미칠 수 있다. 텔로미어가 더 짧은 아이들을 추적 조사하여 몇 년 뒤에 그들의 심혈관계를 살펴보면, 동맥의 벽이 더 두꺼워져 있을 가능성이 높다는 사실을 알게 될 것이다. 우리가 여기서 이야기하고 있는 아이들이 바로 그렇다. 또한 그들의 짧은 텔로미어는 이른 나이에 심혈관 질환에 걸릴 위험이 더 크다는 의미일 수 있다.[5]

이 손상은 아주 어릴 때 시작될 수도 있다. 하지만 충분히 일찍 역경에서 구조한다면, 손상을 중단시키거나 더 나아가 되돌릴 수도 있다. 찰스 넬슨 연구진은 루마니아 고아원에서 계속 살고 있는 아이들과 고아원을 떠나 입양 가정에서 잘 보살핌을 받는 아이들을 비교했다. 고아원에서 더 오래 지낸 아이일수록, 텔로미어가 더 짧았다.[6] 뇌파 검사를 해보니 고아들 중에 뇌 활성 수준이 낮은 아이들이 많았다. 넬슨은 말했다. "100와트 전구 대신에 40와트 전구가 켜져 있었어요."[7] 그들의 뇌는 눈에 띄게 더 작았고, 평균 IQ는 74로서, 정신 지체의 경계선에 놓여 있었다. 시설에 사는 아이들은 대부분 언어 발달이 늦었고, 언어 장애가 나타난 아이들도 있었다. 발육 상태도 나빴다. 머리도 더 작았다. 그리고 비정상적인 집착 행동을 보였다. 그런 행동은 지속적인 관계를 형성할 능력에 영향을 미친다.

하지만 넬슨은 말한다. "입양 가정에서 자란 아이들은 극적인 회복 양상을 보이고 있었어요." 입양된 아이들은 비록 고아원에 간 적이 없는 아이들을 완전히 따라잡는 수준까지는 아니었지만, 뚜렷하게 회복 양상을 보였다. 한 예로, 비록 그들은 고아원에서 지낸 적이 없는 아이들보다 IQ가 여전히 더 낮긴 했지만, 계속 고아원에 머물고 있는 아이들에 비하면 10점 이상 더 높았다.[8] 뇌 발달에는 어떤 결정적 시기가 있는 듯했다. 넬슨은 말한다. "만 2세 이전에 입양된 아이들은 그 뒤에 입양된 아이들보다 여러 면에서 더 많이 회복되었어요."[9] 드러리와 넬슨은 동료들과 함께, 여러 해 동안 이 아이들을 계속 추적 조사해 왔다. 그리고 어릴 때부터 죽 고아원에 산 청소년들은 지금도 점점 더 빠른 속도로 텔로미어가 짧아지고 있다.

폭력적이긴 하지만 몹시 야만적이지는 않은 환경에 노출된 아이들의 텔로미어는 어떨까? 듀크대학교의 이단 샬레브Idan Shalev, 아브샬롬 카스피Avshalom Caspi, 테리 모피트Terri Moffitt는 만 5세인 영국 아이들의 뺨 안쪽을 면봉으로 훑었다. (텔로미어는 뺨 안쪽에 있는 볼세포에서 얻을 수 있다.) 5년 뒤, 아이들이 10세가 되었을 때, 다시 입 안을 면봉으로 훑었다. 연구진은 아이들의 어머니에게 그 5년 사이에 아이들이 따돌림을 당했는지, 집안의 누군가에게 맞았는지, 부모 사이의 가정 폭력을 목격했는지 물었다. 폭력에 가장 심하게 노출된 아이들이 그 5년 사이에 텔로미어가 가장 짧아졌다.[10] 아마 아이들에게 미치는 이 효과는 지속 시간이 짧을지도 모른다. 생활환경이 개선되면 달라질 수도 있지 않을까? 우리는 그러기를 바란다. 하지만 어른들에게 유년기에 역경을 겪었는지 회상해 달라고 부탁한 연구들은 어릴 때 역경을 겪은 이들이 텔로미어가 더 짧다는 것도 보여주었다. 즉 유년기의 역경이 평생에 걸쳐 각인될 수 있음을 보여준다.[11] 네덜란드에서 성인들을 대상으로 한 대규모 연구에서는 어릴 때 겪은 몇 차례의 정신적 외상 사건이 어른이 되었을 때 텔로미어가 더 짧아질지 여부를 파악하는 몇 가지 예측 지표 중 하나임을 보여주었다.[12] 게다가 유년기의 정신적 외상, 특히 학대는 더 심한 염증 반응 및 더 작은 전두엽과 관련이 있다는 것이 밝혀져 왔다.[13]

어릴 때의 정신적 외상이 이렇게 각인되면, 생각하고 느끼고 행동하는 방식이 달라질 수 있다. 어릴 때 역경을 겪은 이들은 살면서 겪는 다양한 경험들에 덜 유연한 반응을 보인다. 그들은 기분 나쁜 날을 더 많이 겪고, 그런 날들 때문에 스트레스를 더 느낀다. 반면에 좋은 일이 일어날 때면, 더 유쾌해진다.[14] 이 양상 자체는 건강에 해로운 것이 아니다. 그저 더 강하고 역동적인 감정을 경험하는 것일 뿐이다. 하지만 감정을 더 강하게 느끼다 보니, 감정 사이를 오가기가 더 힘들어진다. 유년기 정신적 외상을 겪은 이들은 대인관계에 더 어려움을 겪는 경향이 있다. 그들은 감정적 식사emotional eating(배가 고파서가 아니라 감정을 달래기 위해 먹는 행동-옮긴이)와 중독 행동을 할 가능성이 더 높다.[15] 스스로를 다스리는 능력도 떨어진다. 학대는 이렇게 심리적 반향을 일으키면서 평생에 걸쳐 몸과 마음의 건강에 영향을 미칠 수도 있다. 이런 식으로 유년기의 역경은 텔로미어를 점점 더 빨리 단축시킬 씨앗을 심을 수 있다. 그에 따른 행동 양상을 멈추지 않는다면 말이다.

유년기의 불행한 경험에 대해

다음은 다양한 유년기의 불행한 경험들을 측정하기 위해 쓰이는 ACES 검사의 한 종류다. 자신이 유년기에 어떤 역경을 겪었을지 직접 해보자.[16]
당신이 아이였을 때(만 18세까지)

1. 부모님이나 집안의 다른 어른이 자주 또는 매우 자주 당신에게 욕을 퍼붓거나, 당신을 모욕하거나, 무시하거나, 치욕감을 안겨주었나? 또는 다칠지 모른다는 두려움을 일으키는 방식으로 행동했는가?
   아니라면 0, 예라면 1
2. 부모님이나 집안의 다른 어른이 자주 또는 매우 자주 당신을 떠밀거나 움켜쥐거나 찰싹 때리거나 당신에게 물건을 던졌나? 또는 표시가 나거나 다칠 정도로 세게 때렸나?
   아니라면 0, 예라면 1

3. 어른이나 적어도 당신보다 다섯 살 더 많은 사람이 성적인 방식으로 당신을 만지거나 애무하거나 자신의 몸을 만지게 했는가? 또는 당신과 구강, 항문, 생식기 성교를 시도하거나 실제로 했는가?
   아니라면 0, 예라면 1
4. 식구 중 당신을 사랑하거나 당신이 중요하거나 특별하다고 생각한 사람이 아무도 없다고 자주 또는 아주 자주 느끼곤 했는가? 또는 식구들이 서로를 쳐다보지도, 서로 친근하게 느끼지도, 서로를 지지하지도 않는다고 자주 또는 아주 자주 느끼곤 했는가?
   아니라면 0, 예라면 1
5. 제대로 먹지 못한다거나, 지저분한 옷을 입어야 한다거나, 어느 누구도 자신을 지켜주지 않는다고 느낀 적이 자주 또는 아주 자주 있었는가? 또는 부모님이 너무 술에 취하거나 마약에 취해서 당신을 돌보지 않거나 당신이 필요로 할 때 의사에게 데려가지 못하는 일이 자주 또는 아주 자주 있었는가?
   아니라면 0, 예라면 1
6. 이혼, 유기, 기타 이유로 친부모를 잃은 적이 있었는가?
   아니라면 0, 예라면 1
7. 친모나 계모가 당신을 떠밀거나 움켜쥐거나 찰싹 때리는 일이 자주 또는 아주 자주 있었는가? 또는 발로 차거나 깨물거나 주먹으로 때리거나 단단한 물건으로 때리거나 당신에게 물건을 던지는 일이 이따금, 자주, 또는 아주 자주 있었는가? 또는 적어도 몇 분 동안 계속 때리거나 총이나 칼로 위협한 적이 있었는가?
   아니라면 0, 예라면 1

8. 술버릇이 나쁜 사람이나 알코올 중독자, 또는 마약 상습자와 산 적이 있는가?

아니라면 0, 예라면 1

9. 식구 중에 우울증이나 정신 질환을 앓는 사람, 또는 자살을 시도한 사람이 있었는가?

아니라면 0, 예라면 1

10. 식구 중에 교도소에 간 사람이 있는가?

아니라면 0, 예라면 1

총점 ____________

대개 이런 역경 중 하나만 겪은 사람은 건강에 아무런 영향이 없지만, 서너 가지를 겪은 사람은 건강에 해로운 영향을 미칠 수도 있다. 유년기에 몇 가지 불행한 일을 겪었고, 현재의 사고 습관이나 생활 방식에 그 영향이 각인되어 계속 영향을 미친다고 느낀다고 해도, 공황 상태에 빠지지 말라. 유년기가 반드시 당신의 미래를 결정하는 것은 아니니까. 한 예로, 당신이 감정적 식사를 대처 전략으로 개발했다면, 어른이 되어서 그 전략을 버릴 수 있다. 그러려면 그런 습관이 왜 생겼는지를 이해하고, 그 습관을 계속 자신의 대처 전략으로 삼을 필요가 없다는 사실을 깨달아야 한다. 하지만 그 행동을 버리기 전에, 자신에게 알맞은 대안 전략을 찾아내고, 계속 떠오르는 고통스러운 감정을 견딜 더 건강한 방법을 실천하는 것이 중요하다. 유년기 정신적 외상의 잔류 효과를 완화시킬 방법은 아주 많다. 고통스러웠던 옛일이 계속 생각나서 괴롭다면, 정신 건강 전문가의 도움을 받는 편이 좋다. 명심하자. 당신은 무력하지 않으며, 혼자인 것도 아니다. 배려하는 전문가는 당신이 막을 수가 없었던 손상 중 일부를 복구하는 데 도움을 줄 수 있다. 또 당신에게는 여전히 긍정적인 속성들이 있다는 점도 명심하자. 예를 들어, 심각한 역경을 겪은 사람은 남들의 고통에 더 연민을 느끼고 공감한다.[17]

육아와 텔로미어의 관계

오늘날의 연구자들은 나무랄 데 없는 쥐를 육아의 괴물로 만드는 법을 안다. 그들은 자기 새끼를 학대하는 어미 쥐를 실험실에서 만들 수 있다. 동물 애호가에게는 다루기 힘든 주제이겠지만, 유년기 역경의 생리를 이해하고 싶은 이들에게는 도움이 된다.

깔짚이 부족할 때 젖을 물리는 어미 쥐는 스트레스를 받는다. 쥐에게 편안한 고급 매트리스가 필요한 것은 아니지만, 실험실의 어미 쥐는 휴지나 종이 띠 같은 것들로 식구들이 머물 작은 둥지를 짓곤 한다. 쥐에게 심한 스트레스를 주는 또 한 요인은 익숙해질 시간을 충분히 주지 않은 채 새로운 장소로 옮기는 것이다. 과학자들은 어미 쥐에게서 깔짚 재료를 빼앗고 갑작스럽게 새 우리로 옮김으로써, 고도로 스트레스를 받게 할 수 있다. 신생아를 병원에서 집으로 데려왔는데, 집주인이 환영하면서 이렇게 말할 때 얼마나 스트레스를 받을지 생각해보라. "오, 마침내 집에 왔네요! 아기를 내려놓기 전에, 설명할 게 있는데요. 당신이 살던 집에 딴 사람이 들어 왔어요. 참, 당신의 옷과 가구는 다 버렸어요. 그럼 안녕!" 이제 어미 쥐가 어떤 기분일지 어렴풋이 알아차릴 것이다.

이렇게 스트레스를 받는 어미 쥐는 새끼를 학대했다. 그들은 새끼를 떨어뜨렸다. 새끼를 밟고 다녔다. 젖을 먹이고 핥고 털을 골라주는 시간이 줄어들었다. 즉 새끼들을 안심시키고 스트레스 반응을 가라앉힘으로써 장기적인 변화를 일으키는 데 기여하는 육아 활동을 덜 했다. 가여운 새끼들은 큰 소리로 울면서 자신이 스트레스를 받고 있음을 알렸다. 이 학대적인 초기 환경은 새끼의 신경 발달에 그늘을 드리웠다. 잘 돌보는 어미에게서 자란 새끼들에 비해, 이 새끼들은 편도체라는 뇌 영역의 텔로미어가 더 길었다.[18] 편도체는 경고 반응을 담당하는 부위다. 경고 반응이 너무나 자주 켜지곤 했기에 그 부위의 텔로미어가 튼튼해진 듯하다. 행복하게 자랐다는 징후가 결코 아니다.

편도체와 그 영역의 반응을 억제할 수 있는 전두엽이 튼튼하게 연결되어야만 감정 조절을 잘할 수 있다. 안타깝게도, 학대 받은 새끼들은 전두엽의 텔로미어가 더 짧았다. 우리는 편도체의 신경세포는 심한 스트레스를 받을 때 돌기들을 마구 뻗어서 뇌의 다른 영역들에 있는 신경세포들과 연결을 형성한다는 것을 이미 알고 있다. 전두엽의 신경세포에는 정반대 현상이 일어나는 경향이 있다. 즉 두 영역 사이의 연결이 약해진다. 그래서 쥐는 스트레스 반응을 억제하기가 더 어려워진다.[19]

육아 소홀은 텔로미어에 해를 끼칠 수 있는 또 다른 환경이다. 메릴랜드주 베데스다에 자리한 국립보건원의 스티브 수오미Steve Suomi는

40년 동안 붉은털원숭이의 육아를 연구해 왔다. 그는 새끼를 태어나자마자 어미에게서 격리시켜서 보육실에서 또래들과 함께 키우면, 다양한 문제들이 생긴다는 것을 밝혀냈다. 덜 놀고, 더 충동적이고 공격적이고, 스트레스에 더 반응을 한다(그리고 뇌의 세로토닌 수치가 더 낮다).[20] 그는 그 새끼들의 텔로미어도 더 짧아지는지를 조사하고 싶었다.

최근에 그의 연구진은 소규모 원숭이들을 대상으로 이 연구를 할 기회를 얻었다. 연구진은 새끼들을 무작위로 나누어 생후 7개월 동안 한쪽 집단은 어미가 키우도록 하고, 다른 한쪽 집단은 보육실에서 키웠다. 4년 뒤 양쪽의 텔로미어 길이를 재보니, 어미가 키운 원숭이가 보육실에서 자란 원숭이보다 텔로미어가 훨씬 더 길었다. 염기쌍이 약 2,000개 더 많았다.[21] 태어날 때부터 텔로미어가 더 짧은 이들도 있지만, 이 원숭이들은 태어난 직후에 무작위로 나누었으므로, 그들의 텔로미어 길이 차이는 전적으로 어릴 때의 경험에서 비롯된 것이다. 다행히도 조부모의 보살핌을 받는 등 나중에 마음의 상처를 회복시켜 주는 환경을 경험한 원숭이들에게서는 부모 없이 자랐을 때의 문제 중 일부가 복구될 수 있었다.

텔로미어와 감정 조절을 위한 양육

학대받는 새끼 쥐나 어미 없이 자란 원숭이 이야기를 읽고 있자면 우울해진다. 하지만 이 이야기에는 긍정적인 측면도 있다. 어미의 보살핌을 받으면서 자란 새끼 쥐는 더 건강한 텔로미어를 지닌다는 것이다. 원숭이도 마찬가지다. 물론 사람의 아기와 아이도 부모의 보살핌을 받는 것이 대단히 중요하다. 부모의 보살핌은 감정 조절 능력을 계발하도록 도움을 줄 수 있다. 즉, 부정적인 감정에 압도당하지 않으면서 그 감정을 경험할 수 있다는 의미다.[22] 잠시 생각해보면, 주변의 어른 중에서 자신의 감정을 조절하는 데 문제가 있는 누군가를 별 어렵지 않게 떠올릴 수 있을 것이다. 가장 사소한 도발에도 울컥 폭발하는 이들이다. 도로만 나가면 감정이 폭발하는 이가 주변에 있지 않은가?

아마 반대편 극단에 속한 사람도 알지 모르겠다. 자신의 감정이 너무나 두려워서 혼란스러운 견해 차이를 헤치고 나아가려 하기보다는 차라리 우정을 단절하는 쪽을 택하는 이들이다. 그들은 힘겨운 감정을 일으킬 만한 모든 것, 직장, 우정, 더 나아가 집 바깥의 세계 전체를 피하려 한다. 그래서 우리 대다수는 자녀가 더 효율적인 대처 수단을 배우기를 바란다.

우리는 자녀를 가르칠 수 있다. 아이는 일찍부터 부모나 돌보는 사람들의 육아를 통해 자신의 감정을 조절하는 법을 배운다. 아기는 운다. 부모는 관심을 보임으로써, 아기가 자신의 감정을 이해하도록 인도하는 일종의 감정 부조종사 역할을 한다. 아기를 달래고 아기의 욕구를 충족시킴으로써 부모는 아이에게 감정을 다스리고 남을 믿는 것이 가능함을 가르친다. 아이는 스트레스 상황이 결국은 지나가리라는 것을 배운다.

도로에서 종종 화가 치밀거나 감정이 고조될 때 이불을 뒤집어쓰고 한 바탕 성질을 부리곤 하는 우리 모두에게 다행스럽게도, 부모가 자신의 감정을 완벽하게 조절해야만 자녀를 도울 수 있는 것은 아니다. 영국의 위대한 소아과의사이자 연구자인 D. W. 위니콧D. W. Winnicott

은 '충분히 좋은' 육아이기만 하면 된다고 안심시킨다. 심리적으로 건강한 태도로 배려하고 사랑하고 안정감을 주기만 하면 된다. 완벽해질 필요는 분명히 없다. 하지만 공동 시설과 고아원에서 자란 아이들은 충분히 좋은 육아에 가까운 것을 받지 못한다. 그들은 정상적인 감정 표현과 조절 능력을 계발하는 데 필요한 세심한 주의를 받지 못한다. 그들은 감정 표현에 둔한 경향이 있으며, 그 효과는 평생 지속될 수 있다.

아기를 껴안고, 온기와 위안과 배려를 제공하는 부드러운 행위는 아이에게 놀라운 생리적 효과를 미친다. 과학자들은 잘 양육된 아이가 자신의 전두엽(판단을 담당하는 뇌 영역)을 편도체와 그 공포 반응에 대한 제동 장치로 쓰는 법을 배운다고 믿는다. 그들의 코르티솔 수치도 더 잘 조절된다. 이 아이들에게 놀이공원에서 빙빙 돌며 내려오는 놀이기구를 타게 하거나 중요한 시험을 봐야 한다고 말하면, 그들은 건강한 수준의 흥분이나 걱정을 느낀다. 그것이 바로 스트레스 호르몬이 있는 이유다. 긴장시키기 위해서다. 놀이 기구가 멈출 때, 연필을 내려놓을 때, 코르티솔 수치는 다시 떨어지기 시작한다. 그들은 스트레스 호르몬의 홍수 속에서 계속 헤엄치는 것이 아니다.

양육을 잘 받는 아이는 옥시토신이 주는 기쁨도 경험한다. 옥시토신은 누군가에게 친밀함을 느낄 때 분비되는 호르몬으로 스트레스에 맞선다. 혈압을 낮추고 행복한 느낌에 빠져들게 한다.[23] (아기에게 젖을 먹이는 여성은 옥시토신이 쇄도하는 것을 강렬하고 확연히 느낄 수 있다.) 안타깝게도 부모가 옆에 있을 때 얻는 스트레스 완충 효과는 아이가 청소년기에 들어서면 약해지는 듯하다.[24]

작은 역경은 보호 효과를 줄 수 있다

대개 유년기의 심각한 역경에는 좋은 점이 전혀 없으며, 그저 고역스럽고 더 나중에 우울증과 불안의 위험을 높일 뿐이다. 또한 텔로미어도 단축시킨다. 하지만 유년기의 온건한 역경은 유익할 수도 있다. 젊을 때 몇 차례 역경을 겪었다고 하는 어른들은 스트레스에 건강한 심혈관 반응을 보였다. 그들의 심장은 더 많은 혈액을 뿜어내고, 상황에 대처할 태세를 갖추었다. 다시 말해, 그들은 활발한 도전 반응을 경험했다. 그들은 흥분과 활력을 느꼈다. 따라서 아마 유년기의 경험은 그들에게 자신이 장애물을 극복할 능력이 있다는 자신감을 심어주었을 것이다. 역경을 전혀 겪지 않은 이들은 사실상 더 위협을 느꼈고, 말단 동맥이 더 수축했다. (한편, 가장 심한 역경을 겪은 이들은 과도한 위협 반응을 보였다.)[25]

우리는 아이들에게 역경을 처방하자고 말하는 것이 아니다. 그저 그런 일이 흔하다고 지적하는 것일 뿐이다. 역경이 적절한 수준으로 일어난다면, 그리고 아이가 대처할 수 있도록 충분히 지원을 받는다면, 혜택을 볼 수 있다. 따라서 아이에게 스트레스에 잘 대처하는 법을 가르치는 것(모든 좌절로부터 보호하는 것이 아니라)이 핵심이다. 헬렌 켈러의 말이 딱 맞다. "성격은 쉽게 평온하게 계발될 수 있는 것이 아니다. 시도하고 고생을 겪어야만 정신이 강해지고, 시야가 명확해지고, 야망이 불타오르고, 성공을 이룰 수 있다."

상처받은 자녀를 위해

마음에 상처를 주는 환경에서 삶을 시작한 아이들에게는 강화된 육아 기법이 초기 학대로 생긴 텔로미어 손상을 일부 치유하는 데 도움이 될 수도 있다. 델라웨어대학교의 메리 도저Mary Dozier는 역경에 노출된 아이들을 연구해 왔다. 어떤 아이들은 주거 환경이 열악했다. 어떤 아이들은 소홀히 다루어지거나 가정 폭력을 목격하거나 경험했다. 마약 중독자이거나 서로에게 해를 끼치는 부모를 둔 아이도 있다. 도저와 동료들은 이 아이들의 텔로미어가 더 짧다는 것을 알아냈다. 아주 민감하게 잘 반응하는 방식으로 부모와 상호작용을 할 때만 예외였다.[26] 이런 육아가 어떤 것인지 감을 잡을 수 있도록, 아주 짧은 평가를 해보자.

1. 당신의 아기가 아장아장 걷다가 커피 탁자에 머리를 세게 부딪친 뒤, 울음을 터뜨리기 직전의 표정으로 당신을 쳐다본다. 당신은 뭐라고 말할 것인가?

□ "저런, 우리 아기, 괜찮니? 꼭 안아줄까?"

□ "괜찮아. 벌떡 일어나렴."

□ "탁자 가까이 가지 말랬잖니. 이리 나와."

□ 아기가 뭔가 행동을 취하기를 바라면서, 말없이 지켜본다.

2. 당신의 아이가 학교에서 돌아오더니 가장 친한 친구가 이제 함께 안 놀고 싶어 한다고 말한다. 당신은 뭐라고 말할 것인가?

□ "우리 아들(딸), 속상하지? 무슨 일 있었니?"

□ "괜찮아. 친구는 더 많이 생길 거야."

□ "네가 무슨 짓을 했기에 안 놀겠다고 하는 거니?"

□ "뭐 그까짓 일로 그래. 자전거 타고 나가서 동네 한 바퀴 돌고 와."

모두 다 타당한 대응처럼 들릴 수 있으며, 상황에 따라서는 그럴 수 있다. 하지만 아이가 예전에 입은 마음의 상처를 계속 안고 있었다면 올바른 대응은 하나뿐이다. 양쪽 상황에서 첫 번째 반응이 그것이다. 정상적인 상황에서는 작은 혹이나 상처 따위는 그냥 훌훌 털어버리는 법을 터득하도록 돕는 것이 적절할 때도 있다. 하지만 앞서 힘든 일로 마음에 상처를 입은 아이는 상황이 다르다. 그런 아이는 자신의 감정을 조절하기가 더 어려울 수도 있다. 그런 아이에게는 부모가 감정의 부조종사가 될 필요가 있다. 어떤 문제가 있는지 알아차리고 의지하여 마음을 가라앉힐 수 있게 함으로써 아이를 안심시키는 존재가 되어야 한다. 그런 아이는 계속해서 그렇게 안심을 하고 또 해야 할 필요가 있을 수도 있다. 시간이 걸리겠지만, 결국 아이는 문제가 생겼을 때 더 적합한 방식으로 대응하는 법을 터득하게 될 것이다. 또한 더 자란 뒤에는 걱정거리가 생겼을 때 부모와 상의를 할 가능성이 더 높아질 것이다.

도저는 위험 아동의 부모에게 이런 유형의 적절한 반응을 가르치기 위해 '애착과 생물행동학적 따라잡기Attachment and Biobehavioral Catch-Up, ABC'라는 프로그램을 개발해 왔다. 해외에서 아이를 입양한 미국인 부모들도 이 프로그램에 참여해 왔다. 그들은 육아 기술이 없는 사람들이 아니었다. 아이를 헌신적으로 잘 돌보는 이들이었다. 하지만 그들이 입양한 아이들은 통계적으로 볼 때 공동 시설에서 지냈고, 감정 조절 능력이 떨어지고, 텔로미어 손상을 입었을 가능성이 훨씬 높았다. 유년기 역경에 따르는 온갖 문제들을 말이다. 이 프로그램에 참가한 부모들에게는 아이가 하는 대로 따르라고 말한다. 예를 들어, 아이가 숟가락을 두드리면서 놀기 시작하면, 부모는 이렇게 말하고 싶어질 것이다. "숟가락은 음식을 떠먹는 데 쓰는 거야." "그릇을 몇 번이나 두드리는지 세어볼 거야." 하지만 그런 말은 아이의 생각이 아니라, 부모의 의제를 반영한다. 도저의 프로그램에서는 부모에게 그 놀이에 참여하거나, 아이가 하고 있는 행동에 관해 말을 하라고 가르칠 것이다. "와, 숟가락과 그릇으로 소리를 내고 있네!" 부모와 이렇게 매끄러운 상호작용을 하면, 위험 아동이 자신의 감정을 조절하는 법을 배우는 데 도움이 된다.

단순한 개입이지만, 극적인 결과가 나온다. 또한 도저는 미국 아동보호국에 자녀를 방치했다고 신고된 부모들에게도 ABC를 가르쳤다. 그 프로그램을 이수하기 전에, 아이들의 코르티솔 수치는 혹사당해서 소진되었음을 보여주는 특징인 고장 난 둔감한 반응을 보였다. 부모가 이 단기 과정을 이수하고 나자, 자녀는 훨씬 더 정상적인 코르티솔 반응을 보였다. 그들의 코르티솔 수치는 아침에 상승했다가(하루 일과를 시작할 준비가 되었다는 건강한 징후), 하루가 지나면서 서서히 낮아졌다. 이 효과는 단지 일시적인 것이 아니라 여러 해 동안 지속되었다.[27]

텔로미어와 스트레스에 민감한 아이들

로즈는 3년 동안 급경련통을 앓았다. 급경련통을 앓는 아기는 하루에 3시간 이상, 일주일에 3일 이상을 계속 울어대곤 한다. 대개 생후 2주 무렵에 시작되어 6주쯤에 정점에 이르는 통증이다. 로즈가 급경련통을 앓은 것은 맞다. 신생아 때, 로즈는 젖을 빨면서 잠깐 잠이 들곤 했다. 약 5분간 찾아오는 평온한 시간이었다. … 그런 뒤 다시 마구 울어대기 시작한다. 로즈Rose는 장미를 뜻하지만, 로즈는 얌전한 꽃이 결코 아니었다. 우는 아기를 달래보겠다고 부모가 로즈를 데리고 동네를 걷다 보면, 동네 아주머니들이 달려와서 호들갑을 떨곤 했다. "아기가 어딘가 이상해요! 건강한 아기라면 이렇게 빽빽 울지 않아요!"

이상한 점은 전혀 없었다. 로즈는 잘 씻고 잘 먹고 잘 보살핌을 받고 있었다. 그저 아주 예민했을 뿐이다. 로즈는 빨리 울음을 터뜨렸고, 안정되거나 잠이 드는 데에는 더 오래 걸렸다. 그래서 부모가 급경련통이 몇 년 갔다고 농담을 할 정도였다. 로즈는 냉장고의 윙윙거리는 소리 같은 작은 소음에도 예민했다. 낯선 사람이 안으면, 몸부림을 치면서 꽥꽥 소리를 질러대곤 했다. 좀 더 자라자, 로즈는 옷의 꼬리표를 잘라내지 않으면 입으려 하지 않았다. 너무 가려워서였다. 사진관에서 가족사진을 찍으려 하자, 조명이 너무 강하다고 눈을 가렸다. 그리고 일과 중 무언가가 바뀌면 몹시 당황해 했다.

부모의 양육 방식 때문에 로즈가 예민해진 것일까? 부모가 너무 오냐오냐 하면서 키운 것이 아닐까? 가렵든 말든 간에 부모가 골라준 옷을 그냥 입으라고 고집함으로써 교훈을 주었어야 하지 않을까? 이런 질문들에 답하려면, 먼저 기질을 이야기하지 않을 수 없다. 우리가 지니고 태어나는 성격 특징들의 집합인 기질은 건물의 깊이 박힌 콘크리트 토대와 비슷하다. 기질은 안정한 토대가 되어줄 수 있으며, '지진'이 일어날 때에는 나름의 방식으로 기울어지고 흔들리게 해줄 수도 있다. 우리는 기질을 인정하고 기질에 대처하는 법을 배울 수 있지만, 우리의 토대 자체를 바꿀 수는 없다. 기질은 생물학적으로 결정되는 것이다.

기질의 한 가지 측면은 스트레스 민감성이다. 스트레스에 민감한 아이는 '투과성permeable'이 더 좋다. 즉 좋든 나쁘든 간에, 환경 요인이 그냥 되튀어 나오지 않는다는 뜻이다. 그것들은 몸으로 침투한다. 이런 아이들은 빛, 소음, 신체 자극에 더 큰 스트레스 반응을 일으킨다. 주말을 보낸 뒤 다시 학교에 가거나(월요병) 할머니 집에서 자고 가는 것처럼 새로운 상황에 접할 때면 심하게 동요한다. 환경 변화, 다른 아이들이 알아차리지도 못할 사소한 변화에도 더 강하게 과장된 반응을 보인다. 화를 내거나 공격적인 행동으로 반응하는 아이들도 있다. 입을 꾹 다물고 있거나 부루퉁한 얼굴로 감정을 내면화하는 아이들도 있다. 감정을 내면화하는 아이들은 텔로미어가 더 짧은 경향이 있다.[28] 하지만 주의력 결핍 과다 행동 장애나 맞섬 반항 장애oppositional defiant disorder처럼 심하게 외면화하거나 장애로 표출될 때에도, 텔로미어가 짧아진다.[29]

소아 발달 전문의인 톰 보이스Tom Boyce는 유치원에서 초등학교에 입학한 아이들을 한 해 동안 추적했다. 스트레스에 민감한 아동에게는 몹시 힘겨울 수 있는 시기다. 연구진은 아이들에게 감지기를 붙인 뒤, 무서운 동영상을 보거나 혀에 레몬즙을 몇 방울 떨구거나 (물론) 암기력 과제를 수행할 때처럼 적당한 수준의 무해한 스트레스 상황에 아이들이 어떤 생리적 반응을 보이는지를 측정했다. 대부분의 아이는 어느 정도의 스트레스 징후를 보였다. 하지만 몇몇 아이들은 호르몬 반응과 자율신경계 양쪽으로 극도의 스트레스 반응을 보였다. 마치 몸과 뇌가 방에 불이 났다고 생각하는 듯했다. 스트레스 반응이 더 강할수록, 그들의 텔로미어는 더 짧은 경향을 보였다.[30]

당신의 아이는 난초일까?

매우 비극적으로 들릴 수 있다. 높은 스트레스 민감성을 타고난 이들이 운 나쁘게 짧은 빨대를, 다시 말해 짧은 텔로미어를 뽑은 것처럼 비칠지 모르겠다. 하지만 보이스를 비롯한 연구자들은 어떤 환경에서는 스트레스에 민감한 이들이 잘 살아간다는, 심지어 덜 민감한 또래들보다 더 잘 지내기도 한다는 것을 발견했다.

보이스는 많은 연구를 통해서, 스트레스에 유달리 민감한 아이들이 혼잡하고 혼란스러운 큰 교실이나 열악한 가정환경에서는 잘 지내지 못하지만, 따뜻하게 돌보는 어른이 있는 교실이나 가정에서는 사실상 보통 아이보다 더 잘 지낸다는 것을 발견했다. 그럴 때 그들은 감기나 독감에 덜 걸린다. 우울증과 불안 같은 증상들도 덜 겪는다. 심지어 다른 아이들보다 덜 다친다.[31]

보이스는 이런 스트레스에 민감한 아이들을 '난초'라고 부른다. 난초는 세심하게 보살피고 주의를 기울이지 않으면, 꽃이 활짝 피지 않는다. 하지만 최적의 환경이 갖추어진 온실에 두면, 아름다운 꽃을 피운다. 아동의 약 20퍼센트는 난초형 기질을 갖고 있다. 다시 말하지만, 이 기질은 육아의 산물이 아니다. 태어나기 오래전에 난초의 씨가 이미 심어진 것이다.

이런 '씨'를 이해하는 한 방법은 난초 아이들의 유전적 서명을 분석하는 것이다. 도파민과 세로토닌 등 기분을 조절하는 신경전달물질의 유전자에 변이가 더 많은 아이들(그리고 어른들)은 스트레스에 더 민감한 경향이 있다. 그들은 난초다. 유전자를 토대로 판단했을 때 가장 스트레스에 민감한 이들은 적절한 지원을 했을 때 더 혜택을 보고 잘 살아가는 경향이 있다.[32] 이 유전적 서명이 아이의 텔로미어가 역경에 반응하는 방식에 영향을 미칠지 알아보기 위해, 남자아이 40명을 대상으로 소규모의 예비 연구가 이루어졌다. 아이들 중 절반은 안정한 가정에 속해 있고, 절반은 가난, 육아 소홀, 계속 변하는 가족 구조가 특징인 열악한 사회적 환경에서 지냈다. 열악한 환경에 노출된 아이들은 텔로미어가 더 짧았다. 스트레스에 민감한 유전자를 지녔을 때 더욱 그랬다. 그것이 바로 환경에 투과성을 지닌다는 것의 뚜렷한 단점이다. 힘겨운 상황이 고스란히 심각한 피해를 입히게 된다. 그런 한편으로 그 아이들의 이면, 즉 투과성의 장점도 드러났다. 안정한 환경에서 살아갈 때, 그들의 텔로미어는 그냥 괜찮은 수준이 아니었다. 그 유전적 변이를 지니지 않은 아이들의 텔로미어보다 더 길고 더 건강했다. 이 예비 연구는 민감하고 투과성을 띤다는 것이 든든하게 뒷받침하는 환경에서는 혜택일 수 있음을 시사한다.[33]

이는 성격 연구에서 나온 흥미로운 이야기이며, 스트레스 분야의 가장 열띤 주제 중 하나다. 민감성은 좋은 형질도 나쁜 형질도 아니다. 그저 우리가 지닌 카드 중 하나일 뿐이다. 그 카드를 어떻게 쓸지 알 수 있도록 명확히 파악할 수 있다면 가장 좋다. 난초 아동은 따스하고 부드러운 교정과 한결 같은 일과의 혜택을 본다. 그들이 새로운 상황으로 옮겨갈 때면 인내심을 갖고 지원을 해주어야 한다. 스트레스에 강하게 반응하는 난초 아동은 도전 반응을 배움으로써 혜택을 볼 수 있다. 그리고 그들에게 사고 인지와 마음챙김 호흡 같은 기법들도 가르칠 수 있다. 자기 자신(자신의 생각) 및 자신의 활발한 스트레스 반응과 차분하게 거리를 두는 데 도움이 되는 기법들이다.

텔로미어가 건강한 십대 자녀 키우기

부모 책상 위에 어질러놓은 것 속에서 오늘 내가 뭘 찾아냈는지 아니? 이거 역사 숙제 맞지?

십대 자녀 몰라요.

부모 내일까지 하라고 되어 있네. 아직 손도 안 댔지?

십대 자녀 모른다니까요.

부모 공손히 대답해! 다시 말하마. 내일까지 해야 하는 역사 숙제가 맞아, 안 맞아?

십대 자녀 듣기 싫다니까요! 내 나이 때 못 놀았다고 샘이 나서 그런 거 아녜요? 노는 법도 몰랐으니까요!

부모 혼나려고 작정하는구나. 금요일 저녁에 외출금지야.

십대 자녀 [소리친다] 짜증 나!

부모 [마주 소리친다] 토요일도!

지금까지 우리는 아동, 주로 어린아이들을 이야기해 왔다. 하지만 십대 자녀는 어떨까? 부모와 십대 자녀는 위의 사례처럼 서로 갈등을 빚는다. 그런 갈등은 숙제 같은 문제가 등장하고, 그것을 놓고 언쟁을 벌이지만, 대체로 미해결 상태로 넘어가곤 한다. 이런 끝이 열려 있는 갈등은 십대 자녀를 몹시 화가 난 상태로 두게 한다. 심리학자들은 분노가 심리적 반응들의 가마솥에 든 스트레스 수프stress soup에 어떤 일을 하는지 잘 안다. 분노는 수프를 가열하여 끓어 넘치게 만든다. 그리고 텔로미어를 단축시키는 효과를 일으킬 수 있다. 하지만 다행히도 육아 방식을 바꾼다면 상황이 나아질 수 있다.

조지아대학교의 가족학 연구자인 진 브로디Gene Brody는 십대 시절에 부모의 지지가 어떤 역할을 하는지, 그리고 어떻게 하면 지지를 강화할 수 있는지 깨달음을 안겨준다. 브로디는 미국 남부의 가난한 시골에 사는 아프리카계 미국인 십대 청소년들을 추적했다. 그 지역에서는 고등학교를 나온 청년들이 변변한 직장은커녕 일자리를 구하기조차 힘들고, 성년기에 들어서는 과정을 도와줄 사람도 자원도 거의 없다. 게다가 알코올 소비량이 무척 많은 곳이기도 하다. 브로디는 이 십대 청소년들을 자신의 '어른 되기Adults in the Making' 프로그램에 참여시켰다. 십대 청소년에게 정서적 지지와 취업 지원을 하는 프로그램이다. 교사들은 인종차별주의에 대처하는 전략도 가르친다. 그 청소년들의 부모도 함께 프로그램에 참여한다. 예를 들어, 부모들은 마약과 술을 멀리하라고 명확하고도 단호하게 자녀에게 말하는 법을 배운다. 부모와 십대 자녀는 따로 6개 반에서 여러 기술을 배운 다음, 나중에 함께 연습을 한다. 십대 청소년 중 절반은 수업을 듣지 않는 대조군에 할당했다. 5년 뒤, 브로디는 그들의 텔로미어를 측정했다. 언쟁이 가득하고 정서적 지지는 거의 없는 육아는 5년 뒤 더 짧아진 텔로미어와 더 많은 마약 투여와 연관이 있었다. 하지만 이 취약한 집단 중에서도 지지가 되는 육아를 받은 십대 청소년들은 그렇지 않은 이들보다 텔로미어가 더 길었다. 이 효과는 그들이 분노를 덜 느낀다는 점을 통해 어느 정도는 설명이 된다.[34]

브로디의 연구는 매우 특정한 환경에서 특정한 소득 수준에 속한 십대 청소년들을 살펴본 것이다. 하지만 그의 발견은 우리 모두에게

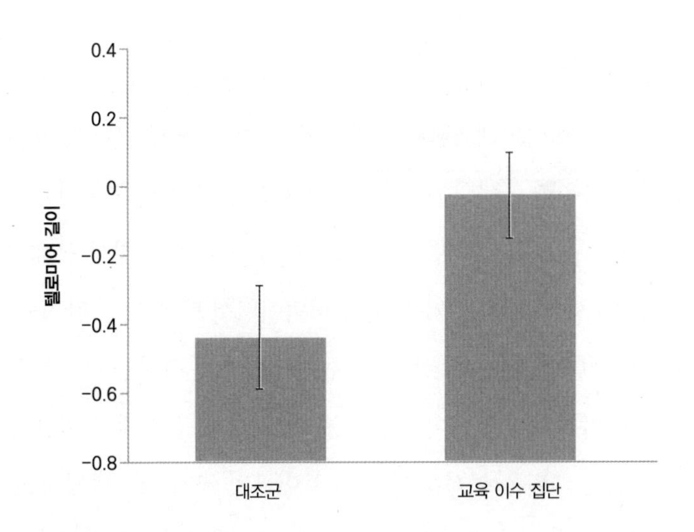

그림 26 가정 회복 수업과 텔로미어
아이에게 별 도움이 안 되는 육아를 하는 부모를 둔 십대 청소년 중에서, 지원 교육 수업을 받은 이들은 5년 뒤 텔로미어가 상당히 더 길었다. (사회적 지위, 스트레스 사건, 흡연, 음주, 체질량 지수 같은 요인들을 감안한 뒤에 얻은 결과다.)[35]

생각할 거리를 제공한다. 어디에 살든지 간에, 얼마나 부유하든 가난하든 간에, 아동의 뇌와 몸은 청소년기에 엄청난 변화를 거친다. 십대 청소년이 얼마간 좌충우돌하면서 나아가는 것은 흔한 일이다. 십대의 뇌가 위험을 다른 식으로 경험하기 때문에 더욱 그렇다. 그들은 위협에 전율로 반응하는 경향이 있다. 즉 위험을 무릅쓸 때면, 짜릿함을 느낀다.[36] 살면서 더 많은 경험을 한 어른들은 자연히 그런 행동에 가슴이 서늘해진다. 부모는 걱정으로 밤새 잠을 못 이루고, 그 두려움은 부모와 십대 청소년 사이의 언쟁으로 비화한다. 약간의 갈등은 아마 불가피할 것이다. 하지만 충돌이 끊임없이 일어날 때, 또는 그 긴장이 너무나 지독해서 집안 분위기를 엉망으로 만들 때, 십대 자녀는 화를 내고 반항적이 될 수 있다. 감정을 드러내지 않는 유형이라면, 우울증과 불안에 시달릴 수도 있다.

우리는 역경으로 생긴 아동의 텔로미어 손상을 치유하는 데 도움이 될 방법을 이야기해 왔다. 조기 개입, 지지, 정서적 공감은 위험 아동을 위한 완충물이 되어줄 수 있다. 하지만 당신 자신이 유년기에 지속적인 심한 스트레스를 받았을 수도 있다. 당신이 위험한 동네에서, 학대 가정에서 자랐거나, 가족이 늘 허덕이면서 먹을 것과 잘 곳을 찾아다녀야 했다면, 당신의 텔로미어는 좀 손상을 겪었을지도 모른다. 이 지식을 자신의 텔로미어를 돌볼 동기로 삼자. 음식에서 위안을 찾는 식의 기존 패턴을 인식하자. 당신은 어른인 자기 자신에게 현재 일어나고 있는 일을 더 통제하고 있다. 그리고 이제는 텔로미어의 남은 염기쌍을 보호할 방법도 안다. 특히 당신은 스트레스 반응을 달래는 데 도움이 될 기법들을 활용하기 원할지 모른다. 스트레스 반응성을 줄임으로써, 당신은 자신의 텔로미어를 보호할 것이다. 덤도 따라 온다. 자신의 삶에 있는 자녀들(또 다른 사랑하는 이들)을 위해 더 차분해지고 더 강해질 것이다.

늙지 않는 비밀

- 유년기에 얻은 심각한 정신적 외상은 짧은 텔로미어와 연관되어 있다. 정신적 외상은 건강하지 못한 행동과 대인관계 형성 능력 부족이라는 형태로 성년기까지 영향을 미칠 수 있고, 그 결과 텔로미어가 더욱 짧아질 수도 있다. 당신이 유년기에 심각한 역경을 겪었다면, 이제 그 효과가 당신의 건강과 텔로미어에 미치는 영향을 완충시킬 조치를 취할 수 있다.
- 유년기의 심각한 역경은 부정적인 것이다. 하지만 유년기의 적당한 스트레스는 그 스트레스를 받는 당시에 아이가 충분한 지원을 받는다면, 사실상 건강한 것이 될 수도 있다.
- 부모는 자녀에게 보조를 맞추어 따스하게 양육하는 법을 실천함으로써 아이의 텔로미어를 지원할 수 있다. 이 반응성은 이미 정신적 외상을 겪었거나 예민한 난초 기질을 지니고 태어난 아이에게 특히 중요하다.

텔로미어 재생 실험실

아이를 위해 스마트폰을 내려놓아라

ABC 프로그램은 부모에게 무심한 행동을 보이지 말라고 가르친다. 대부분의 부모가 죄책감을 느끼는 행동, 즉 주의 산만도 그중 하나다. 아이의 상황이나 기질에 관계없이, 우리가 화면과 연결되어 있을 때 우리는 아이와 연결되어 있지 않은 것이다. 당신은 자신이 생각하는 것보다 더 쉽게 산만해지곤 한다. 근처 탁자에 휴대전화가 놓여 있을 때, 사람들은 더 건성으로 대화를 하며, 주의가 더 자주 분산된다.[37] 디지털 대화는 온전히 공감하고 연결될 기회를 제한한다. 작가인 피코 아이어Pico Iyer가 스마트폰을 "대량 주의 산만 무기"라고 한 것도 놀랄 일이 아니다.

여기에서는 화면의 방해를 받지 않고 자녀와 어울려 보라고 초청한다. 당신이 근처에 휴대전화나 태블릿을 두지 않은 채, 아이와 대화를 하거나 놀이를 하거나, 아니면 그냥 즐거운 마음으로 지켜보면서 20분을 보낼 수 있는지 알아보라. 자녀의 화면 시간도 마찬가지로 제한하자. 자신의 의지로 그렇게 하도록 만들자. 때로 무언가에 이름을 붙이면 그것이 훨씬 더 큰 힘을 지니고 더 효력을 발휘하는 것처럼 말이다. 비록 아이가 화면이 없이 차를 타거나 식사를 하는 것에 반발할 지 모르지만, 속으로는 환영할지도 모른다. 식사 시간, 통학 시간, 밖에 있다가 집에 들어온 지 30분 이내(가족과 다시 연결하는 데 주의를 집중해야 할 때) 등 화면이 없는 몇몇 주요 시간을 정한다. 화면 없는 시간이 명쾌한 규칙이 되면, 매일 복잡한 협상을 할 필요가 없어질 것이다. 아이의 화면 이용을 제한하는 방법을 알고 싶은 부모를 위해, 하버드 예방 연구 센터는 안내서를 제공하고 있다(http://www.hsph.harvard.edu/prc/2015/01/07/outsmarting-the-smart-screens). 또한 해마다 봄에 '상업성으로부터 자유로운 유년기를 위한 운동Campaign for a Commercial Free Childhood'이라는 단체가 주최하는 화면 없는 주간 행사도 있다(http://www.screenfree.org).

아이에게 맞추어라

아이는 본래 취약하기에 부모는 매우 세심하게 반응하면서 아이에게 맞추어야 한다. 아이의 감정에 맞추면, 부모는 아이의 좌절감을 어느 정도 달랠 수 있다. 예를 들어, 숙제는 흔한 스트레스 요인이다. 아이는 숙제 자체에 심란해지고, 부모가 도와주려고 할 때 부모에게 짜증을 낼 수 있다. 《아직도 내 아이를 모른다The Whole-Brain Child》의 공저자인 대니얼 시겔은 특히 아이의 감정이 격한 상태에 있을 때 조율하는 방법을 제시한다. 그는 아이의 감정을 인정하고 거기에 공감할 때까지, 부모가 아이의 숙제(아니, 스트레스를 일으키는 모든 활동)를 도울 수 없다고 설명한다.

따라서 다음에 당신의 아이가 스트레스를 받고 있다면, "실망했니?" 하는 식으로 아이의 감정을 인정하는 말을 하려고 애써보라. 또 아이가 자신의 감정을 파악하도록 도울 수도 있다. 감정에 꼬리표를 붙이고 어떤 일이 일어났는지를 일목요연하게 이야기하면 감정의 세기가 줄어들기 때문이다. 시겔은 이 전략을 '이름 붙여 길들이기name it to tame it'라고 했다. 당신은 이런 식으로 말할 수 있다. "와, 힘든 상황처럼 보였어. 너는 어땠니? 기분은 어땠어?" 아이의 이성적인 사고를 이끌어내고 싶다면, 먼저 공감하면서 정서적으로 아이를 대해야 한다.[38] 시겔은 이를 "연결하여 방향을 바꾸다connect and redirect"라고 한다.

반발하는 십대에게 과잉 반응하지 말라

감정적이고 짜릿함을 추구하는 십대 자녀의 뇌가 당신까지 끌어들여서 갈등을 고조시키도록 하지 말라. 십대 자녀가 당신에게 소리를 질러댈 때, 당신에게는 자동적인 반응, 즉 고함으로 맞대응하는 것 외에 다른 대안들도 있다. 언쟁은 당신이 참여하지 않는다면 더 심해질 수가 없다. 때로는 중간 휴식이 필요하다고 스스로에게 말하는 것이 도움이 된다. 자리를 옮겨서 잠시 시간을 갖는 것이다. 감정의 반감기가 아주 짧다는 점을 생각할 때, 그 사이에 자녀(그리고 당신)의 감정은 가라앉을 가능성이 높고, 둘 다 이성적으로 대화를 재개할 수 있다.

열이 뻗치는 순간에, 십대 자녀가 겉으로는 다 자란 양 보일지 몰라도, 속은 아직 어린아이라는 사실을 떠올리자. 자녀는 자신의 드라마에 말려들지 않고, 흔들림 없이 명확한 태도를 유지하는 당신을 필요로 한다. 방에서 어른의 뇌를 지닌 사람은 당신 쪽이라고 스스로에게 주지시켜라. 그리고 차분한 태도를 유지하고, 언쟁이 심해지는 것을 피할 능력을 지닌 쪽도 당신임을 상기하라. 또 차분한 상태에서 호기심을 가져라. 십대 자녀에게 이렇게 저렇게 하라고 말하는 대신에, 질문을 해라.

애착의 본보기

자기 배우자와의 애정 가득한 관계는 더 나은 육아를 위한 도구이기도 하다. 부모의 일상적인 상호작용에 자녀가 어떤 반응을 보이는지를 3개월 동안 추적한 연구가 있다. 자녀가 부모의 상호작용에 정서적으로 얼마나 공명하는지, 그 모습이 아이의 행동에 반영되는지를 조사했다. 부모가 서로에게 애정을 보일 때 아이는 더 긍정적인 정서를 느꼈고, 아이의 텔로미어도 더 길어지는 경향을 보였다. 반면에 부모가 갈등을 빚고, 아이가 부정적인 정서 반응을 보일 때, 아이의 텔로미어도 더 짧아지는 경향이 있었었다.[39] 그러니 감정이 침투할 수 있다는 것, 감수성이 큰 자녀는 더욱 그렇다는 점을 명심하자. 자신의 가정환경에 온기를 불어넣고 애정을 보여준다고 생각해보자. 화가 치밀고 있는 상태에서는 그렇게 하기가 어렵다! 하지만 배우자에게 애정을 보여줌으로써 당신은 자녀의 웰빙을(아마 텔로미어의 건강도) 증진시킬 수 있을 것이다.

결론

세계가 주목하는 텔로미어 효과

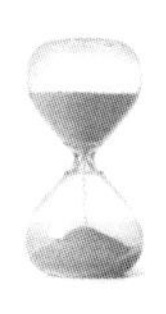

사람은 '우주'라고 하는 전체의 일부, 한정된 시간과 공간에 놓인 일부다. 사람은 자기 자신, 자신의 생각과 감정을 우주의 나머지와 분리된 무엇으로서 경험한다. 의식이 빚어내는 일종의 착시 현상이다. 이 착시 현상은 우리의 개인적 욕구를 제한하고 우리의 애정을 가장 가까이에 있는 몇몇 사람들에게 한정 짓는, 일종의 감옥이다. 따라서 모든 생물과 자연 전체의 아름다움을 있는 그대로 포용하도록 연민의 범위를 확대함으로써 이 감옥에서 벗어나는 것이 우리의 과제가 되어야 한다. 이 일을 완벽하게 해낼 수 있는 사람은 아무도 없지만, 해내기 위해 노력한다는 것 자체는 자유와 마음의 안정을 위한 토대가 된다.

-알베르트 아인슈타인, 〈뉴욕타임스〉, 1972년 3월 29일

우리는 당신이 건강하고 행복하게 오래 살기를 바란다. 생활 방식, 정신 건강, 환경 모두 우리의 신체 건강에 상당한 기여를 한다. 이 말 자체는 새로운 것이 아니다. 여기서 새로운 내용은 이런 요인들이 텔로미어에도 영향을 미치며, 따라서 각각의 기여도를 명확하면서 설득력 있는 방식으로 정량화할 수 있다는 것이다. 이런 요인들이 세대간에 걸쳐 영향을 미친다는 사실을 알고 나니, 텔로미어의 메시지가 더욱 절박하게 다가온다. 우리 유전자는 컴퓨터 하드웨어와 비슷하다. 우리는 유전자를 바꿀 수 없다. 반면에 텔로미어가 속해 있는 우리의 후성유전체epigenome는 소프트웨어와 비슷하다. 즉 프로그래밍을 필요로 한다. 우리는 후성유전체의 프로그래머다. 우리는 그 변화를 조율하는 화학적 신호를 어느 정도까지는 제어할 수 있다. 우리 텔로미어는 세계의 현재 상황에 반응하고 귀를 기울이고 그에 맞추어 조정된다. 따라서 우리는 서로 힘을 모아서 그 프로그램 코드를 개선할 수 있다.

앞에서 우리는 수백 건의 연구에서 이끌어낸, 당신의 소중한 텔로미어를 보호할 가장 좋은 방법이라고 생각하는 것들을 제시했다. 텔로미어가 마음에 어떻게 영향을 받는지도 살펴보았다. 자신의 행동 습관, 수면의 질과 시간, 먹는 음식에 어떻게 영향을 받는지도 이야기했다. 텔로미어는 마음과 몸 너머의 세계에도 영향을 받는다. 당신이 이웃들과 맺는 관계가 텔로미어 건강을 증진시킬 수 있는 안전하다는 느낌을 낳기 때문이다.

사람과 달리 텔로미어는 판단하지 않는다. 객관적이고 편향되어 있지 않다. 텔로미어가 환경에 보이는 반응은 정량화할 수 있다. 염기쌍의 수라는 차원에서다. 그 덕분에 텔로미어는 우리의 내부 및 외부 환경이 건강에 미치는 영향을 측정하기에 이상적인 지표가 된다. 텔로미어가 우리에게 하는 말에 귀를 기울인다면, 어떻게 하면 조기 세포 노화를 예방하고 우리의 건강수명을 늘릴 수 있는지 깨달음을 얻게 된다. 건강수명의 이야기는 인생과 세상이 얼마나 아름다워 보일 수 있는가 하는 이야기이기도 하다. 즉 우리의 텔로미어에 좋은 것은 우리 아이들, 우리 공동체, 전 세계 인류에게도 좋다.

텔로미어의 경고

텔로미어는 생애 초기에 겪은 심각한 스트레스와 역경이 성년기까지도 영향을 미친다고, 즉 가장 어릴 때의 힘겨운 삶이 조기 만성 질환에 시달리게 될 가능성을 높인다고 가르친다. 특히 유년기에 폭력, 정신적 외상, 학대, 사회경제적 곤경 같은 스트레스 요인에 노출되면, 성년기의 텔로미어 길이가 더 짧아진다고 말한다. 이 손상은 아이가 태어나기 전에 시작될 수도 있다. 임산부가 심한 스트레스를 받으면 더 짧은 텔로미어라는 형태로 태아에까지 영향이 전달될 수 있다.

이렇게 일찍부터 스트레스가 텔로미어에 각인된다는 사실은 우리에게 경종을 울린다. 우리는 정책 결정자들에게 공중 보건 어휘 목록에 사회적 스트레스 감소societal stress reduction라는 새 용어를 추가해 달라고 요청하고자 한다. 여기서는 운동이나 요가 반을 말하는 것이 아니다. 물론 그런 것들이 많은 이들에게 도움이 되긴 하지만 말이다. 우리가 말하는 것은 수많은 이들이 직면한, 널리 퍼져 있는 사회환경적 및 경제적 만성 스트레스 요인들을 완충시킨다는 목표를 지닌 폭넓은 사회 정책이다.

최악의 스트레스 요인들(즉 폭력, 정신적 외상, 학대, 정신 질환에의 노출)은 놀랍게도 한 요인에서 비롯된다. 그 지역의 소득 불평등 수준이다. 예를 들어, 가장 부유한 사람과 가장 가난한 사람의 격차가 가장 큰 나라는 국민 건강이 최악이고 폭력이 가장 많다. 〈그림 27〉에서 볼 수 있듯이, 이 나라들은 우울증, 불안, 조현병의 비율도 가장 높다.[1]

이 관계를 확인한 연구 결과는 상당히 많다. 그리고 이 격차로 가난한 이들만이 피해를 입는 것은 아니다. 이런 계층 격차가 심한 사회에

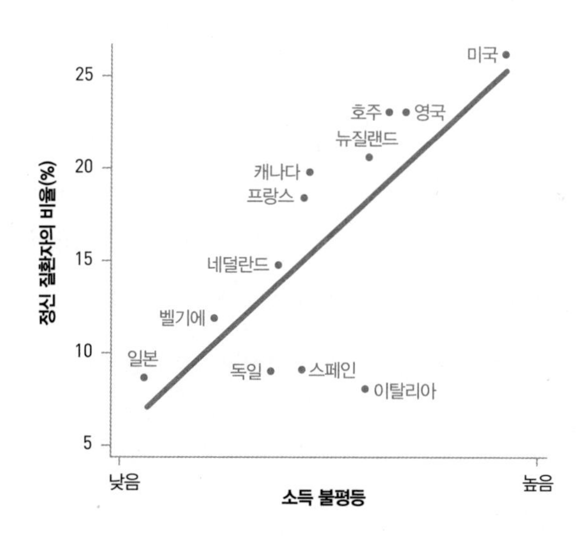

그림 27 소득 불평등과 정신 건강

지역과 국가의 소득 불평등이 나쁜 행동(신뢰 부족, 폭력, 약물 남용) 및 건강 악화(신체 건강이든 정신 건강이든 간에)와 관련이 있다는 연구 결과는 아주 많다. 케이트 피케트(Kate Pickett)와 리처드 윌킨슨(Richard Wilkinson)은 이 엄청난 연구 자료들을 요약했는데,[2] 여기에는 정신 건강과의 관계가 실려 있다. 이 자료를 보면 일본이 불평등과 정신 질환 환자의 비율이 가장 낮고, 미국이 가장 높다.

서는 모든 사람이 정신 건강과 신체 건강에 문제가 생길 위험이 더 높다. 또한 사회의 불평등이 심할수록 아동 복지 수준은 더 낮다. 이 효과는 미국의 부유한 주와 가난한 주 사이에서도 나타난다. 미국은 소득 분포상의 상위 3퍼센트가 부의 50퍼센트를 소유하고 있을 정도로 불평등 격차가 심해져 왔다(미국이 부유한 국가 중에 그 격차가 가장 큰 것도 놀랄 일이 아니다).[3] 말이 나온 김에 덧붙이자면, 소득 격차가 가장 적은 나라인 스웨덴은 아동의 웰빙을 비롯하여 웰빙 수준이 가장 높다. 하지만 현재 스웨덴은 불평등이 가장 빠르게 진행되고 있고 아동 웰빙 수준이 떨어지고 있는 나라 중 하나다(조세와 복지 체계의 재분배 효과가 줄어들고 있기 때문이다).[4]

우리는 소득 격차가 노년에 건강하고 길고 안정한 텔로미어를 지닐지, 아니면 늙고 노쇠한 세포 특유의 짧은 텔로미어를 지닐지의 차이를 낳는다고 믿는다. 이 격차는 부자와 빈자 모두가 일찍부터 오랫동안 질병수명 단계를 살아가게 만드는 지나친 대인관계 스트레스, 경쟁 스트레스, 사회의 병폐를 대변한다. 사회적 스트레스 감소에 중요한 한 가지 핵심 과제는 이 엄청난 격차를 좁히는 것이다. 우리가 어떻게 상호 연결되어 있는지를 이해하는 것이 그 일을 추진하는 연료가 된다.

모든 수준에서의 상호 연결성

우리는 거시적인 수준에서 미시적인 수준에 이르기까지, 사회에서 세포에 이르기까지, 모든 수준에서 서로 그리고 모든 생물과 연결되어 있다. 우리는 마치 각자 홀로 길을 걷는 양 느끼지만, 그런 분리되어 있다는 느낌은 착각이다. 실제로 우리 모두는 마음과 몸 양쪽으로 자신이 이해할 수 있는 것보다 훨씬 더 연결되어 있다. 우리는 경이로운 방식으로 서로서로 그리고 자연과 깊이 연결되어 있다.

우리는 자신의 몸과 세포 내에서 다른 생물들과 연결되어 있다. 우리 몸은 진핵세포로 이루어져 있다. 인류가 출현하기 훨씬 전인 약 15억 년 전, 한 세균이 다른 세균을 삼켰다가 소화시키는 대신에, 하나의 세포가 되어 서로 의지하고 공존하기로 하면서 진핵세포가 출현했다. 현재 우리 세포에 살고 있는 미토콘드리아는 그 세포와 상호의존성의 유산이다. 우리는 공생 생물이다.

우리 몸속에는 바깥 세계와 공유하는 부분도 있다. 우리 체중의 약 1~1.5킬로그램은 다른 생물들로 이루어져 있다. 바로 미생물이다. 미생물은 우리의 창자와 피부에서 복잡한 공동체를 이루어 살고 있다. 그들은 우리의 숙적이 아니라, 우리 몸의 균형을 유지해주는 존재다. 이 미생물 집단이 없다면, 우리 면역계는 약하고 덜 발달한 상태로 남아 있을 것이다. 그들은 우리 뇌에 여러 가지 신호를 보내며, 그들이 균형을 잃으면 우리는 우울증에 걸릴 수 있다. 그리고 정반대 방향으로도 영향이 미칠 수 있다. 우리가 우울해지거나 스트레스를 느낄 때, 우리는 우리 몸의 미생물 집단에 영향을 미치고 있다. 그들의 균형 상태를 파괴하고 우리 미토콘드리아를 손상시킨다.[5]

인류는 서로 점점 더 연결되고 있다. 기술에서 금융 시장, 미디어와 사회 관계망에 이르기까지 말이다. 우리는 언제나 사회 문화에 잠겨 있고, 우리 생각과 감정은 직접 접하고 있는 사회적 및 물리적 환경을 통해 형성된다.[6] 우리가 어떻게 연결되고 지지를 받는가 하는 자각은 우리 건강에 중요하다. 우리가 언제나 상호 연결되어 있었다는 것은 분명하지만, 현재 이 연결은 점점 더 넓어지고 촘촘해지고 있다. 곧 지구 전체는 광대역망으로 감싸일 것이고, 모든 사람이 매우 여유롭게 인터넷을 통해 연결될 것이다. 작년의 아무 날을 고르든 간에, 전 세계 사람들 7명 중 1명은 페이스북에 접속했다.[7] 점점 커져가는 이 상호 연결성은 우리에게 가장 중요한 문제들을 해결하기 위해 우리가 하나가 될 기회를 더 높인다.

또한 우리는 같은 물리적 환경을 공유하고 있다. 지구의 한쪽에서 일어난 오염은 바람이나 물에 실려서 지구 반대편까지 갈 수 있다. 우리 인류는 지구 전체를 가열하고 있으며, 기온 증가의 영향을 모두가 받고 있다. 이는 우리가 서로 어떻게 연결되어 있는지를 보여주는 또 하나의 표지이자, 우리의 일상 행동이 중요하다는 점을 절실하게 느끼게 해준다.

마지막으로 우리는 세대간에 서로 연결되어 있다. 지금 우리는 텔로미어가 후대로 전달된다는 것을 안다. 불우한 사람들은 자신도 모르는 사이에 그 불행을 다음 세대로 전달한다. 경제적 사회적 문제를 통해서만이 아니라, 더 짧은 텔로미어 등 후성유전학적 경로를 통해서도 그럴 가능성이 높다. 이런 측면에서 볼 때, 텔로미어는 우리가 미래 사회로 보내는 메시지다. 설상가상으로, 유행병 수준에서 해로운 스트레스에 노출된 아이들은 텔로미어가 더 짧아지고 나중에 조기 세포 노화를 겪는다. 존 F. 케네디John F. Kennedy의 말 그대로다. "아이들은 우리가 보지 못할 시대로 보내는 살아 있는 메시지다." 우리는 그

메시지에 조기 만성 질환을 포함시키고 싶지 않다. 우리가 타고난 연민 감각을 함양하는 것이 중요한 이유가 바로 그 때문이다. 우리는 그 메시지를 고쳐 써야 한다.

살아 있는 메시지, 텔로미어 과학

텔로미어 과학은 낭랑하게 외칠 만큼 성장해 왔다. 사회적 스트레스 요인들이 특히 아이들에게 영향을 미칠 때에는 비용이 기하급수적으로 증가할 것이라고 말한다. 개인적, 신체적, 사회적, 경제적 비용이다. 당신은 그 외침에 먼저 자기 자신을 잘 돌봄으로써 대처할 수 있다.

외침은 거기에서 그치지 않는다. 이제 자신의 텔로미어를 어떻게 보호할지 알 테니, 우리는 당신에게 잘 맞는 도전 과제를 하나 제시하고 싶다. 어떻게 하면 건강이 넘치는 상태로 수십 년 동안 살아갈 수 있을까? 긴 건강수명은 생생하고 활력 넘치는 삶을 살아갈 가능성을 더 높이며, 그 활력을 바깥으로 쏟으면 남들의 건강과 웰빙에 도움이 될 환경을 조성하는 데에도 얼마간 시간을 할애할 수도 있다.

물론 우리는 스트레스와 역경을 제거할 수는 없지만, 가장 취약한 집단에 가해지는 극도의 압력 중 일부를 덜 방법이 있다. 일부 사람들이 지닌 고통스러운 삶의 측면들을 이야기한 바 있지만, 그것은 그들 삶의 단지 한 측면일 뿐이다. 선천성 텔로미어 장애가 있으면서 몇몇 최고의 텔로미어 과학들을 모아서 텔로미어 장애 치료법을 담은 임상 편람을 쓰도록 도운 바 있는 여성인 로빈 휘러스는 환자들의 고통을 완화시키는 일을 돕고 있다. 과식 성향을 지닌 자신의 뇌와 맞서 싸우는 의학자 피터는 전 세계를 돌아다니면서 의료 혜택을 제대로 못 받는 이들을 위해 의료 봉사를 하며 자신의 삶을 목표와 공헌으로 채워 왔다. 루이지애나의 인종차별주의가 극심한 지역에서 자란 팀 패리시는 편안한 삶 대신에 우리가 편견에 더 효과적으로 맞서 싸우는 일을 도우면서 이 고통스러운 주제를 말과 글을 통해 알려 왔다.

당신의 세포 유산은 무엇일까? 우리 각자는 유산을 남길 기회가 있지만, 그 시간은 한정되어 있다. 우리의 몸이 개별적이지만 상호 의존적인 세포들의 공동체인 것처럼, 우리는 상호 의존적인 사람들의 세계에 속해 있다. 깨닫고 있든지 그렇지 못하든지 간에, 우리 모두는 그 세계에 영향을 미치고 있다. 사회적 스트레스 감소 정책을 집행하는 것 같은 큰 변화는 매우 중요하다. 작은 변화도 중요하다. 우리가 남들과 좋은 방향으로 상호작용을 하면, 좋은 감정과 신뢰감이 형성된다. 매일 우리 각자는 남의 삶에 긍정적인 영향을 미칠 기회가 있다.

우리는 텔로미어 이야기를 동기로 삼아서 모두의 건강을 증진시키자는 결정을 내릴 수도 있다. 자신이 속한 공동체와 환경을 바꾸는 일을 도움으로써 대단히 중요한 봉사의식과 목적의식을 지니게 될 수도 있고, 그런 것들은 우리의 텔로미어 유지 관리에 기여할 수 있다.

'나'가 아니라 '우리'를 생각하는 것은 사회적으로 건강을 새롭게 이해하는 토대가 된다. 건강한 나이듦이 단지 흰 머리를 받아들이고 내면의 건강에 초점을 맞추는 일만을 가리키는 것은 아니다. 사람들과 유대를 맺고 안전하고 믿을 수 있는 공동체를 건설하는 것도 거기에 포함된다. 텔로미어 과학은 분자 수준에서 우리 개인의 웰빙에 사회적 건강이 중요하다는 증거를 제공한다. 현재 우리는 우리가 내놓는 조치들이 그 건강을 증진시키는 데 얼마나 도움이 될지를 파악하고 측정할 수단을 갖고 있다. 그러니 당장 시작하자.

| 감사의 말 |

많은 과학자들의 수십 년에 걸친 힘겨운 노력이 없었다면 이 책은 나올 수 없었을 것이다. 텔로미어, 노화, 행동을 이해하는 데 기여한 그 모든 과학자들에게 감사를 표한다. 각각이 어떤 중요한 기여를 했는지를 일일이 다 언급할 수 없어서 유감이다. 지난 수십 년 동안 우리와 함께 연구를 한 수많은 동료들과 학생들에게도 감사한다. 아무리 강조해도 지나치지 않다. 여러분이 없었다면 우리의 연구는 빛을 보지 못했을 것이다. 특히 주 린 박사에게 큰 빚을 졌다. 그녀는 10년 넘게 탁월한 재능과 지치지 않는 열정으로 우리의 모든 인간 텔로미어 연구에 참여해 왔다. 주 박사는 텔로미어 길이와 텔로머라아제 양을 꼼꼼하게 측정하는 일을 수만 번 해 왔으며, 동시에 실험실에서부터 지역 사회에 이르기까지 모든 영역에서 원활한 소통을 이끄는 역할을 해 왔다.

또한 우리는 일깨워주는 토론, 이 책에 쓰인 유용한 관점, 우리 연구에 필요한 영감과 지원을 통해 여러 중요한 방식으로 이 책에 기여를 한 분들에게도 감사의 말을 전하고 싶다. 하지만 혹시나 있을 이 책의 오류는 전적으로 우리 책임이며, 다음 분들에게 깊은 감사를 드린다. 낸시 애들러, 메리 아마뇨스, 오즐렘 아이두크, 앨버트 밴두러, 제임스 바라즈, 로저 바네트, 수전 바우어우, 피터와 앨리스 보먼, 페트라 부캠프, 진 브로디, 켈리 브라우넬, 주디 캄피시, 로라 카스텐슨, 스티브 콜, 마크 콜먼, 데이비드 크레스웰, 알렉산드라 크로스웰, 수전 차이코프스키, 제임스 도티, 메리 도저, 리타 에프롯, 샤론 에펠, 마이클 페니치, 하워드 프리드먼, 수전 포크먼, 줄리아 게첼만, 로시 조앤 핼리팩스, 릭 헥트, 자넷 이코비치, 마이클 어윈, 로저 얀케, 올리버 존, 존 카밧진, 윌과 테레사 카밧진, 노아 카게야마, 에릭 칸, 알란 카즈딘, 린 커틀러, 바버라 라라이아, 신디 렁, 베카 레비, 안드레아 리버스타인, 로버트 러스티그, 프랭크 마스, 파멜라 마스, 애실리 메이슨, 시어 마우로, 웬디 멘데스, 브루스 맥완, 신시아 멜론, 레이첼 모렐로프로슈, 주디 모스코위츠, 벨린다 니덤, 크리스틴 네프, 찰스 넬슨, 리스베스 닐슨, 제이슨 옹, 딘 오니시, 버나드와 바브로 오셔, 알렉시스 데 라트 세인트 제임스, 주디스 로딘, 브렌다 페닉스, 루벤 페르체크, 케이트 피케트, 스티븐 포지스, 에릭 프래서, 엘리 푸터먼, 로버트 새폴스키, 클리프 새런, 마이클 셰이어, 진델 시걸, 다이치 심보, 댄 시걸, 펠리페 시에라, 고(故) 리처드 수즈먼, 섀넌 스콰이어스, 매슈 스테이트, 재닛 토미야마, 버트 우치노, 파시크 와드와, 마이크 와이너, 크리스천 워너, 대러 웨스트럽, 메리 훌리, 제이 윌리엄스, 레드포드 윌리엄스, 재닛 보이치키, 오언 울코위츠, 필 짐바르도, 에이미 조타. 또 노화, 대사, 감정 센터의 연구원들, 특히 이 책에 여러 모로 도움을 준 앨리슨 하트먼, 아만다 길버트, 마이클 코치아에게 큰 빚을 졌다. 영감이 넘치는 그림을 그려주고, 우리 머릿속에 담긴 이미지를 꺼내는 놀라운 능력을 발휘한 콜린패터슨 디자인 회사의 콜린 패터슨에게도 감사를 드린다.

텔로미어와 스트레스의 관계를 탁월하게 설명한 책《스트레스를 줄여라Stress Less》(2010)의 저자 시어 싱어에게도 감사한다. 일요일 오후마다 원고를 읽고서 이루 가치를 따질 수 없는 조언을 해준 우리 독서 토론 모임의 헌신적인 독자들에게도 감사한다. 마이클 애크리, 다이앤 애시크로프트, 엘리자베스 브랜카토, 마일스 브라운, 아만다 버로스, 체릴 처치, 래리 카원, 조앤 델모니코, 트루 던햄, 웅디프레케 에카에테, 에멜레 파이푸아, 제프 펠로스, 앤 하비, 킴 잭슨, 크리스티나 존스, 캐럴 캐츠, 제이콥 커이저, 비자 라크시, 라리사 로드진스키, 알리사 말라리, 클로이 마틴, 헤더 매코슬랜드, 말라 모건, 데비 멀러, 미셸 낸턴, 에리카 "블리사" 니졸리, 샤론 놀런, 랜스 오들랜드, 베스 페터슨, 파멜라 포터, 페르난다 라이티, 카린 샤르마, 코리 스미선, 로즈마리 스티븐스 수녀, 제니퍼 타가트, 로슬린 토머스, 줄리 우헤르니크, 마이클 워던이 그들이다. 끈기와 탁월한 솜씨로 우리가 지리적 및 기술적 장벽을 극복할 수 있도록 도와준 아이디어 아키텍츠의 앤드루 멈에게도 감사의 말을 전한다.

또한 기꺼이 자신의 사적인 경험을 이야기해준 분들께도 감사를 드리고 싶다. 익명을 원한 분들도 있으며, 다음은 실명을 밝혀도 좋다는 분들의 이름이다. 우리가 들은 이야기들을 하나하나 다 실을 수는 없었지만, 집필하는 내내 그 모든 이야기들은 우리에게 많은 것을 알려주었고 깊은 감동을 선사했다. 코리 브런디지, 로빈 휘러스, 숀 존스턴, 리사 루이스, 쇼반 마크, 라이 앤 나스, 크리스 네이걸, 쇼반 오브라이언, 팀 패리시, 애비 매퀴니 페너먼트, 러네이 힉스 슐라이처, 마리아 랭 슬로컴, 로드 E. 스미스, 툴라니 스미스다.

그리고 우리의 공동 저자인 허시먼 리터러리 서비스의 라이 앤 허시먼에게도 깊은 감사를 드린다. 이렇게 읽기 쉬운 책이 나온 것은 그녀는 뛰어난 글 솜씨와 노련한 편집 능력 덕분이다. 그녀와 함께 일하면서 무척 즐거웠다. 그녀는 우리를 따라 텔로미어 과학의 세계에 깊이 빠져들어서 끊임없이 흘러드는 새로운 연구 결과를 계속 추가하려는 우리를 인내심을 갖고 지켜보면서, 우리가 연구라는 덤불 속에서 결코 빠져나오지 못할 것처럼 여겨질 때마다 침착하게 빠져나갈 길을 알려주었다.

또한 우리 편집 담당자인 그랜드센트럴 출판사의 캐런 머골로에게도 진심으로 감사한다. 이 책을 믿고 출판되기까지 뛰어난 능력으로 꼼꼼하게 시간을 들여서 모든 결정을 내려준 덕분에 이 책이 나올 수 있었다. 그녀의 지혜와 끈기의 덕을 본 우리는 정말로 운이 좋은 사람들이다.

아이디어 아키텍츠의 더그 에이브러햄에게도 깊은 감사를 드린다. 우리가 아직 생각도 못하고 있었을 때, 이런 책이 필요하다는 것을 처음으로 알아차린 사람이 바로 더그였다. 그는 개발 편집자로서 헌신적으로 놀랍고도 슬기롭게 일을 진행했다. 우리의 텔로미어 염기쌍에 부담을 안겨주었을 수도 있는 일들을 즐겁게 처리하면서 지속적인 우정을 쌓을 계기로 삼은 그에게 다시금 감사를 표한다.

마지막으로 여러 계절에 걸쳐 집필하는 동안, 그리고 훨씬 더 긴 세월 동안 이 책의 토대가 된 과학 연구에 매진한 우리를 늘 애정과 열의로 지지해준 우리 가족들에게 진심으로 고맙다는 말을 전한다.

우리는 이 책을 독자들에게 전할 기회를 갖게 된 데에 감사하며, 이 책이 독자의 행복과 건강수명을 증진시키는 데 도움이 되기를 진심으로 바란다.

상업적 텔로미어 검사에 대하여

자신의 텔로미어가 얼마나 건강한지 추정하고 싶다면, 3부 첫머리에 실린 자기 검사를 해볼 수 있다. 아니면 검사를 하는 기업에 의뢰하여 텔로미어 길이를 잴 수도 있다. 하지만 과연 그럴 필요가 있을까? 담배를 끊겠다는 현명한 결정을 내리기 위해 굳이 폐 생체 검사까지 할 필요는 없다! 많은 독자들은 아마 텔로미어 검사를 받든 안 받든 간에 살면서 동일한 회복 활동을 수행할 것이다.

우리는 텔로미어 검사 결과를 보고서 사람들이 어떻게 반응할지 궁금했다. 예를 들어 자신의 텔로미어가 짧다는 것을 알면, 낙심할까? 그래서 우리는 자원자들을 모아서 검사를 한 다음 결과를 알려주었다. 이어서 어떻게 반응했는지 물었다. 대다수는 중립적이거나 긍정적인 반응을 보였으며, 몹시 부정적인 반응을 보인 사람은 아무도 없었다. 하지만 텔로미어가 짧다고 나온 사람들은 그 뒤로 몇 달 동안 좀 기분 나쁜 생각이 떠오르곤 했다. 텔로미어 검사를 받을지 여부는 개인의 선택이다. 자신의 텔로미어 길이를 아는 것이 자신에게 유익할 지 여부를 판단할 사람은 자기 자신밖에 없다. 자신의 텔로미어가 짧다는 것을 알았다고 해보자. 기분이 나빠지는 대신에 동기 부여가 될까? 자기 텔로미어가 짧음을 알게 되는 것은 자동차 계기판에 '엔진 점검' 등이 켜지는 것을 보는 것과 같다. 즉 그것은 대개 자신의 건강과 습관을 더 자세히 살펴보고, 건강을 위해 노력을 기울일 필요가 있다는 신호일 뿐이다.

우리는 자신의 텔로미어를 재보았냐는 질문을 종종 받는다.

나(블랙번)는 호기심 차원에서 해보았다. 결과는 안심할 만큼 좋았지만, 나는 텔로미어 길이가 미래를 절대적으로 예측하는 것이 아니라, 건강의 한 통계 지표임을 늘 명심하고 있다.

나(에펠)는 아직 내 텔로미어 길이를 재지 않았다. 나는 내 텔로미어 길이가 짧은지 여부를 굳이 알고 싶지 않다. 나는 너무나 바쁘게 살고 있다는 점을 고려하여, 가능한 한 텔로미어에 좋은 생활 습관을 가지려 노력하고 있다.

시간에 따른 텔로미어 길이의 변화값이 한 차례 잰 결과보다 더 가치 있을 것이다. 그것은 어떤 단일 지표도 알려주지 못할 세포의 복제 잠재력을 보여주는 독특한 지표가 될 것이다. 그래도 그것은 하나의 지표에 불과할 뿐이다. 더 잘 개발되기만 한다면, 여러 생물 표지들과 건강 상태 변수들을 포함하는 척도들이 개인에게 더 유익하게 쓰일 수 있을 것이다. 그런 척도들은 개인에게 더 예측 가치를 지니고 반복하여 측정하기가 더 쉬워진다면, 나도 검사를 받아볼 마음이 좀 더 들 듯하다.

이 글을 쓰고 있는 현재, 몇몇 소수의 기업이 텔로미어 검사를 하고 있다. 우리는 그런 기업들의 텔로미어 길이 측정값이 얼마나 정확하고 믿을 수 있는지를 전혀 알지 못하며, 거기에 관여하고 있지도 않다. 이런 기업들은 빠르게 변하기 때문에, 자세한 목록은 우리 책의 웹사이트에 올려놓았다. 이 글을 쓰는 현재, 검사 비용은 약 100~500달러다.

텔로미어 검사는 정부 당국의 규제를 받지 않는 사업이므로, 영리를 추구하는 기업이 정확한 방법과 기준을 사용하고 있는지, 고객의 위험도를 정확히 알려주고 있는지를 감독하는 정부 기관도 없다. 텔로미어 검사 결과를 알고 싶을 수도 있지만, 우리는 텔로미어가 반드시 미래를 예측하는 것이 아님을 모든 이에게 경고하고 싶다. 다시 말하지만, 그것은 흡연과 비슷하다. 담배를 피운다고 해서 당신이 반드시 폐 질환에 걸리는 것은 아니며, 담배를 안 피운다고 해서 당신이 병에 걸리지 않는다고 장담할 수도 없다. 하지만 흡연에 관한 통계가 나와 있으며, 그 통계가 가리키는 내용은 명확하다. 담배를 많이 피울수록 폐기종, 암, 기타 심각한 건강 문제에 시달릴 확률이 더 높아진다. 담배를 끊어야 할, 아니 아예 처음부터 피우지 말아야 할 타당한 이유는 많다. 그런 한편으로, 텔로미어 길이와 인간의 건강 및 질병 사이의 관계를 살펴본 무수한 연구들은 텔로미어(따라서 자기 자신)의 건강을 지킬 지침을 만들 필요가 있다고 말해준다. 자신의 텔로미어 길이를 알고 싶을지도 모르지만, 조기 세포 노화를 막는 데에는 그 정보가 굳이 필요하지 않다.

| 옮긴이의 말 |

처음 제목을 접했을 때에는 텔로미어의 과학을 상세히 설명한 책이려니 짐작했다. 블랙번이 텔로미어 연구로 노벨상을 탄 과학자였으니, 그런 생각을 한 것도 무리는 아니다. 그런데 뜻밖에도 이 책에는 텔로미어에 관한 어려운 과학적 내용은 거의 들어 있지 않았다. 이 책에서 블랙번은 심리학자 에펠과 공동으로 텔로미어가 우리 삶에 어떻게 영향을 미치는지, 또 거꾸로 우리의 생활 습관이 텔로미어의 건강에 어떤 영향을 미치는지에 초점을 맞추었다. 그래서 이 책은 과학 교양서인 동시에 실용서라는 독특한 위치에 놓인다.

이 책에는 노화와 질병, 스트레스와 식단 같은 환경 요인 등 몸과 마음의 건강을 다루는 책들에서 흔히 볼 수 있는 주제들이 가득하다. 노벨상까지 받은 과학자가 무슨 이유로 다이어트, 식단, 요가와 명상에 이르기까지 언뜻 생각할 때 생물학 실험실과 좀 어울리지 않을 듯한 문제들에 관심을 보이는 것일까?

짐작할 수 있는 대목이 하나 있다. 저자들은 텔로미어가 세포의 건강 및 수명과 관련이 있다는 블랙번의 연구 결과가 나온 뒤, 건강의료 사업 분야에서 쏟아지기 시작한 온갖 과대광고를 마뜩찮게 생각한다. 텔로미어를 관리해준다거나 텔로미어가 손상되지 않도록 막아준다거나 하는 온갖 치료법과 약물과 보충제 등을 내놓는 기업들이 계속 늘어나고 있다. 그런 것들에 돈을 쓴다고 텔로미어가 늘어날까? 그럼으로써 세포의 건강이 유지되고, 더 나아가 노화와 죽음까지 억제될 수 있을까? 저자들은 그렇지 않다고 말한다. 굳이 그런 것들에 돈을 쓰지 말라고 하면서, 더 나아가 인위적으로 텔로미어 길이를 늘이려 하다가는 오히려 암 위험 증가 같은 부작용이 생길 수 있다고도 경고한다.

이 책은 먼저 텔로미어가 우리의 건강과 수명, 노화와 질병, 스트레스와 식단, 밝은 생각과 우울한 생각 등과 어떤 관련이 있는지를 과학적으로 설명한다. 우리는 어떻게 하면 좀 더 건강하게 살아갈 수 있는지, 이런저런 조언들을 듣곤 한다. 적게 먹고, 푸른 채소를 주로 먹고, 꾸준히 운동을 하고, 긍정적인 생각을 하고, 심신을 가다듬는 요가와 명상을 하라는 것 등이 그렇다. 그런데 그런 것들이 왜 건강에 좋다는 것일까? 그냥 통계적으로 조사하니 그렇다는 것일까? 어찌되었든 저마다 나름대로 몸의 기능과 활동에 좋은 쪽으로 기여를 하니까 그렇다는 것일까?

저자들은 건강에 좋다는 이 모든 조언들이 궁극적으로 보면, 우리 몸을 이루는 조 단위의 세포 하나하나, 그 안에 든 텔로미어의 길이와 관련이 있다는 것을 과학적 근거를 들어서 설명한다. 즉 건강에 좋다고 하는 행동과 습관은 결국에는 텔로미어를 건강하게 유지시킴으로써, 그런 유익한 효과를 낳는다고 말한다. 또 거꾸로 보면, 텔로미어가 건강하게 유지될수록 우리의 세포도 더 건강한 상태를 유지하고, 그에 따라 우리 몸의 노화와 질병도 억제된다고 할 수 있다.

이 책은 이렇게 튼튼한 과학적 토대 위에서 건강과 관련이 있다고 제시된 심리적, 사회적, 생물학적 요인들을 자세히 살펴본다. 그러면서 그 모든 조언과 지침을 하나의 과학적 틀로 엮는다 텔로미어를 통해서 보면, 그 모든 것들이 전체적으로 일관성을 띠게 된다. 건강하고 행복한 삶이 우리 세포 속에 들어 있는 단순한 염기 서열과 깊은 관련이 있다는 점을 알게 됨으로써, 지금까지 흔히 듣던 조언들이 새로운 의미를 띠게 된다. 전체를 한눈에 볼 수 있게 됨으로써, 어떻게 하면 건강하게 오래 살 수 있는지 새로운 깨달음을 얻게 된다. 게다가 건강하게 오래 살 수 있는 방법이 누구나 할 수 있는 너무나 쉬운 것들이라는 사실도 확실히 알게 된다.

주

이 책을 쓴 이유

1. "Oldest Person Ever," Guinness World Records, http://www.guin nessworldre-cords.com/world-records/oldest-person, accessed March 3, 2016.
2. Whitney, C. R., "Jeanne Calment, World's Elder, Dies at 122," *New York Times*, August 5, 1997, http://www.nytimes.com/1997/08/05/world/jeanne-calment-world-s-elder-dies-at-122. html, accessed March 3, 2016.
3. Blackburn, E., E. Epel, and J. Lin, "Human Telomere Biology: A Contributory and Interactive Factor in Aging, Disease Risks, and Protection," *Science* 350, no. 6265 (December 4, 2015): 1193–98.

서문

1. Bray, G. A. "From Farm to Fat Cell: Why Aren't We All Fat?" *Metabolism* 64, no. 3 (March 2015):349–353, doi:10.1016/j.metabol.2014.09.012, Epub 2014 Oct 22, PMID: 25554523, p. 350.
2. Christensen, K., G. Doblhammer, R. Rau, and J. W. Vaupel, "Ageing Populations: The Challenges Ahead," *Lancet* 374, no. 9696 (October 3, 2009): 1196–1208, doi:10.1016/S0140-6736(09)61460-4.
3. United Kingdom, Office for National Statistics, "One Third of Babies Born in 2013 Are Expected to Live to 100," December 11, 2013, The National Archive, http://www.ons.gov.uk/ons/rel/lifetables/historic-and-projected-data-from-the-period-and-cohort-life-tables/2012-based/sty-babies-living-to-100. html, accessed November 30, 2015.
4. Bateson, M., "Cumulative Stress in Research Animals: Telomere Attrition as a Biomarker in a Welfare Context?" *BioEssays* 38, no. 2 (February 2016): 201–12, doi:10.1002/bies.201500127.
5. Epel, E., E. Puterman, J. Lin, E. Blackburn, A. Lazaro, and W. Mendes, "Wandering Minds and Aging Cells," *Clinical Psychological Science* 1, no. 1(January 2013): 75–83, doi:10.1177/2167702612460234.

6. Carlson, L. E., et al., "Mindfulness-Based Cancer Recovery and Supportive-Expressive Therapy Maintain Telomere Length Relative to Controls in Distressed Breast Cancer Survivors." *Cancer* 121, no. 3 (February 1, 2015): 476-84, doi:10.1002/cncr.29063.

01

1. Epel, E. S., and G. J. Lithgow, "Stress Biology and Aging Mechanisms: Toward Understanding the Deep Connection Between Adaptation to Stress and Longevity," *Journals of Gerontology, Series A: Biological Sciences and Medical Sciences* 69 Suppl. 1 (June 2014): S10-16, doi:10.1093/gerona/glu055.
2. Baker, D. J., et al., "Clearance of p16Ink4a-positive Senescent Cells Delays Ageing-Associated Disorders," *Nature* 479, no. 7372 (November 2, 2011): 232-36, doi:10.1038/nature10600.
3. Krunic, D., et al., "Tissue Context-Activated Telomerase in Human Epidermis Correlates with Little Age-Dependent Telomere Loss," *Biochimica et Biophysica Acta* 1792, no. 4 (April 2009): 297-308, doi:10.1016/j.bbadis.2009.02.005.
4. Rinnerthaler, M., M. K. Streubel, J. Bischof, and K. Richter, "Skin Aging, Gene Expression and Calcium," *Experimental Gerontology* 68(August 2015): 59-65, doi:10.1016/j.exger.2014.09.015.
5. Dekker, P., et al., "Stress-Induced Responses of Human Skin Fibroblasts in Vitro Reflect Human Longevity," *Aging Cell* 8, no. 5 (September 2009): 595-603, doi:10.1111/j.1474-9726.2009.00506.x; and Dekker, P., et al., "Relation between Maximum Replicative Capacity and Oxidative Stress-Induced Responses in Human Skin Fibroblasts in Vitro," *Journals of Gerontology, Series A: Biological Sciences and Medical Sciences* 66, no. 1 (January 2011): 45-50, doi:10.1093/gerona/glq159.
6. Gilchrest, B. A., M. S. Eller, and M. Yaar, "Telomere-Mediated Effects on Melanogenesis and Skin Aging," *Journal of Investigative Dermatology Symposium Proceedings* 14, no. 1 (August 2009): 25-31, doi:10.1038 /jidsymp.2009.9.
7. Kassem, M., and P. J. Marie, "Senescence-Associated Intrinsic Mechanisms of Osteoblast Dysfunctions," *Aging Cell* 10, no. 2 (April 2011): 191-97, doi:10.1111/j.1474-9726.2011.00669. x.
8. Brennan, T. A., et al., "Mouse Models of Telomere Dysfunction Phenocopy Skeletal Changes Found in Human Age-Related Osteoporosis," *Disease Models and Mechanisms* 7, no. 5 (May 2014): 583-92, doi:10.1242/dmm.014928.
9. Inomata, K., et al., "Genotoxic Stress Abrogates Renewal of Melanocyte Stem Cells by Triggering Their Differentiation," *Cell* 137, no. 6 (June 12, 2009): 1088-99, doi:10.1016/j.cell.2009.03.037.

10. Jaskelioff, M., et al., "Telomerase Reactivation Reverses Tissue Degeneration in Aged Telomerase-Deficient Mice," *Nature* 469, no. 7328 (January 6, 2011): 102–6, doi:10.1038/nature09603.
11. Panhard, S., I. Lozano, and G. Loussouam, "Greying of the Human Hair: A Worldwide Survey, Revisiting the '50' Rule of Thumb," *British Journal of Dermatology* 167, no. 4 (October 2012): 865–73, doi:10.1111/j.1365-2133.2012.11095.x.
12. Christensen, K., et al., "Perceived Age as Clinically Useful Biomarker of Ageing: Cohort Study," BMJ 339 (December 2009): b5262.
13. Noordam, R., et al., "Cortisol Serum Levels in Familial Longevity and Perceived Age: The Leiden Longevity Study," *Psychoneuroendocrinology* 37, no. 10 (October 2012): 1669–75; Noordam, R., et al., "High Serum Glucose Levels Are Associated with a Higher Perceived Age," *Age (Dordrecht, Netherlands)* 35, no. 1 (February 2013): 189–95, doi:10.1007/s11357-011-9339-9; and Kido, M., et al., "Perceived Age of Facial Features Is a Significant Diagnosis Criterion for Age-Related Carotid Atherosclerosis in Japanese Subjects: J-SHIPP Study," *Geriatrics and Gerontology International* 12, no. 4 (October 2012): 733-40, doi:10.1111/j.1447-0594.2011.00824.x.
14. Codd, V., et al., "Identification of Seven Loci Affecting Mean Telomere Length and Their Association with Disease," *Nature Genetics* 45, no. 4 (April 2013): 422–27, doi:10.1038/ng.2528.
15. Haycock, P. C., et al., "Leucocyte Telomere Length and Risk of Cardiovascular Disease: Systematic Review and Meta-analysis," *BMJ* 349 (July 8, 2014): g4227, doi:10.1136/bmj.g4227.
16. Yaffe, K., et al., "Telomere Length and Cognitive Function in Community-Dwelling Elders: Findings from the Health ABC Study," *Neurobiology of Aging* 32, no. 11 (November 2011): 2055–60, doi:10.1016/j.neuro biolaging.2009.12.006.
17. Cohen-Manheim, I., et al., "Increased Attrition of Leukocyte Telomere Length in Young Adults Is Associated with Poorer Cognitive Function in Midlife," *European Journal of Epidemiology* 31, no. 2 (February 2016), doi:10.1007/s10654-015-0051-4.
18. King, K. S., et al., "Effect of Leukocyte Telomere Length on Total and Regional Brain Volumes in a Large Population-Based Cohort," *JAMA Neurology* 71, no. 10 (October 2014): 1247–54, doi:10.1001/jamaneurol.2014.1926.
19. Honig, L. S., et al., "Shorter Telomeres Are Associated with Mortality in Those with APOE Epsilon4 and Dementia," *Annals of Neurology* 60, no. 2 (August 2006): 181–87, doi:10.1002/ana.20894.
20. Zhan, Y., et al., "Telomere Length Shortening and Alzheimer Disease—A Men-

delian Randomization Study," *JAMA Neurology* 72, no. 10 (October 2015): 1202 – 03, doi:10.1001/jamaneurol.2015.1513.

21. 원한다면, 뇌 스캔을 하거나 직접 갈 필요도 없이, 뇌의 노화와 질병 연구에 기여할 수 있다. UCSF의 저명한 연구자 마이크 와이너(Mike Weiner)는 전 세계에서 모은 가장 많은 실험 참가자들을 대상으로 알츠하이머병 연구를 하고 있는데, 온라인 뇌 건강 등록소(Brain Health Registry)를 개발했다. 뇌 건강 등록소에 가입하려면 설문지에 답하고 온라인 인지 검사를 받으면 된다. 우리는 그를 도와서 스트레스가 뇌 노화에 미치는 영향을 연구하고 있다. 등록소 주소: http://www.brainhealthregistry.org/.
22. Ward, R. A., "How Old Am I? Perceived Age in Middle and Later Life," *International Journal of Aging and Human Development* 71, no. 3 (2010): 167 – 84.
23. Ibid.
24. Levy, B., "Stereotype Embodiment: A Psychosocial Approach to Aging," *Current Directions in Psychological Science* 18, vol. 6 (December 1, 2009): 332 – 36.
25. Levy, B. R., et al., "Association Between Positive Age Stereotypes and Recovery from Disability in Older Persons," *JAMA* 308, no. 19 (November 21, 2012): 1972 – 73, doi:10.1001/jama.2012.14541; Levy, B. R., A. B. Zonderman, M. D. Slade, and L. Ferrucci, "Age Stereotypes Held Earlier in Life Predict Cardiovascular Events in Later Life," *Psychological Science* 20, no. 3 (March 2009): 296 – 98, doi:10.1111/j.1467-9280.2009.02298.x.
26. Haslam, C., et al., " 'When the Age Is In, the Wit Is Out': Age-Related Self-Categorization and Deficit Expectations Reduce Performance on Clinical Tests Used in Dementia Assessment," *Psychology and Aging* 27, no. 3 (April 2012): 778784, doi:10.1037/a0027754.
27. Levy, B. R., S. V. Kasl, and T. M. Gill, "Image of Aging Scale," *Perceptual and Motor Skills* 99, no. 1 (August 2004): 208 – 10.
28. Ersner-Hershfield, H., J. A. Mikels, S. J. Sullivan, and L. L. Carstensen, "Poignancy: Mixed Emotional Experience in the Face of Meaningful Endings," *Journal of Personality and Social Psychology* 94, no. 1 (January 2008): 158 – 67.
29. Hershfield, H. E., S. Scheibe, T. L. Sims, and L. L. Carstensen, "When Feeling Bad Can Be Good: Mixed Emotions Benefit Physical Health Across Adulthood," *Social Psychological and Personality Science* 4, no.1 (January 2013): 54-61.
30. Levy, B. R., J. M. Hausdorff, R. Hencke, and J. Y. Wei, "Reducing Cardiovascular Stress with Positive Self-Stereotypes of Aging," *Journals of Gerontology, Series B: Psychological Sciences and Social Sciences* 55, no. 4 (July 2000): P205 – 13.
31. Levy, B. R., M. D. Slade, S. R. Kunkel, and S. V. Kasl, "Longevity Increased by Positive Self-Perceptions of Aging," *Journal of Personal and Social Psychology* 83, no. 2 (August 2002): 261 – 70.

02

1. Lapham, K. et al., "Automated Assay of Telomere Length Measurement and Informatics for 100,000 Subjects in the Genetic Epidemiology Research on Adult Health and Aging (GERA) Cohort," *Genetics* 200, no. 4 (August 2015):1061-72, doi:10.1534/genetics.115.178624.
2. Rode, L., B. G. Nordestgaard, and S. E. Bojesen, "Peripheral Blood Leukocyte Telomere Length and Mortality Among 64,637 Individuals from the General Population," *Journal of the National Cancer Institute* 107, no. 6 (May 2015): djv074, doi:10.1093/jnci/djv074.
3. Ibid.
4. Lapham et al., "Automated Assay of Telomere Length Measurement and Informatics for 100,000 Subjects in the Genetic Epidemiology Research on Adult Health and Aging (GERA) Cohort." (See #1 above.)
5. Willeit, P., et al., "Leucocyte Telomere Length and Risk of Type 2 Diabetes Mellitus: New Prospective Cohort Study and Literature-Based Meta-analysis," *PLOS ONE* 9, no. 11 (2014): e112483, doi:10.1371/journal.pone.0112483; D'Mello, M. J., et al., "Association Between Shortened Leukocyte Telomere Length and Cardiometabolic Outcomes: Systematic Review and Meta-analysis," *Circulation: Cardiovascular Genetics* 8, no. 1 (February 2015): 82-90, doi:10.1161/CIRCGENET ICS.113.000485; Haycock, P. C., et al., "Leucocyte Telomere Length and Risk of Cardiovascular Disease: Systematic Review and Meta-Analysis," *BMJ* 349 (2014): g4227, doi:10.1136/bmj.g4227; Zhang, C., et al., "The Association Between Telomere Length and Cancer Prognosis: Evidence from a Meta-Analysis," *PLOS ONE* 10, no. 7 (2015): e0133174, doi:10.1371/journal.pone.0133174; and Adnot, S., et al., "Telomere Dysfunction and Cell Senescence in Chronic Lung Diseases: Therapeutic Potential," *Pharmacology & Therapeutics* 153 (September 2015): 125-34, doi:10.1016/j.pharmthera.2015.06.007.
6. Njajou, O. T., et al., "Association Between Telomere Length, Specific Causes of Death, and Years of Healthy Life in Health, Aging, and Body Composition, a Population-Based Cohort Study," *Journals of Gerontology, Series A: Biological Sciences and Medical Sciences* 64, no. 8 (August 2009): 860-64, doi:10.1093/gerona/glp061.

03

1. Vulliamy, T., A. Marrone, F. Goldman, A. Dearlove, M. Bessler, P. J. Mason, and I. Dokal. "The RNA Component of Telomerase Is Mutated in Autosomal Dominant Dyskeratosis Congenita." *Nature* 413, no. 6854 (September 27, 2001):

432–35, doi:10.1038/35096585.

2. Epel, Elissa S., Elizabeth H. Blackburn, Jue Lin, Firdaus S. Dhabhar, Nancy E. Adler, Jason D. Morrow, and Richard M. Cawthon, "Accelerated Telomere Shortening in Response to Life Stress," *Proceedings of the National Academy of Sciences of the United States of America* 101, no. 49 (December 7, 2004): 17312–315, doi:10.1073/pnas.0407162101.

04

1. Evercare by United Healthcare and the National Alliance for Caregiving, "Evercare Survey of the Economic Downtown and Its Impact on Family Caregiving" (March 2009), 1.
2. Gotlib, I. H., et al., "Telomere Length and Cortisol Reactivity in Children of Depressed Mothers," *Molecular Psychiatry* 20, no. 5 (May 2015): 615–20, doi:10.1038/mp.2014.119.
3. Epel, E. S., et al., "Cell Aging in Relation to Stress Arousal and Cardiovascular Disease Risk Factors," *Psychoneuroendocrinology* 31, no. 3 (April 2006): 277–87, doi:10.1016/j.psyneuen.2005.08.011.
4. Oliveira, B. S., et al., "Systematic Review of the Association between Chronic Social Stress and Telomere Length: A Life Course Perspective," *Ageing Research Reviews* 26 (March 2016): 37–52, doi:10.1016/j.arr.2015.12.006; and Price, L. H., et al., "Telomeres and Early-Life Stress: An Overview." *Biological Psychiatry* 73, no. 1 (January 2013): 15–23, doi:10.1016/j.biopsych.2012.06.025.
5. Mathur, M. B., et al., "Perceived Stress and Telomere Length: A Systematic Review, Meta-analysis, and Methodologic Considerations for Advancing the Field," *Brain, Behavior, and Immunity* 54 (May 2016): 158–69, doi:10.1016/j.bbi.2016.02.002.
6. O'Donovan, A. J., et al., "Stress Appraisals and Cellular Aging: A Key Role for Anticipatory Threat in the Relationship Between Psychological Stress and Telomere Length," *Brain, Behavior, and Immunity* 26, no. 4 (May 2012): 573–79, doi:10.1016/j.bbi.2012.01.007.
7. Ibid.
8. Jefferson, A. L., et al., "Cardiac Index Is Associated with Brain Aging: The Framingham Heart Study," *Circulation* 122, no. 7 (August 17, 2010): 690–97, doi:10.1161/CIRCULATIONAHA.109.905091; and Jefferson, A. L., et al., "Low Cardiac Index Is Associated with Incident Dementia and Alzheimer Disease: The Framingham Heart Study," *Circulation* 131, no.15 (April 14, 2015): 1333–39, doi:10.1161/CIRCULATIONAHA.114.012438.
9. Sarkar, M., D. Fletcher, D. J. Brown, "What doesn't kill me . . . : Adversity-Re-

lated Experiences Are Vital in the Development of Superior Olympic Performance," *Journal of Science in Medicine and Sport* 18, no. 4(July 2015): 475–79. doi:10.1016/j.jsams.2014.06.010.

10. Epel, E., et al., "Can Meditation Slow Rate of Cellular Aging? Cognitive Stress, Mindfulness, and Telomeres," *Annals of the New York Academy of Sciences* 1172 (August 2009): 34–53, doi:10.1111/j.1749-6632.2009.04414. x.
11. McLaughlin, K. A., M. A. Sheridan, S. Alves, and W. B. Mendes, "Child Maltreatment and Autonomic Nervous System Reactivity: Identifying Dysregulated Stress Reactivity Patterns by Using the Biopsychosocial Model of Challenge and Threat," *Psychosomatic Medicine* 76, no. 7 (September 2014): 538–46, doi:10.1097/PSY.0000000000000098.
12. O'Donovan et al., "Stress Appraisals and Cellular Aging: A Key Role for Anticipatory Threat in the Relationship Between Psychological Stress and Telomere Length." (See #6 above.)
13. Barrett, L., *How Emotions Are Made* (New York: Houghton Mifflin Harcourt, in press).
14. Ibid.
15. Jamieson, J. P., W. B. Mendes, E. Blackstock, and T. Schmader, "Turning the Knots in Your Stomach into Bows: Reappraising Arousal Improves Performance on the GRE," *Journal of Experimental Social Psychology* 46, no. 1 (January 2010): 208–12.
16. Beltzer, M. L, M. K. Nock, B. J. Peters, and J. P. Jamieson, "Rethinking Butterflies: The Affective, Physiological, and Performance Effects of Reappraising Arousal During Social Evaluation," *Emotion* 14, no. 4 (August 2014): 761–68, doi:10.1037/a0036326.
17. Waugh, C. E., S. Panage, W. B. Mendes, and I. H. Gotlib, "Cardiovascular and Affective Recovery from Anticipatory Threat," *Biological Psychology* 84, no. 2 (May 2010): 169–175, doi:10.1016/j.biopsycho.2010.01.010; and Lutz, A., et al., "Altered Anterior Insula Activation During Anticipation and Experience of Painful Stimuli in Expert Meditators," *NeuroImage* 64 (January 1, 2013): 538–46, doi:10.1016/j.neuroimage.2012.09.030.
18. Herborn, K.A., et al., "Stress Exposure in Early Post-Natal Life Reduces Telomere Length: An Experimental Demonstration in a Long-Lived Seabird," *Proceedings of the Royal Society B: Biological Sciences* 281, no. 1782 (March 19, 2014): 20133151, doi:10.1098/rspb.2013.3151.
19. Aydinonat, D., et al., "Social Isolation Shortens Telomeres in African Grey Parrots (*Psittacus erithacus erithacus*)," *PLOS ONE* 9, no. 4 (2014): e93839, doi:10.1371/journal.pone.0093839.

20. Gouin, J. P., L. Hantsoo, and J. K. Kiecolt-Glaser, "Immune Dysregulation and Chronic Stress Among Older Adults: A Review," *Neuroimmunomodulation* 15, nos. 4-6 (2008): 251-59, doi:10.1159/000156468.
21. Cao, W., et al., "Premature Aging of T-Cells Is Associated with Faster HIV-1 Disease Progression," *Journal of Acquired Immune Deficiency Syndromes* (1999) 50, no. 2 (February 1, 2009): 137-47, doi:10.1097/QAI.0b013e3181926c28.
22. Cohen, S., et al., "Association Between Telomere Length and Experimentally Induced Upper Respiratory Viral Infection in Healthy Adults," *JAMA* 309, no. 7 (February 20, 2013): 699-705, doi:10.1001/jama.2013.613.
23. Choi, J., S. R. Fauce, and R. B. Effros, "Reduced Telomerase Activity in Human T Lymphocytes Exposed to Cortisol," *Brain, Behavior, and Immunity* 22, no. 4 (May 2008): 600-605, doi:10.1016/j.bbi.2007.12.004.
24. Cohen, G. L., and D. K. Sherman, "The Psychology of Change:Self-Affirmation and Social Psychological Intervention," *Annual Review of Psychology* 65 (2014): 333-71, doi:10.1146/annurev-psych-010213-115137.
25. Miyake, A., et al., "Reducing the Gender Achievement Gap in College Science: A Classroom Study of Values Affirmation," *Science* 330, no. 6008 (November 26, 2010): 1234-37, doi:10.1126/science.1195996.
26. Dutcher, J. M., et al., "Self-Affirmation Activates the Ventral Striatum: A Possible Reward-Related Mechanism for Self-Affirmation," *Psychological Science* 27, no. 4 (April 2016): 455-66, doi:10.1177/0956797615625989.
27. Kross, E., et al., "Self-Talk as a Regulatory Mechanism: How You Do It Matters," *Journal of Personality and Social Psychology* 106, no. 2 (February 2014): 304-24, doi:10.1037/a0035173; and Bruehlman-Senecal, E., and O. Ayduk, "This Too Shall Pass: Temporal Distance and the Regulation of Emotional Distress," *Journal of Personality and Social Psychology* 108, no. 2 (February 2015): 356-75, doi:10.1037/a0038324.
28. Lebois, L. A. M., et al., "A Shift in Perspective: Decentering Through Mindful Attention to Imagined Stressful Events," *Neuropsychologia* 75 (August 2015): 505-24, doi:10.1016/j.neuropsychologia.2015.05.030.
29. Kross, E., et al., " 'Asking Why' from a Distance: Its Cognitive and Emotional Consequences for People with Major Depressive Disorder," *Journal of Abnormal Psychology* 121, no. 3 (August 2012): 559-69, doi:10.1037/a0028808.

05

1. Meyer Friedman and Ray H. Roseman, *Type A Behavior and Your Heart* (New York: Knopf, 1974).
2. Chida, Y., and A. Steptoe, "The Association of Anger and Hostility with Future

Coronary Heart Disease: A Meta-analytic Review of Prospective Evidence," *Journal of the American College of Cardiology* 53, no. 11 (March 17, 2009): 936–46, doi:10.1016/j.jacc.2008.11.044.

3. Miller, T. Q, et al., "A Meta-analytic Review of Research on Hostility and Physical Health," *Psychological Bulletin* 119, no. 2 (March 1996): 322–48.
4. Brydon, L., et al., "Hostility and Cellular Aging in Men from the Whitehall II Cohort," *Biological Psychiatry* 71, no. 9 (May 2012): 767–73, doi:10.1016/j.biopsych.2011.08.020.
5. Zalli, A., et al., "Shorter Telomeres with High Telomerase Activity Are Associated with Raised Allostatic Load and Impoverished Psychosocial Resources," *Proceedings of the National Academy of Sciences of the United States of America* 111, no. 12 (March 25, 2014): 4519–24, doi:10.1073/pnas.1322145111.
6. Low, C. A., R. C. Thurston, and K. A. Matthews, "Psychosocial Factors in the Development of Heart Disease in Women: Current Research and Future Directions," *Psychosomatic Medicine* 72, no. 9 (November 2010): 842–54, doi:10.1097/PSY.0b013e3181f6934f.
7. O'Donovan, A., et al., "Pessimism Correlates with Leukocyte Telomere Shortness and Elevated Interleukin-6 in Post-menopausal Women," *Brain, Behavior, and Immunity* 23, no. 4 (May 2009):446–49, doi:10.1016/j.bbi.2008.11.006.
8. Ikeda, A., et al., "Pessimistic Orientation in Relation to Telomere Length in Older Men: The VA Normative Aging Study," *Psychoneuroendocrinology* 42 (April 2014): 68–76, doi:10.1016/j.psyneuen.2014.01.001; and Schutte, N. S., K. A. Suresh, and J. R. McFarlane, "The Relationship Between Optimism and Longer Telomeres," 2016, under review.
9. Killingsworth, M. A., and D. T. Gilbert, "A Wandering Mind Is an Unhappy Mind," *Science* 330, no. 6006 (November 12, 2010): 932, doi:10.1126/science.1192439.
10. Epel, E. S., et al., "Wandering Minds and Aging Cells," *Clinical Psychological Science* 1, no. 1 (January 2013): 75–83.
11. Kabat-Zinn, J., *Wherever You Go, There You Are: Mindfulness Meditation in Everyday Life* (New York: Hyperion, 1995), p. 15.
12. Engert, V., J. Smallwood, and T. Singer, "Mind Your Thoughts: Associations Between Self-Generated Thoughts and Stress-Induced and Baseline Levels of Cortisol and Alpha-Amylase," *Biological Psychology* 103 (December 2014): 283–91, doi:10.1016/j.biopsycho.2014.10.004.
13. Nolen-Hoeksema, S., "The Role of Rumination in Depressive Disorders and Mixed Anxiety/Depressive Symptoms," *Journal of Abnormal Psychology* 109, no. 3 (August 2000): 504–11.

14. Lea Winerman, "Suppressing the 'White Bears,' " *Monitor on Psychology* 42, no. 9 (October 2011): 44.
15. Alda, M., et al., "Zen Meditation, Length of Telomeres, and the Role of Experiential Avoidance and Compassion," *Mindfulness* 7, no. 3 (June 2016): 651–59.
16. Querstret, D., and M. Cropley, "Assessing Treatments Used to Reduce Rumination and/or Worry: A Systematic Review," *Clinical Psychology Review* 33, no. 8 (December 2013): 996–1009, doi:10.1016/j.cpr.2013.08.004.
17. Wallace, B. Alan, *The Attention Revolution: Unlocking the Power of the Focused Mind* (Boston: Wisdom, 2006).
18. Saron, Clifford, "Training the Mind: The Shamatha Project," in *The Healing Power of Meditation: Leading Experts on Buddhism, Psychology, and Medicine Explore the Health Benefits of Contemplative Practice*, ed. Andy Fraser (Boston: Shambhala, 2013), 45–65.
19. Sahdra, B. K., et al., "Enhanced Response Inhibition During Intensive Meditation Training Predicts Improvements in Self-Reported Adaptive Socioemotional Functioning," *Emotion* 11, no. 2 (April 2011): 299–312, doi:10.1037/a0022764.
20. Schaefer, S. M., et al., "Purpose in Life Predicts Better Emotional Recovery from Negative Stimuli," *PLOS ONE* 8, no. 11 (2013): e80329, doi:10.1371/journal.pone.0080329.
21. Kim, E. S., et al., "Purpose in Life and Reduced Incidence of Stroke in Older Adults: The Health and Retirement Study," *Journal of Psychosomatic Research* 74, no. 5 (May 2013): 427–32, doi:10.1016/j.jpsychores.2013.01.013.
22. Boylan, J.M., and C. D. Ryff, "Psychological Wellbeing and Metabolic Syndrome: Findings from the Midlife in the United States National Sample," *Psychosomatic Medicine* 77, no. 5 (June 2015): 548–58, doi:10.1097/PSY.0000000000000192.
23. Kim, E. S., V. J. Strecher, and C. D. Ryff, "Purpose in Life and Use of Preventive Health Care Services," *Proceedings of the National Academy of Sciences of the United States of America* 111, no. 46 (November 18, 2014): 16331–36, doi:10.1073/pnas.1414826111.
24. Jacobs, T.L., et al., "Intensive Meditation Training, Immune Cell Telomerase Activity, and Psychological Mediators," *Psychoneuroendocrinology* 36, no. 5 (June 2011): 664–81, doi:10.1016/j.psyneuen.2010.09.010.
25. Varma, V. R., et al., "Experience Corps Baltimore: Exploring the Stressors and Rewards of High-Intensity Civic Engagement," *Gerontologist* 55, no. 6 (December 2015): 1038–49, doi:10.1093/geront/gnu011.
26. Gruenewald, T. L., et al., "The Baltimore Experience Corps Trial: Enhancing Generativity via Intergenerational Activity Engagement in Later Life," *Journals of Gerontology, Series B: Psychological Sciences and Social Sciences*, February 25,

2015, doi:10.1093/geronb/gbv005.
27. Carlson, M. C., et al., "Impact of the Baltimore Experience Corps Trial on Cortical and Hippocampal Volumes," *Alzheimer's & Dementia: The Journal of the Alzheimer's Association* 11, no. 11 (November 2015): 1340–48, doi:10.1016/j.jalz.2014.12.005.
28. Sadahiro, R., et al., "Relationship Between Leukocyte Telomere Length and Personality Traits in Healthy Subjects," *European Psychiatry: The Journal of the Association of European Psychiatrists* 30, no. 2 (February 2015): 291–95, doi:10.1016/j.eurpsy.2014.03.003.
29. Edmonds, G. W., H. C. Côté, and S. E. Hampson, "Childhood Conscientiousness and Leukocyte Telomere Length 40 Years Later in Adult Women—Preliminary Findings of a Prospective Association," *PLOS ONE* 10, no. 7 (2015): e0134077, doi:10.1371/journal.pone.0134077.
30. Friedman, H. S., and M. L. Kern, "Personality, Wellbeing, and Health," *Annual Review of Psychology* 65 (2014): 719–42.
31. Costa, D. de S., et al., "Telomere Length Is Highly Inherited and Associated with Hyperactivity-Impulsivity in Children with Attention Deficit/Hyperactivity Disorder," *Frontiers in Molecular Neuroscience* 8 (2015): 28, doi:10.3389/fnmol.2015.00028; and Yim, O. S., et al., "Delay Discounting, Genetic Sensitivity, and Leukocyte Telomere Length," *Proceedings of the National Academy of Sciences of the United States of America* 113, no. 10 (March 8, 2016): 2780–85, doi:10.1073/pnas.1514351113.
32. Martin, L.R., H. S. Friedman, and J. E. Schwartz, "Personality and Mortality Risk Across the Life Span: The Importance of Conscientiousness as a Biopsychosocial Attribute," *Health Psychology* 26, no. 4 (July 2007): 428–36; and Costa, P. T., Jr., et al., "Personality Facets and All-Cause Mortality Among Medicare Patients Aged 66 to 102 Years: A Follow-n Study of Weiss and Costa (2005)," *Psychosomatic Medicine* 76, no. 5 (June 2014): 370–78, doi:10.1097/PSY.0000000000000070.
33. Shanahan, M. J., et al., "Conscientiousness, Health, and Aging: The Life Course of Personality Model," *Developmental Psychology* 50, no. 5 (May 2014): 1407–25, doi:10.1037/a0031130.
34. Raes, F., E. Pommier, K. D. Neff, and D. Van Gucht, "Construction and Factorial Validation of a Short Form of the Self-Compassion Scale," *Clinical Psychology & Psychotherapy* 18, no. 3 (May–June 2011): 250–55, doi:10.1002/cpp.702.
35. Breines, J. G., et al., "Self-Compassionate Young Adults Show Lower Salivary Alpha-Amylase Responses to Repeated Psychosocial Stress," *Self Identity* 14, no. 4 (October 1, 2015): 390–402.

36. Finlay-Jones, A. L., C. S. Rees, and R. T. Kane, "Self-Compassion, Emotion Regulation and Stress Among Australian Psychologists: Testing an Emotion Regulation Model of Self-Compassion Using Structural Equation Modeling," *PLOS ONE* 10, no. 7 (2015): e0133481, doi:10.1371/journal.pone.0133481.
37. Alda et al., "Zen Meditation, Length of Telomeres, and the Role of Experiential Avoidance and Compassion." (See #15 above.)
38. Hoge, E. A., et al., "Loving-Kindness Meditation Practice Associated with Longer Telomeres in Women," *Brain, Behavior, and Immunity* 32 (August 2013): 159-63, doi:10.1016/j.bbi.2013.04.005.
39. Smeets, E., K. Neff, H. Alberts, and M. Peters, "Meeting Suffering with Kindness: Effects of a Brief Self-Compassion Intervention for Female College Students," *Journal of Clinical Psychology* 70, no. 9 (September 2014): 794-807, doi:10.1002/jclp.22076; and Neff, K. D., and C. K. Germer, "A Pilot Study and Randomized Controlled Trial of the Mindful Self-Compassion Program," *Journal Of Clinical Psychology* 69, no. 1 (January 2013): 28-44, doi:10.1002/jclp.21923.
40. 이 훈련법은 네프 박사의 웹사이트에서 얻었다. http://self-compassion.org/exercise--elf-compassion-break/. 자기 연민 개발법을 더 자세히 다룬 문헌은 다음과 같다. K. Neff, *Self-Compassion: The Proven Power of Being Kind to Yourself* (New York: HarperCollins, 2011).
41. Valenzuela, M., and P. Sachdev, "Can cognitive exercise prevent the onset of dementia? Systematic review of randomized clinical trials with longitudinal follow-p." *Am J Geriatr Psychiatry*, 2009. 17(3): p. 179-87.

텔로미어 평가

1. Scheier, M. F., C. S. Carver, and M. W. Bridges, "Distinguishing Optimism from Neuroticism (and Trait Anxiety, Self-Mastery, and Self-Esteem): A Revaluation of the Life Orientation Test," *Journal of Personality and Social Psychology* 67, no. 6 (December 1994): 1063-78.
2. Marshall, Grant N., et al. "Distinguishing Optimism from Pessimism: Relations to Fundamental Dimensions of Mood and Personality," *Journal of Personality and Social Psychology* 62.6 (1992): 1067.
3. O'Donovan et al., "Pessimism Correlates with Leukocyte Telomere Shortness and Elevated Interleukin-6 in Post-Menopausal Women" (see #7 above); and Ikeda et al., "Pessimistic Orientation in Relation to Telomere Length in Older Men: The VA Normative Aging Study" (see #8 above).
4. Glaesmer, H., et al., "Psychometric Properties and Population-Based Norms of the Life Orientation Test Revised (LOT-R)," *British Journal of Health Psychology*

17, no. 2 (May 2012): 432–45, doi:10.1111/j.2044-8287.2011.02046.x.
5. Eckhardt, Christopher, Bradley Norlander, and Jerry Deffenbacher, "The Assessment of Anger and Hostility: A Critical Review," *Aggression and Violent Behavior* 9, no. 1 (January 2004): 17–43, doi:10.1016/S1359-1789(02)00116-7.
6. Brydon et al., "Hostility and Cellular Aging in Men from the Whitehall II Cohort." (See #4 above.)
7. Trapnell, P. D., and J. D. Campbell, "Private Self-Consciousness and the Five-Factor Model of Personality: Distinguishing Rumination from Reflection," *Journal of Personality and Social Psychology* 76, no. 2 (February 1999) 284–304.
8. Ibid; and Trapnell, P.D., "Rumination-Reflection Questionnaire (RRQ) Short-forms," unpublished data, University of British Columbia (1997).
9. Ibid.
10. John, O. P., E. M. Donahue, and R. L. Kentle, *The Big Five Inventory—Versions 4a and 54* (Berkeley: University of California, Berkeley, Institute of Personality and Social Research, 1991). We thank Dr. Oliver John of UC Berkeley for permission to use this scale. John, O. P., and S. Srivastava, "The Big-Five Trait Taxonomy: History, Measurement, and Theoretical Perspectives," in *Handbook of Personality: Theory and Research*, ed. L. A. Pervin and O. P. John, 2nd ed. (New York: Guilford Press, 1999): 102–38.
11. Sadahiro, R., et al., "Relationship Between Leukocyte Telomere Length and Personality Traits in Healthy Subjects," *European Psychiatry* 30, no. 2 (February 2015): 291–95, doi:10.1016/j.eurpsy.2014.03.003, pmid: 24768472.
12. Srivastava, S., et al., "Development of Personality in Early and Middle Adulthood: Set Like Plaster or Persistent Change?" *Journal of Personality and Social Psychology* 84, no. 5 (May 2003): 1041–53, doi:10.1037/0022-3514.84.5.1041.
13. Ryff, C. D., and C. L. Keyes, "The Structure of Psychological Wellbeing Revisited," *Journal of Personality and Social Psychology* 69, no. 4 (October 1995): 719–27.
14. Scheier, M. F., et al., "The Life Engagement Test: Assessing Purpose in Life," *Journal of Behavioral Medicine* 29, no. 3 (June 2006): 291–98, doi:10.1007/s10865-005-9044-1.
15. Pearson, E. L., et al., "Normative Data and Longitudinal Invariance of the Life Engagement Test (LET) in a Community Sample of Older Adults," *Quality of Life Research* 22, no. 2 (March 2013): 327–31, doi:10.1007/s11136-012-0146-2.

06

1. Whiteford, H. A., et al., "Global Burden of Disease Attributable to Mental and Substance Use Disorders: Findings from the Global Burden of Disease Study 2010," *Lancet* 382, no. 9904 (November 9, 2013): 1575–86, doi:10.1016/S0140-6736(13)61611-6.
2. Verhoeven, J. E., et al., "Anxiety Disorders and Accelerated Cellular Ageing," *British Journal of Psychiatry* 206, no. 5 (May 2015): 371–78.
3. Cai, N., et al., "Molecular Signatures of Major Depression," *Current Biology* 25, no. 9 (May 4, 2015): 1146–56, doi:10.1016/j.cub.2015.03.008.
4. Verhoeven, J. E., et al., "Major Depressive Disorder and Accelerated Cellular Aging: Results from a Large Psychiatric Cohort Study," *Molecular Psychiatry* 19, no. 8 (August 2014): 895–901, doi:10.1038/mp.2013.151.
5. Mamdani, F., et al., "Variable Telomere Length Across Post-Mortem Human Brain Regions and Specific Reduction in the Hippocampus of Major Depressive Disorder," *Translational Psychiatry* 5 (September 15, 2015): e636, doi:10.1038/tp.2015.134.
6. Zhou, Q. G., et al., "Hippocampal Telomerase Is Involved in the Modulation of Depressive Behaviors," *Journal of Neuroscience* 31, no. 34 (August 24, 2011): 12258–69, doi:10.1523/JNEUROSCI.0805-11.2011.
7. Wolkowitz, O. M., et al., "PBMC Telomerase Activity, but Not Leukocyte Telomere Length, Correlates with Hippocampal Volume in Major Depression," *Psychiatry Research* 232, no. 1 (April 30, 2015): 58–64, doi:10.1016/j.pscychresns.2015.01.007.
8. Darrow, S. M., et al., "The Association between Psychiatric Disorders and Telomere Length: A Meta-analysis Involving 14,827 Persons," *Psychosomatic Medicine* 78, no. 7 (September 2016): 776–87, doi:10.1097/PSY.0000000000000356.
9. Cai et al., "Molecular Signatures of Major Depression." (See #3 above.)
10. Verhoeven, J. E., et al., "The Association of Early and Recent Psychosocial Life Stress with Leukocyte Telomere Length," *Psychosomatic Medicine* 77, no. 8 (October 2015): 882–91, doi:10.1097/PSY.0000000000000226.
11. Verhoeven, J. E., et al., "Major Depressive Disorder and Accelerated Cellular Aging: Results from a Large Psychiatric Cohort Study," *Molecular Psychiatry* 19, no. 8 (August 2014): 895–901, doi:10.1038/mp.2013.151.
12. Ibid.
13. Cai et al., "Molecular Signatures of Major Depression." (See #3 above.)
14. Eisendrath, S. J., et al., "A Preliminary Study: Efficacy of Mindfulness-Based

Cognitive Therapy Versus Sertraline as First-Line Treatments for Major Depressive Disorder," *Mindfulness* 6, no. 3 (June 1, 2015): 475–82, doi:10.1007/s12671-014-0280-8; and Kuyken, W., et al., "The Effectiveness and Cost-Effectiveness of Mindfulness-Based Cognitive Therapy Compared with Maintenance Antidepressant Treatment in the Prevention of Depressive Relapse/Recurrence: Results of a Randomised Controlled Trial (the PREVENT Study)," *Health Technology Assessment* 19, no. 73 (September 2015): 1–124, doi:10.3310/hta19730.

15. Teasdale, J. D., et al., "Prevention of Relapse/Recurrence in Major Depression by Mindfulness-Based Cognitive Therapy," *Journal of Consulting and Clinical Psychology* 68, no. 4 (August 2000): 615–23.
16. Teasdale, J., M. Williams, and Z. Segal, *The Mindful Way Workbook: An 8-week Program to Free Yourself from Depression and Emotional Distress* (New York: Guilford Press, 2014).
17. Wolfson, W., and Epel, E. (2006), "Stress, Post-traumatic Growth, and Leukocyte Aging," poster presentation at the American Psychosomatic Society 64th Annual Meeting, Denver, Colorado, Abstract 1476.
18. Segal, Z., J. M. G. Williams, and J. Teasdale, *Mindfulness-Based Cognitive Therapy for Depression*, 2nd ed. (New York: Guilford Press, 2013), pp. 74–75. (The three-minute breathing space is part of the MBCT program. Our breathing break is a modified version).
19. Bai, Z., et al., "Investigating the Effect of Transcendental Meditation on Blood Pressure: A Systematic Review and Meta-analysis," *Journal of Human Hypertension* 29, no. 11 (November 2015): 653–62. doi:10.1038/jhh.2015.6; and Cernes, R., and R. Zimlichman, "RESPeRATE: The Role of Paced Breathing in Hypertension Treatment," *Journal of the American Society of Hypertension* 9, no. 1 (January 2015): 38–47, doi:10.1016/j.jash.2014.10.002.

텔로미어 평가

1. Ahola, K., et al., "Work-Related Exhaustion and Telomere Length: A Population-Based Study," *PLOS ONE* 7, no. 7 (2012): e40186, doi:10.1371/journal.pone.0040186.
2. Damjanovic, A. K., et al., "Accelerated Telomere Erosion Is Associated with a Declining Immune Function of Caregivers of Alzheimer's Disease Patients," *Journal of Immunology* 179, no. 6 (September 15, 2007): 4249–54.
3. Geronimus, A. T., et al., "Race-Ethnicity, Poverty, Urban Stressors, and Telomere Length in a Detroit Community-Based Sample," *Journal of Health and Social Behavior* 56, no. 2 (June 2015): 199–224, doi:10.1177/0022146515582100.

4. Darrow, S. M., et al., "The Association between Psychiatric Disorders and Telomere Length: A Meta-analysis Involving 14,827 Persons," *Psychosomatic Medicine* 78, no. 87 (September 2016): 776-7, doi:10.1097/PSY.0000000000000356; and Lindqvist et al, "Psychiatric Disorders and Leukocyte Telomere Length: Underlying Mechanisms Linking Mental Illness with Cellular Aging," *Neuroscience & Biobehavioral Reviews* 55 (August 2015): 333-64, doi:10.1016/j.neubiorev.2015.05.007.
5. Mitchell, P. H., et al., "A Short Social Support Measure for Patients Recovering from Myocardial Infarction: The ENRICHD Social Support Inventory," *Journal of Cardiopulmonary Rehabilitation* 23, no. 6 (November-December 2003): 398-403.
6. Zalli, A., et al., "Shorter Telomeres with High Telomerase Activity Are Associated with Raised Allostatic Load and Impoverished Psychosocial Resources," *Proceedings of the National Academy of Sciences of the United States of America* 111, no. 12 (March 25, 2014): 4519-24, doi:10.1073/pnas.1322145111; and Carroll, J. E., A. V. Diez Roux, A. L. Fitzpatrick, and T. Seeman, "Low Social Support Is Associated with Shorter Leukocyte Telomere Length in Late Life: Multi-Ethnic Study of Atherosclerosis," *Psychosomatic Medicine* 75, no. 2 (February 2013): 171-77, doi:10.1097/PSY.0b013e31828233bf.
7. Carroll et al., "Low Social Support Is Associated with Shorter Leukocyte Telomere Length in Late Life: Multi-ethnic Study of Atherosclerosis." (See #6 above.)
8. Kiernan, M., et al., "The Stanford Leisure-Time Activity Categorical Item (L-Cat): A Single Categorical Item Sensitive to Physical Activity Changes in Overweight/Obese Women," *International Journal of Obesity* (2005) 37, no. 12 (December 2013): 1597-1602, doi:10.1038/ijo.2013.36.
9. Puterman, E., et al., "The Power of Exercise: Buffering the Effect of Chronic Stress on Telomere Length," *PLOS ONE* 5, no. 5 (2010): e10837, doi:10.1371/journal.pone.0010837; and Puterman, E., et al., "Determinants of Telomere Attrition over One Year in Healthy Older Women: Stress and Health Behaviors Matter," *Molecular Psychiatry* 20, no. 4 (April 2015): 529-35, doi:10.1038/mp.2014.70.
10. Werner, C., A. Hecksteden, J. Zundler, M. Boehm, T. Meyer, and U. Laufs. "Differential Effects of Aerobic Endurance, Interval and Strength Endurance Training on Telomerase Activity and Senescence Marker Expression in Circulating Mononuclear Cells." *European Heart Journal* 36 (2015) (Abstract Supplement): P2370. Manuscript in progress.
11. Buysse D. J., et al., "The Pittsburgh Sleep Quality Index: A New Instrument for

Psychiatric Practice and Research," *Psychiatry Research* 28, no. 2 (May 1989): 193-213.
12. Prather, A. A., et al., "Tired Telomeres: Poor Global Sleep Quality, Perceived Stress, and Telomere Length in Immune Cell Subsets in Obese Men and Women," *Brain, Behavior, and Immunity* 47 (July 2015): 155-162, doi:10.1016/j.bbi.2014.12.011.
13. Farzaneh-Far, R., et al., "Association of Marine Omega-3 Fatty Acid Levels with Telomeric Aging in Patients with Coronary Heart Disease," *JAMA* 303, no. 3 (January 20, 2010): 250-57, doi:10.1001/jama.2009.2008.
14. Lee, J. Y., et al., "Association Between Dietary Patterns in the Remote Past and Telomere Length," *European Journal of Clinical Nutrition* 69, no. 9 (September 2015): 1048-52, doi:10.1038/ejcn.2015.58.
15. Kiecolt-Glaser, J. K., et al., "Omega- Fatty Acids, Oxidative Stress, and Leukocyte Telomere Length: A Randomized Controlled Trial," *Brain, Behavior, and Immunity* 28 (February 2013): 16-24, doi:10.1016/j.bbi.2012.09.004.
16. Lee, "Association between Dietary Patterns in the Remote Past and Telomere Length" (see #14 above); Leung, C. W., et al., "Soda and Cell Aging: Associations Between Sugar-Sweetened Beverage Consumption and Leukocyte Telomere Length in Healthy Adults from the National Health and Nutrition Examination Surveys," *American Journal of Public Health* 104, no. 12 (December 2014): 2425-31, doi:10.2105/AJPH.2014.302151; and Leung, C., et al., "Sugary Beverage and Food Consumption and Leukocyte Telomere Length Maintenance in Pregnant Women," *European Journal of Clinical Nutrition* (June 2016): doi:10.1038/ejcn.2016.v93.
17. Nettleton, J. A., et al., "Dietary Patterns, Food Groups, and Telomere Length in the Multi-ethnic Study of Atherosclerosis (MESA)," *American Journal of Clinical Nutrition* 88, no. 5 (November 2008): 1405-12.
18. Valdes, A. M., et al., "Obesity, Cigarette Smoking, and Telomere Length in Women," *Lancet* 366, no. 9486 (August 20-26, 2005): 662-664; and McGrath, M., et al., "Telomere Length, Cigarette Smoking, and Bladder Cancer Risk in Men and Women," *Cancer Epidemiology, Biomarkers, and Prevention* 16, no. 4 (April 2007): 815-19.
19. Kahl, V. F., et al., "Telomere Measurement in Individuals Occupationally Exposed to Pesticide Mixtures in Tobacco Fields," *Environmental and Molecular Mutagenesis* 57, no. 1 (January 2016): 74-84, doi:10.1002/em.21984.
20. Pavanello, S., et al., "Shorter Telomere Length in Peripheral Blood Lymphocytes of Workers Exposed to Polycyclic Aromatic Hydrocarbons," *Carcinogenesis* 31, no. 2 (February 2010): 216-21, doi:10.1093/carcin/bgp278.

21. Hou, L., et al., "Air Pollution Exposure and Telomere Length in Highly Exposed Subjects in Beijing, China: A Repeated-Measure Study," *Environment International* 48 (November 1, 2012): 71–77, doi:10.1016/j.envint.2012.06.020; and Hoxha, M., et al., "Association between Leukocyte Telomere Shortening and Exposure to Traffic Pollution: A Cross-Sectional Study on Traffic Officers and Indoor Office Workers," *Environmental Health* 8 (September 21, 2009): 41, doi:10.1186/1476-069X-8-41.
22. Wu, Y., et al., "High Lead Exposure Is Associated with Telomere Length Shortening in Chinese Battery Manufacturing Plant Workers," *Occupational and Environmental Medicine* 69, no. 8 (August 2012): 557–63, doi:10.1136/oemed-2011-100478.
23. Pavanello et al., "Shorter Telomere Length in Peripheral Blood Lymphocytes of Workers Exposed to Polycyclic Aromatic Hydrocarbons" (see #20 above); and Bin, P., et al., "Association Between Telomere Length and Occupational Polycyclic Aromatic Hydrocarbons Exposure," *Zhonghua Yu Fang Yi Xue Za Zhi* 44, no. 6 (June 2010): 535–38. (The article is in Chinese.)

07

1. Najarro, K., et al., "Telomere Length as an Indicator of the Robustness of B- and T-Cell Response to Influenza in Older Adults," *Journal of Infectious Diseases* 212, no. 8 (October 15, 2015): 1261–69, doi:10.1093/infdis/jiv202.
2. Simpson, R. J., et al., "Exercise and the Aging Immune System," *Ageing Research Reviews* 11, no. 3 (July 2012): 404–20, doi:10.1016/j.arr.2012.03.003.
3. Cherkas, L. F., et al., "The Association between Physical Activity in Leisure Time and Leukocyte Telomere Length," *Archives of Internal Medicine* 168, no. 2 (January 28, 2008): 154–58, doi:10.1001/archinternmed.2007.39.
4. Loprinzi, P. D., "Leisure-Time Screen-Based Sedentary Behavior and Leukocyte Telomere Length: Implications for a New Leisure-Time Screen-Based Sedentary Behavior Mechanism," *Mayo Clinic Proceedings* 90, no. 6 (June 2015): 786–90, doi:10.1016/j.mayocp.2015.02.018; and Sjögren, P., et al., "Stand Up for Health—Avoiding Sedentary Behaviour Might Lengthen Your Telomeres: Secondary Outcomes from a Physical Activity RCT in Older People," *British Journal of Sports Medicine* 48, no 19 (October 2014): 1407–09, doi:10.1136/bjsports-2013-093342.
5. Werner, C., et al., "Differential Effects of Aerobic Endurance, Interval and Strength Endurance Training on Telomerase Activity and Senescence Marker Expression in Circulating Mononuclear Cells," *European Heart Journal* 36 (abstract supplement) (August 2015): P2370, http://eur heartj.oxfordjournals.org/

content/ehj/36/suppl_1/163.full.pdf.

6. Loprinzi, P. D., J. P. Loenneke, and E. H. Blackburn, "Movement-Based Behaviors and Leukocyte Telomere Length among US Adults," *Medicine and Science in Sports and Exercise* 47, no. 11 (November 2015): 2347–52, doi:10.1249/MSS.0000000000000695.
7. Chilton, W. L., et al., "Acute Exercise Leads to Regulation of Telomere-Associated Genes and MicroRNA Expression in Immune Cells," *PLOS ONE* 9, no. 4 (2014): e92088, doi:10.1371/journal.pone.0092088.
8. Denham, J., et al., "Increased Expression of Telomere-Regulating Genes in Endurance Athletes with Long Leukocyte Telomeres," *Journal of Applied Physiology (1985)* 120, no. 2 (January 15, 2016): 148–58, doi:10.1152/japplphysiol.00587.2015.
9. Rana, K. S., et al., "Plasma Irisin Levels Predict Telomere Length in Healthy Adults," *Age* 36, no. 2 (April 2014): 995–1001, doi:10.1007/s11357-014-9620-9.
10. Mooren, F. C., and K. Krüger, "Exercise, Autophagy, and Apoptosis," *Progress in Molecular Biology and Translational Science* 135 (2015): 407–22, doi:10.1016/bs.pmbts.2015.07.023.
11. Hood, D. A., et al., "Exercise and the Regulation of Mitochondrial Turnover," *Progress in Molecular Biology and Translational Science* 135 (2015):99–127, doi:10.1016/bs.pmbts.2015.07.007.
12. Loprinzi, P. D., "Cardiorespiratory Capacity and Leukocyte Telomere Length Among Adults in the United States," *American Journal of Epidemiology* 182, no. 3 (August 1, 2015): 198–201, doi:10.1093/aje/kwv056.
13. Krauss, J., et al., "Physical Fitness and Telomere Length in Patients with Coronary Heart Disease: Findings from the Heart and Soul Study," *PLOS ONE* 6, no. 11 (2011): e26983, doi:10.1371/journal.pone.0026983.
14. Denham, J., et al., "Longer Leukocyte Telomeres Are Associated with Ultra-Endurance Exercise Independent of Cardiovascular Risk Factors," *PLOS ONE* 8, no. 7 (2013): e69377, doi:10.1371/journal.pone.0069377.
15. Denham et al., "Increased Expression of Telomere-Regulating Genes in Endurance Athletes with Long Leukocyte Telomeres." (See #8 above.)
16. Laine, M. K., et al., "Effect of Intensive Exercise in Early Adult Life on Telomere Length in Later Life in Men," *Journal of Sports Science and Medicine* 14, no. 2 (June 2015): 239–45.
17. Werner, C., et al., "Physical Exercise Prevents Cellular Senescence in Circulating Leukocytes and in the Vessel Wall," *Circulation* 120, no. 24 (December 15, 2009): 2438–47, doi:10.1161/CIRCULATIONAHA.109.861005.

18. Saßenroth, D., et al., "Sports and Exercise at Different Ages and Leukocyte Telomere Length in Later Life—Data from the Berlin Aging Study II (BASE-II)," *PLOS ONE* 10, no. 12 (2015): e0142131, doi:10.1371/journal.pone.0142131.
19. Collins, M., et al., "Athletes with Exercise-Associated Fatigue Have Abnormally Short Muscle DNA Telomeres," *Medicine and Science in Sports and Exercise* 35, no. 9 (September 2003): 1524–28.
20. Wichers, M., et al., "A Time-Lagged Momentary Assessment Study on Daily Life Physical Activity and Affect," *Health Psychology* 31, no. 2 (March 2012): 135–144, doi:10.1037/a0025688.
21. Von Haaren, B., et al., "Does a 20-week Aerobic Exercise Training Programme Increase Our Capabilities to Buffer Real-Life Stressors? A Randomized, Controlled Trial Using Ambulatory Assessment," *European Journal of Applied Physiology* 116, no. 2 (February 2016): 383–94, doi:10.1007/s00421-015-3284-8.
22. Puterman, E., et al., "The Power of Exercise: Buffering the Effect of Chronic Stress on Telomere Length," *PLOS ONE* 5, no. 5 (2010): e10837, doi:10.1371/journal.pone.0010837.
23. Puterman, E., et al., "Multisystem Resiliency Moderates the Major Depression–Telomere Length Association: Findings from the Heart and Soul Study," *Brain, Behavior, and Immunity* 33 (October 2013): 65–73, doi:10.1016/j.bbi.2013.05.008.
24. Werner et al., "Differential Effects of Aerobic Endurance, Interval and Strength Endurance Training on Telomerase Activity and Senescence Marker Expression in Circulating Mononuclear Cells." (See #5 above.)
25. Masuki, S., et al., "The Factors Affecting Adherence to a Long-Term Interval Walking Training Program in Middle-Aged and Older People," *Journal of Applied Physiology (1985)* 118, no. 5 (March 1, 2015): 595–603, doi:10.1152/japplphysiol.00819.2014.
26. Loprinzi, "Leisure-Time Screen-Based Sedentary Behavior and Leukocyte Telomere Length." (See #4 above.)

08

1. "Lack of Sleep Is Affecting Americans, Finds the National Sleep Foundation," National Sleep Foundation, https://sleepfoundation.org/media-center/press-release/lack-sleep-affecting-americans-finds-the-national-sleep-foundation, accessed September 29, 2015.
2. Carroll, J. E., et al., "Insomnia and Telomere Length in Older Adults," *Sleep* 39, no. 3 (March 1, 2016): 559–64, doi:10.5665/sleep.5526.
3. Micic, G., et al., "The Etiology of Delayed Sleep Phase Disorder," *Sleep Medicine*

Reviews 27 (June 2016): 29–38, doi:10.1016/j.smrv.2015.06.004.

4. Sachdeva, U. M., and C. B. Thompson, "Diurnal Rhythms of Autophagy: Implications for Cell Biology and Human Disease," *Autophagy* 4, no. 5 (July 2008): 581–89.
5. Gonnissen, H. K. J., T. Hulshof, and M. S. Westerterp-Plantenga, "Chronobiology, Endocrinology, and Energy-and-Food-Reward Homeostasis," *Obesity Reviews* 14, no. 5 (May 2013): 405–16, doi:10.1111/obr.12019.
6. Van der Helm, E., and M. P. Walker, "Sleep and Emotional Memory Processing," *Journal of Clinical Sleep Medicine* 6, no. 1 (March 2011): 31–43.
7. Meerlo, P., A. Sgoifo, and D. Suchecki, "Restricted and Disrupted Sleep: Effects on Autonomic Function, Neuroendocrine Stress Systems and Stress Responsivity," *Sleep Medicine Reviews* 12, no. 3 (June 2008): 197–210, doi:10.1016/j.smrv.2007.07.007.
8. Walker, M. P., "Sleep, Memory, and Emotion," *Progress in Brain Research* 185 (2010): 49–68, doi:10.1016/B978-0-444-53702-7.00004-X.
9. Lee, K. A., et al., "Telomere Length Is Associated with Sleep Duration but Not Sleep Quality in Adults with Human Immunodeficiency Virus," *Sleep* 37, no. 1 (January 1, 2014): 157–66, doi:10.5665/sleep.3328; and Cribbet, M. R., et al., "Cellular Aging and Restorative Processes: Subjective Sleep Quality and Duration Moderate the Association between Age and Telomere Length in a Sample of Middle-Aged and Older Adults," *Sleep* 37, no. 1 (January 1, 2014): 65–70, doi:10.5665/sleep.3308.
10. Jackowska, M., et. al., "Short Sleep Duration Is Associated with Shorter Telomere Length in Healthy Men: Findings from the Whitehall II Cohort Study," *PLOS ONE* 7, no. 10 (2012): e47292, doi:10.1371/journal.pone.0047292.
11. Cribbet et al., "Cellular Aging and Restorative Processes." (See #9 above.)
12. Ibid.
13. Prather, A. A., et al., "Tired Telomeres: Poor Global Sleep Quality, Perceived Stress, and Telomere Length in Immune Cell Subsets in Obese Men and Women," *Brain, Behavior, and Immunity* 47 (July 2015): 155–62, doi:10.1016/j.bbi.2014.12.011.
14. Chen, W. D., et al., "The Circadian Rhythm Controls Telomeres and Telomerase Activity," *Biochemical and Biophysical Research Communications* 451, no. 3 (August 29, 2014): 408–14, doi:10.1016/j.bbrc.2014.07.138.
15. Ong, J., and D. Sholtes, "A Mindfulness-Based Approach to the Treatment of Insomnia," *Journal of Clinical Psychology* 66, no. 11 (November 2010): 1175–84, doi:10.1002/jclp.20736.
16. Ong, J. C., et al., "A Randomized Controlled Trial of Mindfulness Meditation for

Chronic Insomnia," *Sleep* 37, no. 9 (September 1, 2014): 1553–63B, doi:10.5665/sleep.4010.

17. Chang, A. M., D. Aeschbach, J. F. Duffy, and C. A. Czeisler, "Evening Use of Light-Emitting eReaders Negatively Affects Sleep, Circadian Timing, and Next-Morning Alertness," *Proceedings of the National Academy of Sciences of the United States of America* 112, no. 4 (January 2015): 1232–37, doi:10.1073/pnas.1418490112.
18. Dang-u, T. T., et al., "Spontaneous Brain Rhythms Predict Sleep Stability in the Face of Noise," *Current Biology* 20, no. 15 (August 10, 2010): R626–27, doi:10.1016/j.cub.2010.06.032.
19. Griefhan, B., P. Brode, A. Marks, and M. Basner, "Autonomic Arousals Related to Traffic Noise During Sleep," *Sleep* 31, no. 4 (April 2008): 569–77.
20. Savolainen, K., et al., "The History of Sleep Apnea Is Associated with Shorter Leukocyte Telomere Length: The Helsinki Birth Cohort Study," *Sleep Medicine* 15, no. 2 (February 2014): 209–12, doi:10.1016/j.sleep.2013.11.779.
21. Salihu, H. M., et al., "Association Between Maternal Symptoms of Sleep Disordered Breathing and Fetal Telomere Length," *Sleep* 38, no. 4 (April 1, 2015): 559–66, doi:10.5665/sleep.4570.
22. Shin, C., C. H. Yun, D. W. Yoon, and I. Baik, "Association Between Snoring and Leukocyte Telomere Length," *Sleep* 39, no. 4 (April 1, 2016): 767–72, doi:10.5665/sleep.5624.

09

1. Mundstock, E., et al., "Effect of Obesity on Telomere Length: Systematic Review and Meta-analysis," *Obesity (Silver Spring)* 23, no. 11 (November 2015): 2165–74, doi:10.1002/oby.21183.
2. Bosello, O., M. P. Donataccio, and M. Cuzzolaro, "Obesity or Obesities? Controversies on the Association Between Body Mass Index and Premature Mortality," *Eating and Weight Disorders* 21, no. 2 (June 2016): 165–74, doi:10.1007/s40519-016-0278-4.
3. Farzaneh-Far, R., et al., "Telomere Length Trajectory and Its Determinants in Persons with Coronary Artery Disease: Longitudinal Findings from the Heart and Soul Study," *PLOS ONE* 5, no. 1 (January 2010): e8612, doi:10.1371/journal.pone.0008612.
4. "IDF Diabetes Atlas, Sixth Edition," *International Diabetes Federation*, http://www.idf.org/atlasmap/atlasmap?indicator=i1&date=2014, accessed September 16, 2015.
5. Farzaneh-Far et al., "Telomere Length Trajectory and Its Determinants in Per-

sons with Coronary Artery Disease." (See #3 above.)

6. Verhulst, S., et al., "A Short Leucocyte Telomere Length Is Associated with Development of Insulin Resistance," *Diabetologia* 59, no. 6 (June 2016): 1258–65, doi:10.1007/s00125-016-3915-6.
7. Zhao, J., et al., "Short Leukocyte Telomere Length Predicts Risk of Diabetes in American Indians: The Strong Heart Family Study," *Diabetes* 63, no. 1 (January 2014): 354–62, doi:10.2337/db13-0744.
8. Willeit, P., et al., "Leucocyte Telomere Length and Risk of Type 2 Diabetes Mellitus: New Prospective Cohort Study and Literature-Based Meta-analysis," *PLOS ONE* 9, no. 11 (2014): e112483, doi:10.1371/journal.pone.0112483.
9. Guo, N., et al., "Short Telomeres Compromise ß-Cell Signaling and Survival," *PLOS ONE* 6, no. 3 (2011): e17858, doi:10.1371/journal .pone.0017858.
10. Formichi, C., et al., "Weight Loss Associated with Bariatric Surgery Does Not Restore Short Telomere Length of Severe Obese Patients after 1 Year," *Obesity Surgery* 24, no. 12 (December 2014): 2089–93, doi:10.1007/s11695-014-1300-4.
11. Gardner, J. P., et al., "Rise in Insulin Resistance is Associated with Escalated Telomere Attrition," *Circulation* 111, no. 17 (May 3, 2005): 2171–77.
12. Fothergill, Erin, Juen Guo, Lilian Howard, Jennifer C. Kerns, Nicolas D. Knuth, Robert Brychta, Kong Y. Chen, et al. "Persistent Metabolic Adaptation Six Years after *The Biggest Loser* Competition," *Obesity* (Silver Spring, Md.), May 2, 2016, doi:10.1002/oby.21538.
13. Kim, S., et al., "Obesity and Weight Gain in Adulthood and Telomere Length," *Cancer Epidemiology, Biomarkers & Prevention* 18, no. 3 (March 2009): 816–20, doi:10.1158/1055-9965. EPI-08-0935.
14. Cottone, P., et al., "CRF System Recruitment Mediates Dark Side of Compulsive Eating," *Proceedings of the National Academy of Sciences of the United States of America* 106, no. 47 (November 2009): 20016–20, doi:0.1073/pnas.09087 89106.
15. Tomiyama, A. J., et al., "Low Calorie Dieting Increases Cortisol," *Psychosomatic Medicine* 72, no. 4 (May 2010): 357–64, doi:10.1097/PSY.0b013e3181d9523c.
16. Kiefer, A., J. Lin, E. Blackburn, and E. Epel, "Dietary Restraint and Telomere Length in Pre-and Post-Menopausal Women," *Psychosomatic Medicine* 70, no. 8 (October 2008): 845–49, doi:10.1097/PSY.0b013e318187d05e.
17. Hu, F. B., "Resolved: There Is Sufficient Scientific Evidence That Decreasing Sugar-Sweetened Beverage Consumption Will Reduce the Prevalence of Obesity and Obesity-Related Diseases," *Obesity Reviews* 14, no. 8 (August 2013): 606–19, doi:10.1111/obr.12040; and Yang, Q., et al., "Added Sugar Intake and

Cardiovascular Diseases Mortality Among U.S. Adults," *JAMA Internal Medicine* 174, no. 4 (April 2014): 516–624, doi:10.1001/jamainternmed.2013.13563.

18. Schulte, E. M., N. M. Avena, and A. N. Gearhardt, "Which Foods May Be Addictive? The Roles of Processing, Fat Content, and Glycemic Load," *PLOS ONE* 10, no. 2 (February 18, 2015): e0117959, doi:10.1371 /journal.pone.0117959.
19. Lustig, R. H., et al., "Isocaloric Fructose Restriction and Metabolic Improvement in Children with Obesity and Metabolic Syndrome," *Obesity* 2 (February 24, 2016): 453–60, doi:10.1002/oby.21371, epub October 26, 2015.
20. Incollingo Belsky, A. C., E. S. Epel, and A. J. Tomiyama, "Clues to Maintaining Calorie Restriction? Psychosocial Profiles of Successful Long-Term Restrictors," Appetite 79 (August 2014): 106–12, doi:10.1016/j.appet.2014.04.006.

10

1. Jurk, D., et al., "Chronic Inflammation Induces Telomere Dysfunction and Accelerates Ageing in Mice," *Nature Communications* 2 (June 24, 2104): 4172, doi:10.1038/ncomms5172.
2. "What You Eat Can Fuel or Cool Inflammation, A Key Driver of Heart Disease, Diabetes, and Other Chronic Conditions," Harvard Medical School, Harvard Health Publications, http://www.health.harvard.edu/family_health_guide/what-you-eat-can-fuel-or-cool-inflammation-a-key-driver-of-heart-disease-diabetes-and-other-chronic-conditions, accessed November 27, 2015.
3. Weischer, M., S. E. Bojesen, and B. G. Nordestgaard, "Telomere Shortening Unrelated to Smoking, Body Weight, Physical Activity, and Alcohol Intake: 4,576 General Population Individuals with Repeat Measurements 10 Years Apart," *PLOS Genetics* 10, no. 3 (March 13, 2014): e1004191, doi:10.1371/journal.pgen.1004191; and Pavanello, S., et al., "Shortened Telomeres in Individuals with Abuse in Alcohol Consumption," *International Journal of Cancer* 129, no. 4 (August 15, 2011): 983–92. doi:10.1002/ijc.25999.
4. Cassidy, A., et al., "Higher Dietary Anthocyanin and Flavonol Intakes Are Associated with Anti-inflammatory Effects in a Population of U.S. Adults," *American Journal of Clinical Nutrition* 102, no. 1 (July 2015): 172–81, doi:10.3945/ajcn.115.108555.
5. Farzaneh-Far, R., et al., "Association of Marine Omega-3 Fatty Acid Levels with Telomeric Aging in Patients with Coronary Heart Disease," *JAMA* 303, no. 3 (January 20, 2010): 250–57, doi:10.1001/jama.2009.2008.
6. Goglin, S., et al., "Leukocyte Telomere Shortening and Mortality in Patients with Stable Coronary Heart Disease from the Heart and Soul Study," *PLOS ONE* (2016), in press.

7. Farzaneh-Far et al., "Association of Marine Omega-3 Fatty Acid Levels with Telomeric Aging in Patients with Coronary Heart Disease." (See #5 above.)
8. Kiecolt-Glaser, J. K., et. al., "Omega-3 Fatty Acids, Oxidative Stress, and Leukocyte Telomere Length: A Randomized Controlled Trial," *Brain, Behavior, and Immunity* 28 (February 2013): 16–24, doi:10.1016/j.bbi.2012.09.004.
9. Glei, D. A., et al., "Shorter Ends, Faster End? Leukocyte Telomere Length and Mortality Among Older Taiwanese," *Journals of Gerontology, Series A: Biological Sciences and Medical Sciences* 70, no. 12 (December 2015): 1490–98, doi:10.1093/gerona/glu191.
10. Debreceni, B., and L. Debreceni, "The Role of Homocysteine-Lowering B-itamins in the Primary Prevention of Cardiovascular Disease," *Cardiovascular Therapeutics* 32, no. 3 (June 2014): 130–38, doi:10.1111/1755-5922.12064.
11. Kawanishi, S., and S. Oikawa, "Mechanism of Telomere Shortening by Oxidative Stress," *Annals of the New York Academy of Sciences* 1019 (June 2004): 278–84.
12. Haendeler, J., et al., "Hydrogen Peroxide Triggers Nuclear Export of Telomerase Reverse Transcriptase via Src Kinase Familiy-Dependent Phosphorylation of Tyrosine 707," *Molecular and Cellular Biology* 23, no. 13 (July 2003): 4598–610.
13. Adelfalk, C., et al., "Accelerated Telomere Shortening in Fanconi Anemia Fibroblasts—a Longitudinal Study," *FEBS Letters* 506, no. 1 (September 28, 2001): 22–26.
14. Xu, Q., et al., "Multivitamin Use and Telomere Length in Women," *American Journal of Clinical Nutrition* 89, no. 6 (June 2009): 1857–63, doi:10.3945/ajcn.2008.26986, epub March 11, 2009.
15. Paul, L., et al., "High Plasma Folate Is Negatively Associated with Leukocyte Telomere Length in Framingham Offspring Cohort," *European Journal of Nutrition* 54, no. 2 (March 2015): 235–41, doi:10.1007/s00394-014-0704-1.
16. Wojcicki, J., et al., "Early Exclusive Breastfeeding Is Associated with Longer Telomeres in Latino Preschool Children," *American Journal of Clinical Nutrition* (July 20, 2016), doi:10.3945/ajcn.115.115428.
17. Leung, C. W., et al., "Soda and Cell Aging: Associations between Sugar-Sweetened Beverage Consumption and Leukocyte Telomere Length in Healthy Adults from the National Health and Nutrition Examination Surveys," *American Journal of Public Health* 104, no. 12 (December 2014): 2425–31, doi:10.2105/AJPH.2014.302151.
18. Wojcicki, et al "Early Exclusive Breastfeeding Is Associated with Longer Telomeres in Latino Preschool Children." (See #16 above.)

19. "Peppermint Mocha," Starbucks, http://www.starbucks.com/menu/drinks/espresso/peppermint-mocha#size=179560&milk=63&whip=125, accessed September 29, 2015.
20. Pilz, Stefan, Martin Grübler, Martin Gaksch, Verena Schwetz, Christian Trummer, Bríain Ó Hartaigh, Nicolas Verheyen, Andreas Tomaschitz, and Winfried März. "Vitamin D and Mortality." *Anticancer Research* 36, no. 3 (March 2016): 1379–87.
21. Zhu et al., "Increased Telomerase Activity and Vitamin D Supplementation in Overweight African Americans," *International Journal of Obesity* (June 2012): 805–9, doi:10.1038/ijo.2011.197.
22. Boccardi, V., et al., "Mediterranean Diet, Telomere Maintenance and Health Status Among Elderly," *PLOS ONE* 8, no.4 (April 30, 2013): e62781, doi:10.1371/journal.pone.0062781.
23. Lee, J. Y., et al., "Association Between Dietary Patterns in the Remote Past and Telomere Length," *European Journal of Clinical Nutrition* 69, no. 9 (September 2015): 1048–52, doi:10.1038/ejcn.2015.58.
24. Ibid.
25. "IARC Monographs Evaluate Consumption of Red Meat and Processed Meat," World Health Organization, International Agency for Research on Cancer, press release, October 26, 2015, https://www.iarc.fr/en/media-centre/pr/2015/pdfs/pr240_E.pdf.
26. Nettleton, J. A., et al., "Dietary Patterns, Food Groups, and Telomere Length in the Multi-Ethnic Study of Atherosclerosis (MESA)," *American Journal of Clinical Nutrition* 88, no. 5 (November 2008): 1405–12.
27. Cardin, R., et al., "Effects of Coffee Consumption in Chronic Hepatitis C: A Randomized Controlled Trial," *Digestive and Liver Disease* 45, no. 6 (June 2013): 499–504, doi:10.1016/j.dld.2012.10.021.
28. Liu, J. J., M. Crous-Bou, E. Giovannucci, and I. De Vivo, "Coffee Consumption Is Positively Associated with Longer Leukocyte Telomere Length" in the Nurses' Health Study. *Journal of Nutrition* 146, no. 7 (July 2016): 1373–78, doi:10.3945/jn.116.230490, epub June 8, 2016.
29. Lee, J. Y., et al., "Association Between Dietary Patterns in the Remote Past and Telomere Length" (see #23 above); and Nettleton et al., "Dietary Patterns, Food Groups, and Telomere Length in the Multi-Ethnic Study of Atherosclerosis (MESA)" (see #26 above).
30. García-Calzón, S., et al., "Telomere Length as a Biomarker for Adiposity Changes after a Multidisciplinary Intervention in Overweight/Obese Adolescents: The EVASYON Study," *PLOS ONE* 9, no. 2 (February 24, 2014): e89828,

doi:10.1371/journal.pone.0089828.
31. Lee et al., "Association Between Dietary Patterns in the Remote Past and Telomere Length." (See #23 above.)
32. Leung et al., "Soda and Cell Aging." (See #17 above.)
33. Tiainen, A. M., et al., "Leukocyte Telomere Length and Its Relation to Food and Nutrient Intake in an Elderly Population," *European Journal of Clinical Nutrition* 66, no. 12 (December 2012):1290–94, doi:10.1038/ejcn.2012.143.
34. Cassidy, A., et al., "Associations Between Diet, Lifestyle Factors, and Telomere Length in Women," *American Journal of Clinical Nutrition* 91, no. 5 (May 2010): 1273–80, doi:10.3945/ajcn.2009.28947.
35. Pavanello, et al., "Shortened Telomeres in Individuals with Abuse in Alcohol Consumption." (See #3 above.)
36. Cassidy et al., "Associations Between Diet, Lifestyle Factors, and Telomere Length in Women." (See #34 above.)
37. Tiainen et al., "Leukocyte Telomere Length and Its Relation to Food and Nutrient Intake in an Elderly Population." (See #33 above.)
38. Lee et al., "Association Between Dietary Patterns in the Remote Past and Telomere Length." (See #23 above.)
39. Ibid.
40. Ibid.
41. Farzaneh-Far et al., "Association of Marine Omega-3 Fatty Acid Levels With Telomeric Aging in Patients with Coronary Heart Disease." (See #5 above.)
42. García-Calzón et al., "Telomere Length as a Biomarker for Adiposity Changes after a Multidisciplinary Intervention in Overweight/Obese Adolescents: The EVASYON Study." (See #30 above.)
43. Liu et al., "Coffee Consumption Is Positively Associated with Longer Leukocyte Telomere Length" in the Nurses' Health Study. (See #28 above.)
44. Paul, L., "Diet, Nutrition and Telomere Length," *Journal of Nutritional Biochemistry* 22, no. 10 (October 2011): 895–901, doi:10.1016/j.jnutbio.2010.12.001.
45. Richards, J. B., et al., "Higher Serum Vitamin D Concentrations Are Associated with Longer Leukocyte Telomere Length in Women," *American Journal of Clinical Nutrition* 86, no. 5 (November 2007): 1420–25;
46. Xu et al., "Multivitamin Use and Telomere Length in Women" (see #14 above).
47. Paul et al., "High Plasma Folate Is Negatively Associated with Leukocyte Telomere Length in Framingham Offspring Cohort." (This study also found vitamin use was associated with shorter telomeres.) (See #15 above.)
48. O'Neill, J., T. O. Daniel, and L. H. Epstein, "Episodic Future Thinking Reduces Eating in a Food Court," *Eating Behaviors* 20 (January 2016): 9–13,

doi:10.1016/j.eatbeh.2015.10.002.

11

1. Needham, B. L., et al., "Neighborhood Characteristics and Leukocyte Telomere Length: The Multi-ethnic Study of Atherosclerosis," *Health &Place* 28 (July 2014): 167–72, doi:10.1016/j.healthplace.2014.04.009.
2. Geronimus, A. T., et al., "Race-Ethnicity, Poverty, Urban Stressors, and Telomere Length in a Detroit Community-Based Sample," *Journal of Health and Social Behavior* 56, no. 2 (June 2015): 199–224, doi:10.1177/0022146515582100.
3. Park, M., et al., "Where You Live May Make You Old: The Association Between Perceived Poor Neighborhood Quality and Leukocyte Telomere Length," *PLOS ONE* 10, no. 6 (June 17, 2015): e0128460, doi:10.1371/journal.pone.0128460.
4. Ibid.
5. Lederbogen, F., et al., "City Living and Urban Upbringing Affect Neural Social Stress Processing in Humans," *Nature* 474, no. 7352 (June 22, 2011): 498–501, doi:10.1038/nature10190.
6. Park et al., "Where You Live May Make You Old." (See #3 above.)
7. DeSantis, A. S., et al., "Associations of Neighborhood Characteristics with Sleep Timing and Quality: The Multi-ethnic Study of Atherosclerosis," *Sleep* 36, no. 10 (October 1, 2013): 1543–51, doi:10.5665/sleep.3054.
8. Theall, K. P., et al., "Neighborhood Disorder and Telomeres: Connecting Children's Exposure to Community Level Stress and Cellular Response," *Social Science & Medicine (1982)* 85 (May 2013): 50–58, doi:10.1016/j.socscimed.2013.02.030.
9. Woo, J., et al., "Green Space, Psychological Restoration, and Telomere Length," *Lancet* 373, no. 9660 (January 24, 2009): 299–300, doi:10.1016/S0140-6736(09)60094-5.
10. Roe, J. J., et al., "Green Space and Stress: Evidence from Cortisol Measures in Deprived Urban Communities," *International Journal of Environmental Research and Public Health* 10, no. 9 (September 2013): 4086–103, doi:10.3390/ijerph10094086.
11. Mitchell, R., and F. Popham, "Effect of Exposure to Natural Environment on Health Inequalities: An Observational Population Study," *Lancet* 372, no. 9650 (November 8, 2008): 1655–60, doi:10.1016/S0140-6736(08)61689-X.
12. Theall et al., "Neighborhood Disorder and Telomeres." (See #8 above.)
13. Robertson, T., et al., "Is Socioeconomic Status Associated with Biological Aging as Measured by Telomere Length?" *Epidemiologic Reviews* 35 (2013): 98–111, doi:10.1093/epirev/mxs001.

14. Adler, N. E., et al., "Socioeconomic Status and Health: The Challenge of the Gradient," *American Psychologist* 49, no. 1 (January 1994): 15–24.
15. Cherkas, L. F., et al., "The Effects of Social Status on Biological Aging as Measured by White-Blood-Cell Telomere Length," *Aging Cell* 5, no. 5 (October 2006): 361–65, doi:10.1111/j.1474-9726.2006.00222.x.
16. "Canary Used for Testing for Carbon Monoxide," Center for Construction Research and Training, Electronic Library of Construction Occupational Safety & Health, http://elcosh.org/video/3801/a000096/canary-used-for-testing-for-carbon-monoxide. html.
17. Hou, L., et al., "Lifetime Pesticide Use and Telomere Shortening Among Male Pesticide Applicators in the Agricultural Health Study," *Environ-mental Health Perspectives* 121, no. 8 (August 2013): 919–24, doi:10.1289/ehp.1206432.
18. Kahl, V. F., et al., "Telomere Measurement in Individuals Occupationally Exposed to Pesticide Mixtures in Tobacco Fields," *Environmental and Molecular Mutagenesis* 57, no. 1 (January 2016), doi:10.1002/em.21984.
19. Ibid.
20. Zota A. R., et al., "Associations of Cadmium and Lead Exposure with Leukocyte Telomere Length: Findings from National Health and Nutrition Examination Survey, 1999–2002," *American Journal of Epidemiology* 181, no. 2 (January 15, 2015): 127–136, doi:10.1093/aje/kwu293.
21. "Toxicological Profile for Cadmium," U.S. Department of Health and Human Services, Public Health Service, Agency for Toxic Substances and Disease Registry (Atlanta, Ga., September 2012), http://www.atsdr.cdc.gov/toxprofiles/tp5.pdf.
22. Lin, S., et al., "Short Placental Telomere Was Associated with Cadmium Pollution in an Electronic Waste Recycling Town in China," *PLOS ONE* 8, no. 4 (2013): e60815, doi:10.1371/journal.pone.0060815.
23. Zota et al., "Associations of Cadmium and Lead Exposure with Leukocyte Telomere Length." (See #20 above.)
24. Wu, Y., et al., "High Lead Exposure Is Associated with Telomere Length Shortening in Chinese Battery Manufacturing Plant Workers," *Occupational and Environmental Medicine* 69, no. 8 (August 2012): 557–63, doi:10.1136/oemed-2011-100478.
25. Ibid.
26. Pawlas, N., et al., "Telomere Length in Children Environmentally Exposed to Low-to-Moderate Levels of Lead," *Toxicology and Applied Pharmacology* 287, no. 2 (September 1, 2015): 111–18, doi:10.1016/j.taap.2015.05.005.
27. Hoxha, M., et al., "Association Between Leukocyte Telomere Shortening and

Exposure to Traffic Pollution: A Cross-Sectional Study on Traffic Officers and Indoor Office Workers," *Environmental Health* 8 (2009): 41, doi:10.1186/1476-069X-8-41; Zhang, X., S. Lin, W. E. Funk, and L. Hou, "Environmental and Occupational Exposure to Chemicals and Telomere Length in Human Studies," *Postgraduate Medical Journal* 89, no. 1058 (December 2013): 722-28, doi:10.1136/postgradmedj-2012-101350rep; and Mitro, S. D., L. S. Birnbaum, B. L. Needham, and A. R. Zota, "Cross-Sectional Associations Between Exposure to Persistent Organic Pollutants and Leukocyte Telomere Length Among U.S. Adults in NHANES, 2001-2002," *Environmental Health Perspectives* 124, no. 5 (May 2016): 651-58, doi:10.1289/ehp.1510187.

28. Bijnens, E., et al., "Lower Placental Telomere Length May Be Attributed to Maternal Residental Traffic Exposure; A Twin Study," *Environment International* 79 (June 2015): 1-7, doi:0.1016/j.envint.2015.02.008.
29. Ferrario, D., et al., "Arsenic Induces Telomerase Expression and Maintains Telomere Length in Human Cord Blood Cells," *Toxicology* 260, nos. 1-3 (June 16, 2009): 132-41, doi:10.1016/j.tox.2009.03.019; Hou, L., et al., "Air Pollution Exposure and Telomere Length in Highly Exposed Subjects in Beijing, China: A Repeated-Measure Study," *Environment International* 48 (November 1, 2012): 71-77, doi:10.1016/j.envint.2012.06.020; Zhang et al., "Environmental and Occupational Exposure to Chemicals and Telomere Length in Human Studies"; Bassig, B. A., et al., "Alterations in Leukocyte Telomere Length in Workers Occupationally Exposed to Benzene," *Environmental and Molecular Mutagenesis* 55, no. 8 (2014): 673-78, doi:10.1002/em.21880; and Li, H., K. Engstrom, M. Vahter, and K. Broberg, "Arsenic Exposure Through Drinking Water Is Associated with Longer Telomeres in Peripheral Blood," *Chemical Research in Toxicology* 25, no. 11 (November 19, 2012): 2333-39, doi:10.1021/tx300222t.
30. American Association for Cancer Research, *AACR Cancer Progress Report 2014: Transforming Lives Through Cancer Research*, 2014, http://cancerprogressreport.org/2014/Documents/AACR_CPR_2014.pdf, accessed October 21, 2015.
31. "Cancer Fact Sheet No. 297," World Health Organization, updated February 2015,: http://www.who.int/mediacentre/factsheets/fs297/en/,accessed October 21, 2015.
32. House, J. S., K. R. Landis, and D. Umberson, "Social Relationships and Health," *Science* 241, no. 4865 (July 29, 1988): 540-45; Berkman, L. F., and S. L. Syme, "Social Networks, Host Resistance, and Mortality: A Nine-Year Follow-up Study of Alameda County Residents," *American Journal of Epidemiology* 109, no. 2 (February 1979): 186-204; and Holt-Lunstad, J., T. B. Smith, M. B. Baker, T.

Harris, and D. Stephenson, "Loneliness and Social Isolation as Risk Factors for Mortality: A Meta-analytic Review," *Perspectives on Psychological Science: A Journal of the Association for Psychological Science* 10, no. 2 (March 2015): 227–37, doi:10.1177/1745691614568352.

33. Hermes, G. L., et al., "Social Isolation Dysregulates Endocrine and Behavioral Stress While Increasing Malignant Burden of Spontaneous Mammary Tumors," *Proceedings of the National Academy of Sciences of the United States of America* 106, no. 52 (December 29, 2009): 22393–98, doi:10.1073/pnas.0910753106.
34. Aydinonat, D., et al., "Social Isolation Shortens Telomeres in African Grey Parrots (*Psittacus erithacus erithacus*)," *PLOS ONE* 9, no. 4 (2014): e93839, doi:10.1371/journal.pone.0093839.
35. Carroll, J. E., A. V. Diez Roux, A. L. Fitzpatrick, and T. Seeman, "Low Social Support Is Associated with Shorter Leukocyte Telomere Length in Late Life: Multi-ethnic Study of Atherosclerosis," *Psychosomatic Medicine* 75, no. 2 (February 2013): 171–77, doi:10.1097/PSY.0b013e31828233bf.
36. Uchino, B. N., et al., "The Strength of Family Ties: Perceptions of Network Relationship Quality and Levels of C-eactive Proteins in the North Texas Heart Study," *Annals of Behavioral Medicine* 49, no. 5 (October 2015): 776–81, doi:10.1007/s12160-015-9699-y.
37. Uchino, B. N., et al., "Social Relationships and Health: Is Feeling Positive, Negative, or Both (Ambivalent) About Your Social Ties Related to Telomeres?" *Health Psychology* 31, no. 6 (November 2012): 789–96, doi:10.1037/a0026836.
38. Robles, T. F., R. B. Slatcher, J. M. Trombello, and M. M. McGinn, "Marital Quality and Health: A Meta-analytic Review," *Psychological Bulletin* 140, no. 1 (January 2014): 140–87, doi:10.1037/a0031859.
39. Ibid.
40. Mainous, A. G., et al., "Leukocyte Telomere Length and Marital Status among Middle-Aged Adults," *Age and Ageing* 40, no. 1 (January 2011): 73–78, doi:10.1093/ageing/afq118; and Yen, Y., and F. Lung, "Older Adults with Higher Income or Marriage Have Longer Telomeres," *Age and Ageing* 42, no. 2 (March 2013): 234–39, doi:10.1093/ageing/afs122.
41. Broer, L., V. Codd, D. R. Nyholt, et al, "Meta-Analysis of Telomere Length in 19,713 Subjects Reveals High Heritability, Stronger Maternal Inheritance and a Paternal Age Effect," *European Journal of Human Genetics: EJHG* 21, no. 10 (October 2013): 1163–68, doi:10.1038/ejhg.2012.303.
42. Herbenick, D., et al., "Sexual Behavior in the United States: Results from a National Probability Sample of Men and Women Ages 14–94," *Journal of Sexual Medicine* 7, Suppl. 5 (October 7, 2010): 255–65, doi:10.1111/j.1743-

6109.2010.02012.x.
43. Saxbe, D. E., et al., "Cortisol Covariation within Parents of Young Children: Moderation by Relationship Aggression," *Psychoneuroendocrinology* 62 (December 2015): 121–28, doi:10.1016/j.psyneuen.2015.08.006.
44. Liu, S., M. J. Rovine, L. C. Klein, and D. M. Almeida, "Synchrony of Diurnal Cortisol Pattern in Couples," *Journal of Family Psychology* 27, no. 4 (August 2013): 579–88, doi:10.1037/a0033735.
45. Helm, J. L., D. A. Sbarra, and E. Ferrer, "Coregulation of Respiratory Sinus Arrhythmia in Adult Romantic Partners," *Emotion* 14, no. 3 (June 2014): 522–31, doi:10.1037/a0035960.
46. Hack, T., S. A. Goodwin, and S. T. Fiske, "Warmth Trumps Competence in Evaluations of Both Ingroup and Outgroup," *International Journal of Science, Commerce and Humanities* 1, no. 6 (September 2013): 99–105.
47. Parrish, T., "How Hate Took Hold of Me," *Daily News*, June 21, 2015, http://www.nydailynews.com/opinion/tim-parrish-hate-hold-article-1.2264643, accessed October 23, 2015.
48. Lui, S. Y., and Kawachi, I. "Discrimination and Telomere Length Among Older Adults in the US: Does the Association Vary by Race and Type of Discrimination?" under review, Public Health Reports.
49. Chae, D. H., et al., "Discrimination, Racial Bias, and Telomere Length in African American Men," *American Journal of Preventive Medicine* 46, no. 2 (February 2014): 103–11, doi:10.1016/j.amepre.2013.10.020.
50. Peckham, M., "This Billboard Sucks Pollution from the Sky and Returns Purified Air," *Time*, May 1, 2014, http://time.com/84013/this-billboard-sucks-pollution-from-the-sky-and-returns-purified-air/,accessed November 24, 2015.
51. Diers, J., *Neighbor Power: Building Community the Seattle Way* (Seattle: University of Washington Press, 2004).
52. Beyer, K. M. M., et al., "Exposure to Neighborhood Green Space and Mental Health: Evidence from the Survey of the Health of Wisconsin," *International Journal of Environmental Research and Public Health* 11, no. 3 (March 2014): 3453–72, doi:10.3390/ijerph110303453; and Roe et al., "Green Space and Stress" (see #10 above).
53. Branas, C. C., et al., "A Difference-in-Differences Analysis of Health, Safety, and Greening Vacant Urban Space," *American Journal of Epidemiology* 174, no. 11 (December 1, 2011): 1296–1306, doi:10.1093/aje/kwr273.
54. Wesselmann, E. D., F. D. Cardoso, S. Slater, and K. D. Williams, "To Be Looked At as Though Air: Civil Attention Matters," *Psychological Science* 23, no. 2 (February 2012): 166–168, doi:10.1177/0956797611427921.

55. Gueguen, N., and M-A De Gail, "The Effect of Smiling on Helping Behavior: Smiling and Good Samaritan Behavior," *Communication Reports*, 16, no. 2 (2003): 133–40, doi: 10.1080/08934210309384496.

12

1. Hjelmborg, J. B., et al., "The Heritability of Leucocyte Telomere Length Dynamics," *Journal of Medical Genetics* 52, no. 5 (May 2015): 297–302, doi:10.1136/jmedgenet-2014-102736.
2. Wojcicki, J. M., et al., "Cord Blood Telomere Length in Latino Infants: Relation with Maternal Education and Infant Sex," *Journal of Perinatology: Official Journal of the California Perinatal Association* 36, no. 3 (March 2016): 235–41, doi:10.1038/jp.2015.178.
3. Needham, B. L., et al., "Socioeconomic Status and Cell Aging in Children," *Social Science and Medicine (1982)* 74, no. 12 (June 2012): 1948–51, doi:10.1016/j.socscimed.2012.02.019.
4. Collopy, L. C., et al., "Triallelic and Epigenetic-like Inheritance in Human Disorders of Telomerase," *Blood* 126, no. 2 (July 9, 2015): 176–84, doi:10.1182/blood-2015-3-633388.
5. Factor-Litvak, P., et al., "Leukocyte Telomere Length in Newborns: Implications for the Role of Telomeres in Human Disease," *Pediatrics* 137, no. 4 (April 2016): e20153927, doi:10.1542/peds.2015-3927.
6. De Meyer, T., et al., "A Non-Genetic, Epigenetic-like Mechanism of Telomere Length Inheritance?" *European Journal of Human Genetics* 22, no. 1 (January 2014):10–11, doi:10.1038/ejhg.2013.255.
7. Collopy et al., "Triallelic and Epigenetic-like Inheritance in Human Disorders of Telomerase." (See #4 above.)
8. Tarry-Adkins, J. L., et al., "Maternal Diet Influences DNA Damage, Aortic Telomere Length, Oxidative Stress, and Antioxidant Defense Capacity in Rats," *FASEB Journal: Official Publication of the Federation of American Societies for Experimental Biology* 22, no. 6 (June 2008): 2037–44, doi:10.1096/fj.07-99523.
9. Aiken, C. E., J. L. Tarry-Adkins, and S. E. Ozanne, "Suboptimal Nutrition in Utero Causes DNA Damage and Accelerated Aging of the Female Reproductive Tract," *FASEB Journal: Official Publication of the Federation of American Societies for Experimental Biology* 27, no. 10 (October 2013): 3959–65, doi:10.1096/fj.13-234484.
10. Aiken, C. E., J. L. Tarry-Adkins, and S. E. Ozanne. "Transgenerational Developmental Programming of Ovarian Reserve," *Scientific Reports* 5 (2015): 16175, doi:10.1038/srep16175.

11. Tarry-Adkins, J. L., et al., "Nutritional Programming of Coenzyme Q: Potential for Prevention and Intervention?" *FASEB Journal: Official Publication of the Federation of American Societies for Experimental Biology* 28, no. 12 (December 2014): 5398–405, doi:10.1096/fj.14-259473.
12. Bull, C., H. Christensen, and M. Fenech, "Cortisol Is Not Associated with Telomere Shortening or Chromosomal Instability in Human Lymphocytes Cultured Under Low and High Folate Conditions," *PLOS ONE* 10, no. 3 (March 6, 2015): e0119367, doi:10.1371/journal.pone.0119367; and Bull, C., et al., "Folate Deficiency Induces Dysfunctional Long and Short Telomeres; Both States Are Associated with Hypomethylation and DNA Damage in Human WIL2-NS Cells," *Cancer Prevention Research (Philadelphia, Pa.)* 7, no. 1 (January 2014): 128–38, doi:10.1158/1940-6207. CAPR-13-0264.
13. Entringer, S., et al., "Maternal Folate Concentration in Early Pregnancy and Newborn Telomere Length," *Annals of Nutrition and Metabolism* 66, no. 4 (2015): 202–08, doi:10.1159/000381925.
14. Cerne, J. Z., et al., "Functional Variants in CYP1B1, KRAS and MTHFR Genes Are Associated with Shorter Telomere Length in Postmenopausal Women," *Mechanisms of Ageing and Development* 149 (July 2015): 1–7, doi:10.1016/j.mad.2015.05.003.
15. "Folic Acid Fact Sheet," Womenshealth.gov, http://womenshealth.gov/publications/our-publications/fact-sheet/folic-acid. html, accessed November 27, 2015.
16. Paul, L., et al., "High Plasma Folate Is Negatively Associated with Leukocyte Telomere Length in Framingham Offspring Cohort," *European Journal of Nutrition* 54, no. 2 (March 2015): 235–41, doi:10.1007/s00394-014-0704-1.
17. Entringer, S., et al., "Maternal Psychosocial Stress During Pregnancy Is Associated with Newborn Leukocyte Telomere Length," *American Journal of Obstetrics and Gynecology* 208, no. 2 (February 2013): 134.e1–7, doi:10.1016/j.ajog.2012.11.033.
18. Marchetto, N. M., et al., "Prenatal Stress and Newborn Telomere Length," *American Journal of Obstetrics and Gynecology*, January 30, 2016, doi:10.1016/j.ajog.2016.01.177.
19. Entringer, S., et al., "Influence of Prenatal Psychosocial Stress on Cytokine Production in Adult Women," *Developmental Psychobiology* 50, no. 6 (September 2008): 579–87, doi:10.1002/dev.20316.
20. Entringer, S., et al., "Stress Exposure in Intrauterine Life Is Associated with Shorter Telomere Length in Young Adulthood," *Proceedings of the National Academy of Sciences of the United States of America* 108, no. 33 (August 16, 2011): E513–18, doi:10.1073/pnas.1107759108.

21. Haussman, M., and B. Heidinger, "Telomere Dynamics May Link Stress Exposure and Ageing across Generations," *Biology Letters* 11, no. 11 (November 2015), doi:10.1098/rsbl.2015.0396.
22. Ibid.

13

1. Sullivan, M. C.," For Romania's Orphans, Adoption Is Still a Rarity," National Public Radio, August 19, 2012, http://www.npr.org/2012/08/19/158924764/for-romanias-orphans-adoption-is-still-a-rarity.
2. Ahern, L., "Orphanages Are No Place for Children," *Washington Post*, August 9, 2013, https://www.washingtonpost.com/opinions/orphanages-are-o-lace-for-children/2013/08/09/6d502fb0-fadd-11e2-a369-d1954abcb7e3_story.html, accessed October 14, 2015.
3. Felitti, V. J., et al., "Relationship of Childhood Abuse and Household Dysfunction to Many of the Leading Causes of Death in Adults: The Adverse Childhood Experiences (ACE) Study," *American Journal of Preventive Medicine* 14, no. 4 (May 1998): 245–58.
4. Chen, S. H., et al., "Adverse Childhood Experiences and Leukocyte Telomere Maintenance in Depressed and Healthy Adults," *Journal of Affective Disorders* 169 (December 2014): 86–90, doi:10.1016/j.jad.2014.07.035.
5. Skilton, M. R., et al., "Telomere Length in Early Childhood: Early Life Risk Factors and Association with Carotid Intima-Media Thickness in Later Childhood," *European Journal of Preventive Cardiology* 23, no. 10 (July 2016), 1086–92, doi:10.1177/2047487315607075.
6. Drury, S. S., et al., "Telomere Length and Early Severe Social Deprivation: Linking Early Adversity and Cellular Aging," *Molecular Psychiatry* 17, no. 7 (July 2012): 719–27, doi:10.1038/mp.2011.53.
7. Hamilton, J., "Orphans' Lonely Beginnings Reveal How Parents Shape a Child's Brain," National Public Radio, February 24, 2014, http://www.npr.org/sections/health-shots/2014/02/20/280237833/orphans-lonely-beginnings-reveal-how-parents-shape-a-childs-brain, accessed October 15, 2015.
8. Powell, A., "Breathtakingly Awful," *Harvard Gazette*, October 5, 2010, http://news.harvard.edu/gazette/story/2010/10/breathtakingly-awful/, accessed October 26, 2015.
9. Authors' interview with Charles Nelson, September 18, 2015.
10. Shalev, I., et al., "Exposure to Violence During Childhood Is Associated with Telomere Erosion from 5 to 10 Years of Age: A Longitudinal Study," *Molecular Psychiatry* 18, no. 5 (May 2013): 576–81, doi:10.1038/mp.2012.32.

11. Price, L. H., et al., "Telomeres and Early-Life Stress: An Overview,"*Biological Psychiatry* 73, no. 1 (January 1, 2013): 15–23, doi:10.1016/j.biopsych.2012.06.025.
12. Révész, D., Y. Milaneschi, E. M. Terpstra, and B. W. J. H. Penninx, "Baseline Biopsychosocial Determinants of Telomere Length and 6-Year Attrition Rate," *Psychoneuroendocrinology* 67 (May 2016): 153–62, doi:10.1016/j.psyneuen.2016.02.007.
13. Danese, A., and B. S. McEwen, "Adverse Childhood Experiences, Allostasis, Allostatic Load, and Age-Related Disease," *Physiology & Behavior* 106, no. 1 (April 12, 2012): 29–39, doi:10.1016/j.physbeh.2011.08.019.
14. Infurna, F. J., C. T. Rivers, J. Reich, and A. J. Zautra, "Childhood Trauma and Personal Mastery: Their Influence on Emotional Reactivity to Everyday Events in a Community Sample of Middle-Aged Adults," *PLOS ONE* 10, no. 4 (2015): e0121840, doi:10.1371/journal.pone.0121840.
15. Schrepf, A., K. Markon, and S. K. Lutgendorf, "From Childhood Trauma to Elevated C-Reactive Protein in Adulthood: The Role of Anxiety and Emotional Eating," Psychosomatic Medicine 76, no. 5 (June 2014): 327–36, doi:10.1097/PSY.0000000000000072.
16. Felitti, V. J., et al., "Relationship of Childhood Abuse and Household Dysfunction to Many of the Leading Causes of Death in Adults. The Adverse Childhood Experiences (ACE) Study," *American Journal of Preventive Medicine* 14, no. 4 (May 1998): 245–58, doi.org/10.1016/S0749-3797(98)00017-8.
17. Lim, D., and D. DeSteno, "Suffering and Compassion: The Links Among Adverse Life Experiences, Empathy, Compassion, and Prosoial Behavior," *Emotion* 16, no. 2 (March 2016): 175–82, doi:10.1037/emo0000144.
18. Asok, A., et al., "Infant-Caregiver Experiences Alter Telomere Length in the Brain," *PLOS ONE* 9, no. 7 (2014): e101437, doi:10.1371/journal. pone.0101437.
19. McEwen, B. S., C. N. Nasca, and J. D. Gray, "Stress Effects on Neuronal Structure: Hippocampus, Amygdala, and Prefrontal Cortex," *Neuropsychopharmacology: Official Publication of the American College of Neuropsychopharmacology* 41, no. 1 (January 2016): 3–23, doi:10.1038/npp.2015.171; and Arnsten, A. F. T., "Stress Signalling Pathways That Impair Prefrontal Cortex Structure and Function," *Nature Reviews Neuroscience* 10, no. 6 (June 2009): 410–22, doi:10.1038/nrn2648.
20. Suomi, S., "Attachment in Rhesus Monkeys," in *Handbook of Attachment: Theory, Research, and Clinical Applications*, ed. J. Cassidy and P. R. Shaver, 3rd ed. (New York: Guilford Press, 2016).
21. Schneper, L., Jeanne Brooks-Gunn, Daniel Notterman, and Stephen, Suomi, "Early Life Experiences and Telomere Length in Adult Rhesus Monkeys: An

Exploratory Study." *Psychosomatic Medicine*, in press (n.d.).
22. Gunnar, M. R., et al., "Parental Buffering of Fear and Stress Neurobiology: Reviewing Parallels Across Rodent, Monkey, and Human Models," *Social Neuroscience* 10, no. 5 (2015): 474–78, doi:10.1080/17470919.2015.1070198.
23. Hostinar, C. E., R. M. Sullivan, and M. R. Gunnar, "Psychobiological Mechanisms Underlying the Social Buffering of the Hypothalamic-Pituitary-Adrenocortical Axis: A Review of Animal Models and Human Studies Across Development," *Psychological Bulletin* 140, no. 1 (January 2014): 256–82, doi:10.1037/a0032671.
24. Doom, J. R., C. E. Hostinar, A. A. VanZomeren-Dohm, and M. R. Gunnar, "The Roles of Puberty and Age in Explaining the Diminished Effectiveness of Parental Buffering of HPA Reactivity and Recovery in Adolescence," *Psychoneuroendocrinology* 59 (September 2015): 102–11, doi:10.1016/j.psyneuen.2015.04.024.
25. Seery, M. D., et al., "An Upside to Adversity?: Moderate Cumulative Lifetime Adversity Is Associated with Resilient Responses in the Face of Controlled Stressors," *Psychological Science* 24, no. 7 (July 1, 2013): 1181–89, doi:10.1177/0956797612469210.
26. Asok, A., et al., "Parental Responsiveness Moderates the Association Between Early-Life Stress and Reduced Telomere Length," *Development and Psychopathology* 25, no. 3 (August 2013): 577–85, doi:10.1017/S0954579413000011.
27. Bernard, K., C. E. Hostinar, and M. Dozier, "Intervention Effects on Diurnal Cortisol Rhythms of Child Protective Services–Referred Infants in Early Childhood: Preschool Follow-Up Results of a Randomized Clinical Trial," *JAMA Pediatrics* 169, no. 2 (February 2015): 112–19, doi:10.1001/jamapediatrics.2014.2369.
28. Kroenke, C. H., et al., "Autonomic and Adrenocortical Reactivity and Buccal Cell Telomere Length in Kindergarten Children," *Psychosomatic Medicine* 73, no. 7 (September 2011): 533–40, doi:10.1097/PSY.0b013e318229acfc.
29. Wojcicki, J. M., et al., "Telomere Length Is Associated with Oppositional Defiant Behavior and Maternal Clinical Depression in Latino Preschool Children," *Translational Psychiatry* 5 (June 2015): e581, doi:10.1038/tp.2015.71; and Costa, D. S., et al., "Telomere Length Is Highly Inherited and Associated with Hyperactivity-Impulsivity in Children with Attention Deficit/Hyperactivity Disorder," *Frontiers in Molecular Neuroscience* 8 (July 2015): 28, doi:10.3389/fnmol.2015.00028.
30. Kroenke et al., "Autonomic and Adrenocortical Reactivity and Buccal Cell Telomere Length in Kindergarten Children." (See #27 above.)
31. Boyce, W. T., and B. J. Ellis, "Biological Sensitivity to Context: I. An Evolutionary-Developmental Theory of the Origins and Functions of StressReactivity,"

Development and Psychopathology 17, no. 2 (spring 2005): 271 – 301.

32. Van Ijzendoorn, M. H., and M. J. Bakermans-Kranenburg, "Genetic Differential Susceptibility on Trial: Meta-analytic Support from Randomized Controlled Experiments," *Development and Psychopathology* 27, no. 1 (February 2015): 151 – 62, doi:10.1017/S0954579414001369.
33. Colter, M., et al., "Social Disadvantage, Genetic Sensitivity, and Children's Telomere Length," *Proceedings of the National Academy of Sciences of the United States of America* 111, no. 16 (April 22, 2014): 5944 – 49, doi:10.1073/pnas.1404293111.
34. Brody, G. H., T. Yu, S. R. H. Beach, and R. A. Philibert, "Prevention Effects Ameliorate the Prospective Association Between Nonsupportive Parenting and Diminished Telomere Length," *Prevention Science: The Official Journal of the Society for Prevention Research* 16, no. 2 (February 2015): 171 – 80, doi:10.1007/s11121-014-0474-2; Beach, S. R. H., et al., "Nonsupportive Parenting Affects Telomere Length in Young Adulthood Among African Americans: Mediation through Substance Use," *Journal of Family Psychology: JFP: Journal of the Division of Family Psychology of the American Psychological Association (Division 43)* 28, no. 6 (December 2014): 967 – 72, doi:10.1037/fam0000039; and Brody, G. H., et al., "The Adults in the Making Program: Long-Term Protective Stabilizing Effects on Alcohol Use and Substance Use Problems for Rural African American Emerging Adults," *Journal of Consulting and Clinical Psychology* 80, no. 1 (February 2012): 17 – 28. doi:10.1037/a0026592.
35. Brody et al., "Prevention Effects Ameliorate the Prospective Association Between Nonsupportive Parenting and Diminished Telomere Length"; and Beach et al., "Nonsupportive Parenting Affects Telomere Length in Young Adulthood among African Americans: Mediation through Substance Use." (See #33 above.)
36. Spielberg, J. M., T. M. Olino, E. E. Forbes, and R. E. Dahl, "Exciting Fear in Adolescence: Does Pubertal Development Alter Threat Processing?" *Developmental Cognitive Neuroscience* 8 (April 2014): 86 – 95, doi:10.1016/j.dcn.2014.01.004; and Peper, J. S., and R. E. Dahl, "Surging Hormones: Brain-Behavior Interactions During Puberty," *Current Directions in Psychological Science* 22, no. 2 (April 2013): 134 – 39, doi:10.1177/0963721412473755.
37. Turkle, S., *Reclaiming Conversation: The Power of Talk in a Digital Age* (New York: Penguin Press, 2015).
38. Siegel, D., and T. P. Bryson, *The Whole-Brain Child: 12 Revolutionary Strategies to Nurture Your Child's Developing Mind* (New York: Delacorte Press, 2011).
39. Robles, T. F., et al., "Emotions and Family Interactions in Childhood: Associa-

tions with Leukocyte Telomere Length Emotions, Family Interactions, and Telomere Length," *Psychoneuroendocrinology* 63 (January 2016): 343–50, doi:10.1016/j.psyneuen.2015.10.018.

결론

1. Pickett, K. E., and R. G. Wilkinson, "Inequality: An Underacknowledged Source of Mental Illness and Distress," *British Journal of Psychiatry: The Journal of Mental Science* 197, no. 6 (December 2010): 426–28, doi:10.1192/bjp.bp.109.072066.
2. Ibid; and Wilkerson, R. G., and K. Pickett, *The Spirit Level: Why More Equal Societies Almost Always Do Better* (London: Allen Lane, 2009).
3. Stone, C., D. Trisi, A. Sherman, and B. Debot, "A Guide to Statistics on Historical Trends in Income Inequality," Center on Budget and Policy Priorities, updated October 26, 2015, http://www.cbpp.org/research/poverty-and-inequality/a-guide-to-statistics-on-historical-trends-in-income-inequality.
4. Pickett, K. E., and R. G. Wilkinson, "The Ethical and Policy Implications of Research on Income Inequality and Child Wellbeing," *Pediatrics* 135, Suppl. 2 (March 2015): S39–47, doi:10.1542/peds.2014-3549E.
5. Mayer, E. A., et al., "Gut Microbes and the Brain: Paradigm Shift in Neuroscience," *Journal of Neuroscience: The Official Journal of the Society for Neuroscience* 34, no. 46 (November 12, 2014): 15490–96, doi:10.1523/ JNEUROSCI.3299-4.2014; Picard, M., R. P. Juster, and B. S. McEwen, "Mitochondrial Allostatic Load Puts the 'Gluc' Back in Glucocorticoids," *Nature Reviews Endocrinology* 10, no. 5 (May 2014): 303–10, doi:10.1038/ nrendo.2014.22; and Picard, M., et al., "Chronic Stress and Mitochondria Function in Humans," under review.
6. Varela, F. J., E. Thompson, and E. Rosch, *The Embodied Mind* (Cambridge, MA: MIT Press, 1991).
7. "Zuckerberg: One in Seven People on the Planet Used Facebook on Monday," *Guardian*, August 28, 2015, http://www.theguardian.com/technology/2015/aug/27/facebook-1bn-users-day-mark-zuckerberg, accessed October 26, 2015; and "Number of Monthly Active Facebook Users Worldwide as of 1st Quarter 2016 (in Millions)," Statista, http://www .statista.com/statistics/264810/number-of-monthly-active-facebook-users-worldwide/.

출처

그림 출처

Blackburn, Elizabeth H., Elissa S. Epel, and Jue Lin. "Human Telomere Biology: A Contributory and Interactive Factor in Aging, Disease Risks, and Protection." *Science* (New York, N.Y.) 350, no. 6265 (December 4, 2015): 1193-98. AAAS의 허락을 받아 인용.

Epel, Elissa S., Elizabeth H. Blackburn, Jue Lin, Firdaus S. Dhabhar, Nancy E. Adler, Jason D. Morrow, and Richard M. Cawthon. "Accelerated Telomere Shortening in Response to Life Stress." *Proceedings of the National Academy of Sciences of the United States of America* 101, no. 49 (December 7, 2004): 17312-15. 미국 국립과학재단의 허락을 받아 인용. 저작권: 국립과학재단(2004).

Cribbet, M. R., M. Carlisle, R. M. Cawthon, B. N. Uchino, P. G. Williams, T. W. Smith, and K. C. Light. "Cellular Aging and Restorative Processes: Subjective Sleep Quality and Duration Moderate the Association between Age and Telomere Length in a Sample of Middle-Aged and Older Adults." *SLEEP* 37, no. 1: 65-70. 클리어런스 저작권 센터를 통해서 미국 수면의학 아카데미의 허락을 받아 인용.

Carroll J. E., S. Esquivel, A. Goldberg, T. E. Seeman, R. B. Effros, J. Dock, R. Olmstead, E. C. Breen, and M. R. Irwin. "Insomnia and Telomere Length in Older Adults." *SLEEP* 39, no 3 (2016): 559-64. 클리어런스 저작권 센터를 통해서 미국 수면의학 아카데미의 허락을 받아 인용.

Farzaneh-Far R, J. Lin, E. S. Epel, W. S. Harris, E. H. Blackburn, and M. A. Whooley. "Association of Marine Omega- Fatty Acid Levels with Telomeric Aging in Patients with Coronary Heart Disease." *JAMA* 303, no 3 (2010): 250-57. 미국의학협회의 허락을 받아 인용.

Park, M., J. E. Verhoeven, P. Cuijpers, C. F. Reynolds III, and B. W. J. H. Penninx. "Where You Live May Make You Old: The Association between Perceived Poor

Neighborhood Quality and Leukocyte Telomere Length." *PLoS ONE* 10, no.6 (2015), e0128460. http://doi. org/10.1371/journal.pone.0128460. 크리에이티브커먼스 라이선스를 통해 저자들의 허락을 받아 인용. 저작권: Park et al.(2015)

Brody, G. H., T. Yu, S. R. H. Beach, and R. A. Philibert. "Prevention Effects Ameliorate the Prospective Association between Nonsupportive Parenting and Diminished Telomere Length." *Prevention Science: The Official Journal of the Society for Prevention Research* 16, no. 2 (February 2015): 171 – 80. 스프링거 사의 허락을 받아 인용.

Pickett, Kate E., and Richard G. Wilkinson. "Inequality: An Underacknowledged Source of Mental Illness and Distress." *The British Journal of Psychiatry: The Journal of Mental Science* 197, no. 6 (December 2010): 426 – 28.
왕립정신의학자협회의 허락을 받아 인용. 저작권: 왕립정신의학자협회.

평가표 출처

Kiernan, M., D. E. Schoffman, K. Lee, S. D. Brown, J. M. Fair, M. G. Perri, and W. L. Haskell. "The Stanford Leisure-Time Activity Categorical Item (L-at): A Single Categorical Item Sensitive to Physical Activity Changes in Overweight/Obese Women." *International Journal of Obesity* 37 (2013): 1597 – 602. 네이처 출판 그룹과 스탠퍼드 의대 미카엘라 키어넌의 허락을 받아 인용. 저작권: 2013. 맥밀런 출판사의 허락을 받아 인용.

The ENRICHD Investigators. "Enhancing Recovery in Coronary Heart Disease (ENRICHD): Baseline Characteristics." *The American Journal of Cardiology 88, no. 3, (August 1, 2001): 316–22.* 클리어런스 저작권 센터를 통해서 엘저비어 출판사와 워싱턴 대학교 파멜라 미첼의 허락을 받아 인용.

Buysse, Daniel J., Charles F. Reynolds III, Timothy H. Monk, Susan R. Berman, and David J. Kupfer. "The Pittsburgh Sleep Quality Index: A New Instrument for Psychiatric Practice and Research." *Psychiatry Research* 28, no. 2 (May 1989): 193 – 213. 저작권: 피츠버그대학교, 1989, 2010. 피츠버그대학교 대니얼 바이스의 허락을 받아 인용.

Scheier, M. F., and C. S. Carver. "Optimism, Coping, and Health: Assessment and Implications of Generalized Outcome Expectancies." *Health Psychology* 4, no. 3 (1985): 219 – 47. 카네기멜론대학교의 마이클 셰이어와 미국심리학회의 허락을 받아 인용.

Trapnell, P. D., J. D. Campbell. "Private Self-Consciousness and the Five-Factor Model of Personality: Distinguishing Rumination from Reflection." *Journal of Person-*

ality and Social Psychology 76 (1999): 284 – 330. 위니퍼그 대학교의 폴 트랩넬과 미국 심리학회의 허락을 받아 인용.

John, O. P., E. M. Donahue, and R. L. Kentle. Conscientiousness: "The Big Five Inventory Versions 4a and 54." Berkeley: University of California, Berkeley, Institute of Personality and Social Research, 1991. 캘리포니아 버클리대학교의 올리버 존의 허락을 받아 인용.

Scheier, M. F., C. Wrosch, A. Baum, S. Cohen, L. M. Martire, K. A. Matthews, R. Schulz, and B. Zdaniuk. "The Life Engagement Test: Assessing Purpose in Life." *Journal of Behavioral Medicine* 29 (2006): 291 – 98. 스프링어 출판사와 카네기멜론 대학교의 마이클 셰이어의 허락을 받아 인용.

ACES는 캘리포니아 샌디에이고대학교의 빈센트 펠리티의 허락을 받아 인용.

찾아보기

ㅈ

ㅊ

ㅋ

옮긴이 이한음

서울대학교 생물학과를 졸업했다. 실험실을 배경으로 한 과학 소설 〈해부의 목적〉으로 1996년 〈경향신문〉 신춘문예에 당선된 후 과학 전문 번역자 및 저술가로 활동하고 있다. 리처드 도킨스, 에드워드 윌슨, 리처드 포티, 제임스 왓슨 등 저명한 과학자의 대표작을 다수 번역했으며 《만들어진 신》으로 한국출판문화상 번역 부문을 수상하는 등 전문적인 과학 지식과 인문적 사유가 조화된 번역으로 우리나라를 대표하는 과학 전문 번역자로 손꼽힌다. 지은 책으로 과학 소설집《신이 되고 싶은 컴퓨터》,《DNA, 더블댄스에 빠지다》가 있으며, 옮긴 책으로《통찰의 시대》,《인간 이후》,《궁극의 생명》,《인간 존재의 의미》,《즐거운 뇌, 우울한 뇌》,《뇌의 발견》,《지구의 정복자》,《우리는 왜 자신을 속이도록 진화했을까》,《마음의 과학》,《돌리 이후》 등 다수가 있다.

늙지 않는 비밀

1판 1쇄 발행 2018년 2월 26일
1판 9쇄 발행 2023년 8월 3일

지은이 엘리자베스 블랙번, 엘리사 에펠
옮긴이 이한음

발행인 양원석
편집장 김건희
일러스트 안다연
영업마케팅 조아라, 이지원

펴낸 곳 ㈜알에이치코리아
주소 서울시 금천구 가산디지털2로 53, 20층(가산동, 한라시그마밸리)
편집문의 02-6443-8902 도서문의 02-6443-8800
홈페이지 http://rhk.co.kr
등록 2004년 1월 15일 제2-3726호

ISBN 978-89-255-6327-5 (03510)